JN430158

약사 버블워니가 만드는
천연비누

Hand Made Natural Soap

버블워니 **정선아** 지음

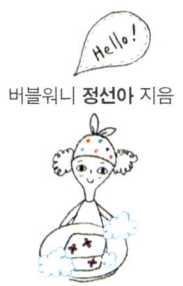

중앙books

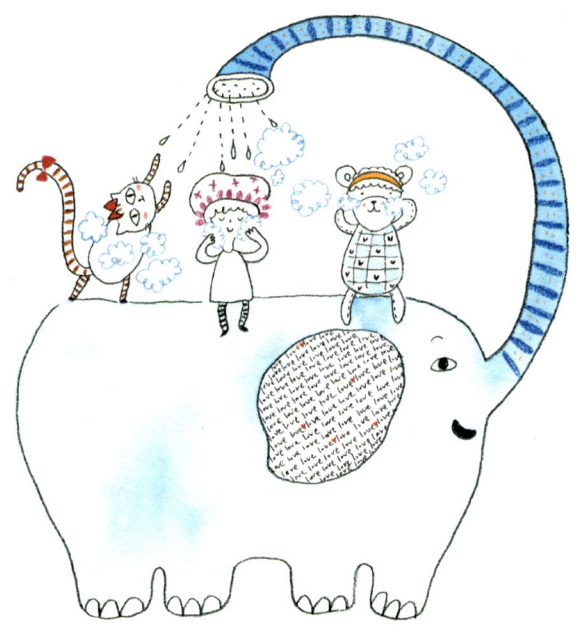

우리 피부엔 천연비누가 잘 맞아요

비누를 뜻하는 'soap'이라는 단어는 로마의 사포(Sapo)라는 산에서 그 어원을 찾아볼 수 있어요. 이 산에서 제사를 지낸 후 제물로 쓴 동물을 불태웠는데 비가 내리면 동물의 기름과 나무를 태운 재가 강으로 흘러들었고, 그 아래에서 빨래를 하면 쉽게 때가 없어지는 데서 유래되었다고 해요. 중세시대에는 지중해 국가들을 중심으로 올리브오일과 같은 식물성 오일을 이용해 비누를 제조하면서 부를 축적하기도 했죠. 2차 세계대전을 거치면서 석유에서 추출한 합성세제가 대량으로 만들어져 천연비누의 사용이 줄어들었지만 합성세제의 여러 가지 폐해가 드러나면서 근래에는 또다시 천연비누가 주목을 받고 있답니다.

저는 딸의 아토피 때문에 천연비누를 만들기 시작했어요. 딸이 3살이 되면서 아토피가 조금씩 나타나 많이 가려워하고 피부가 거칠어지더니 심지어 갈라지기까지 하더라고요. 병원을 찾아 치료도 받고 약도 복용해봤지만 효과는 일시적일 뿐이었죠. 좀더 근본적인 해결책을 찾던 중 천연비누를 접하게 되었어요. 덕분에 지금은 딸의 피부가 건강해졌고 저는 천연비누 전도사를 자처하고 있답니다.

'더러움을 씻어내는 세정제'라는 사전적 의미만으로 세안용 비누를 사용해왔다면 다시 한번 생각해보세요. 아무리 좋은 화장품을 발라도 세안제를 잘못 선택하면 피부의 영양성분을 모두 빼앗길 수 있거든요. 그래서 최근에는 클렌징을 스킨케어의 시작으로, 비누를 하나의 미용도구로 보는 시각이 늘어나고 있어요. 단순히 세정력만 고려한다면 공장에서 대량으로 만들어내는 일반비누를 사용해도 상관없겠지만 내 피부를 윤기 있고 건강하게 가꾸고 싶다면 천연비누를 사용하라고 적극 권해드리고 싶네요. 직접 만들어야 한다는 번거로움을 감수할 만큼 천연비누는 장점이 많으니까요.

하나, 천연비누는 보습력이 뛰어나요. 일반비누는 유통기한을 늘리고 생산의 효율성을 높이기 위해 제조과정에서 생기는 글리세린을 강제로 제거하지만, 천연비누를 만들 때는 자연적으로 생성되는 글리세린이 그대로 남기 때문에 보습력이 뛰어나 사용한 후에 피부가 촉촉해지는 것을 느낄 수 있어요.

둘, 천연비누는 피부에 자극을 주지 않아요. 일반비누에는 장기간 변질을 막기 위해 합성방부제를 첨가하고 화학색소와 경화제 및 인공향 등을 사용하지만, 천연비누에는 화학재료를 쓰지 않고 식물에서 추출한 식물성 오일과 에센셜오일, 천연분말, 허브 등을 사용하기 때문에 피부에 아주 순해요.

셋, 천연비누는 환경친화적이에요. 일반비누에 포함된 화학성분들을 자연 상태에서 정화시키려면 많은 시간이 필요해요. 하지만 자연에서 얻은 재료로 만든 천연비누는 물이 닿으면 24시간 이내에 분해되기 때문에 환경을 오염시키지 않아요.

넷, 내 피부에 맞는 비누를 만들 수 있어요. 공장에서 일률적으로 만들어내는 일반비누와 달리 천연비누는 내가 직접 재료를 선정해서 내 피부에 맞는 비누를 만들 수 있어요. 피부의 특성에 따라 보습, 여드름, 아토피, 미백 비누 등을 원하는 대로 만들면 돼요.

이 책을 준비하면서 가장 중요하게 생각한 것은 피부가 즐거운 비누를 만들자는 것이었어요. 그런 까닭에 이 책은 눈으로 보기에 예쁜 비누보다는, 겉보기에는 비록 투박하지만 피부에 유익하고 누구나 쉽게 만들 수 있는 비누를 중심으로 싣고 있어요. 또한, 자신의 피부 타입이나 원하는 효과를 고려해 비누를 만들 수 있도록 구분하여 페이지를 구성했어요. 천연비누를 만들고자 하는 독자 여러분들께 작은 도움이나마 드릴 수 있기를 바래요.

버블워니
정선아

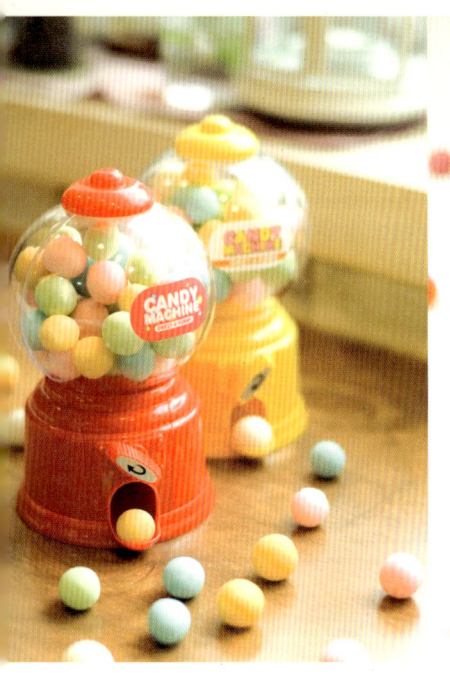
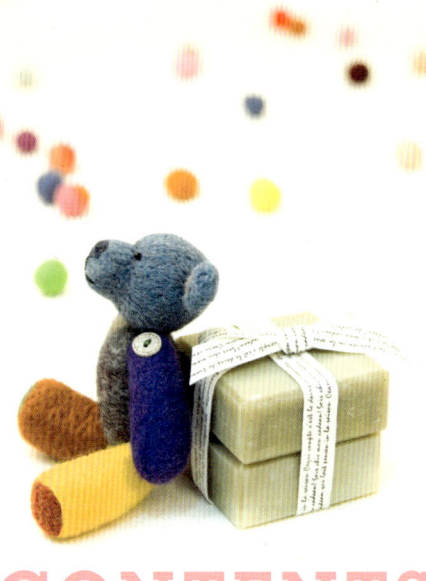
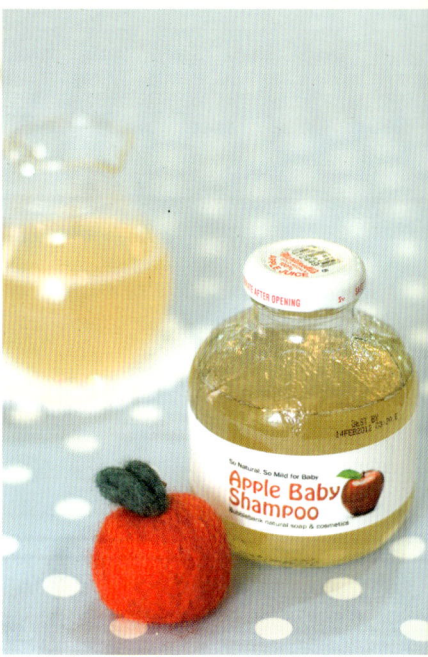

CONTENTS

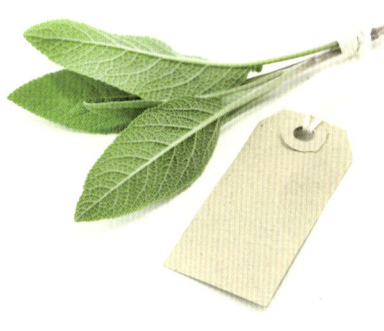

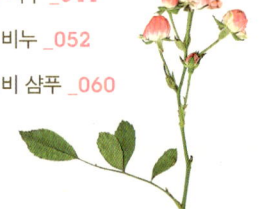

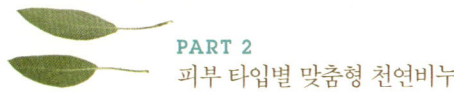

PART 2
피부 타입별 맞춤형 천연비누

DRY & SENSITIVE
건성, 민감성 피부를 위한 천연비누

ANTIAGING
노화, 손상 피부를 위한 천연비누

OILY & BLEMISH
지성, 여드름 피부를 위한 천연비누

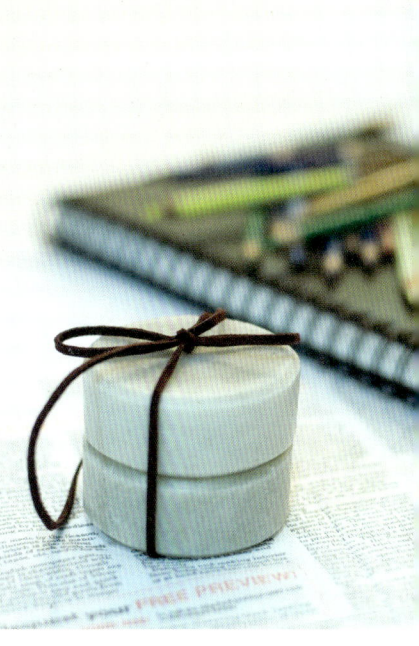

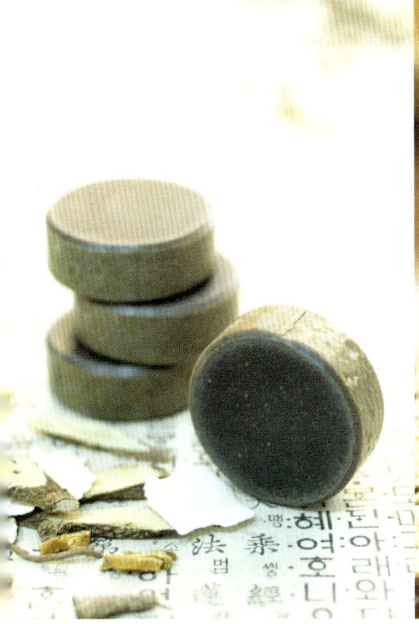

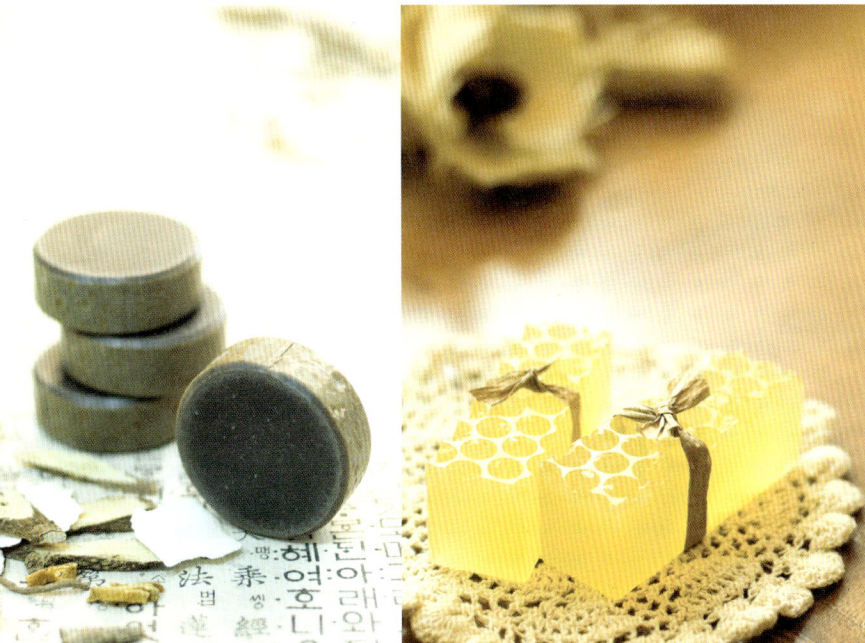

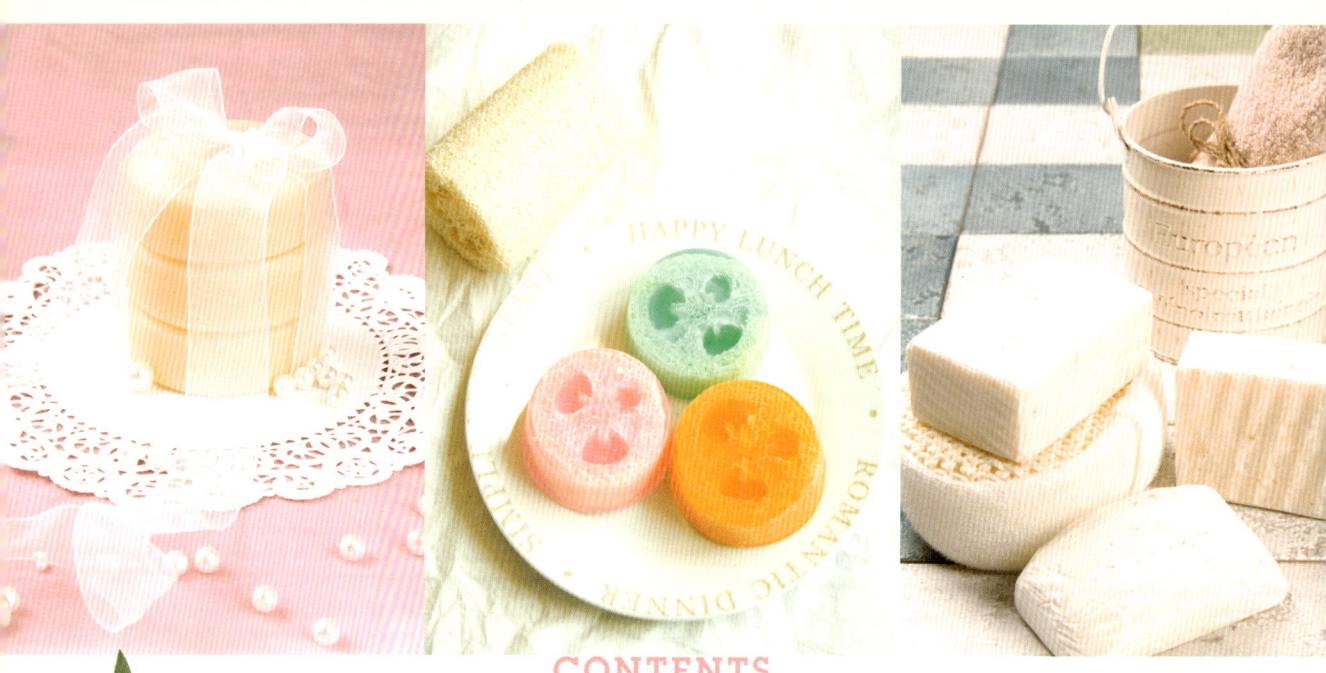

CONTENTS

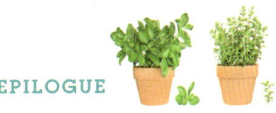
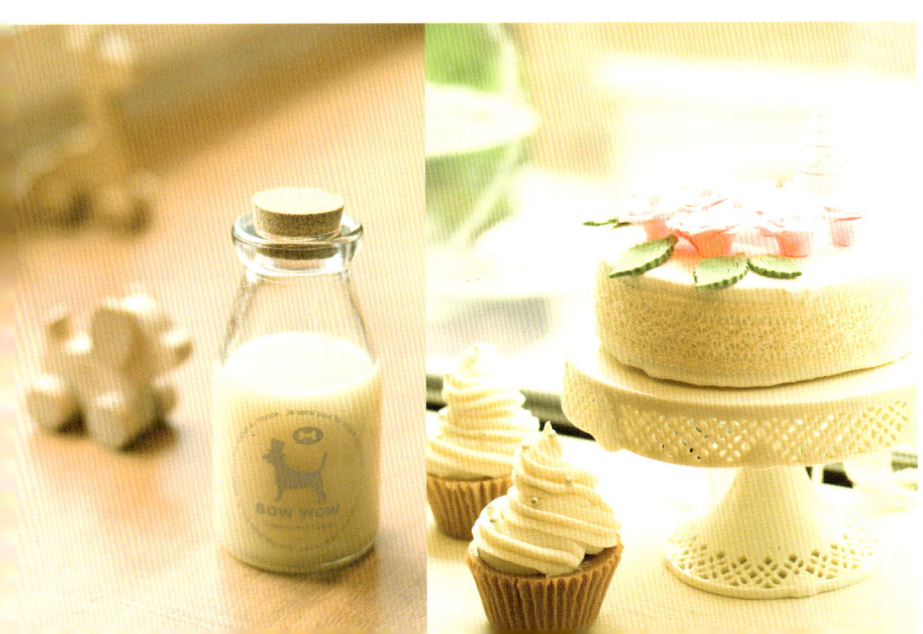

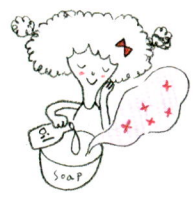

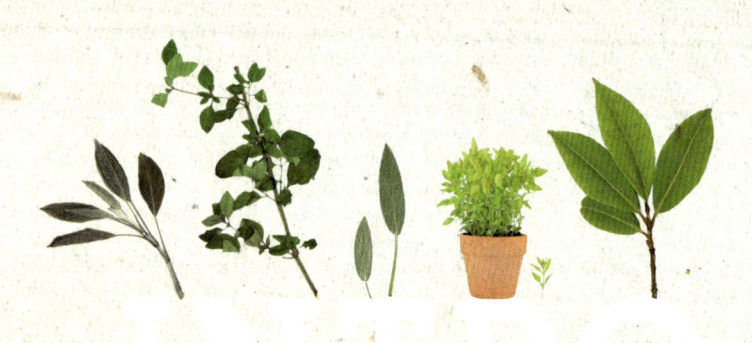

INTRO

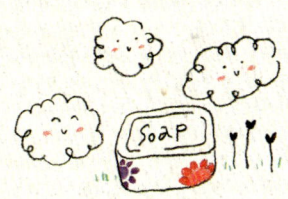

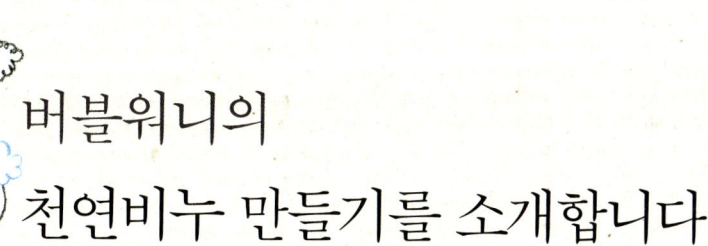

버블워니의 천연비누 만들기를 소개합니다

피부에 참 순하고 보습력이 우수할 뿐 아니라 욕실에 두는 것만으로 인테리어 효과를 주는 천연비누. 본격적으로 만들기에 앞서 기본 도구와 재료, 용어 등의 기본 지식과 다양한 비누 만들기 방법을 살펴볼게요. 요리도 하면 할수록 실력이 늘 듯, 이 책의 비누 레시피를 따라하다 보면 요령이 생기고 내 피부에 맞는 자신만의 비누를 개발해가는 재미도 찾으실 거예요.

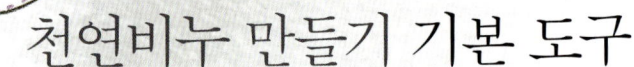

천연비누 만들기 기본 도구

요리를 할 때 필요한 주방 도구가 있듯, 천연비누를 만들 때에도
꼭 필요한 기본 도구들이 있습니다. 비누 만들기 첫 단계로
어떤 도구들을 준비해야 할지 버블워니가 알려드릴게요.

basic tool

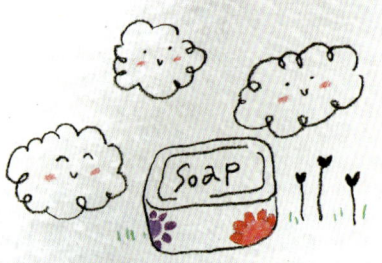

basic tool 01

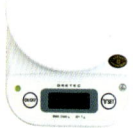

전자저울 오일이나 워터 등을 계량할 때 꼭 필요한 도
구입니다. 1kg 정도 소량의 비누를 만든다면 최대 계량
무게 2kg이면 적당하고, 그 이상의 양을 한꺼번에 만든
다면 최대 계량무게가 5kg인 저울을 구입하는 것이 좋습
니다. 최소 계량단위는 '1g'이 적당합니다. 전자저울이 아
닌 바늘식 저울로는 정확한 계량을 하기가 어려우니 되도
록이면 디지털방식의 전자저울을 사용하세요.

basic tool 02

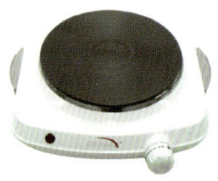

가열 기구 오일 등의 재료를 적정 온도로 가
열할 때 필요한 도구입니다. 가스레인지로 중
탕을 하거나 전자레인지를 쓸 수도 있지만 저
는 주로 핫플레이트를 사용해요. 시중에서 쉽
게 구할 수 있는 핫플레이트는 1구와 2구짜리
가 있으며, 저렴한 1구짜리도 상관없습니다.
핫플레이트 양쪽에 작은 운반손잡이가 달린 것
이 사용하기 편리하고 안전합니다.

basic tool 03

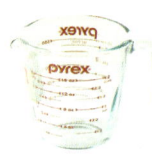

내열성 유리용기 흔히 '파이렉스'라 불리는 유리용기
입니다. 재료를 섞거나 핫플레이트로 가열할 때 사용하면
편리합니다. 1~2개 정도만 구비하면 됩니다. 일반적으로
용기에 눈금이 새겨져 있는데 눈금이 없어도 괜찮습니다.
반드시 손잡이가 달린 것을 구입하세요. 내열성 유리용기
라도 가스레인지로 직접 가열하거나, 핫플레이트로 장시
간 가열하면 파손의 위험이 있으니 주의하세요.

basic tool 04

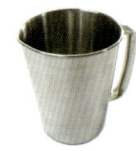

스테인리스컵 내열성 유리용기와 마찬가지로 재료를
섞거나 직접 가열하기 위한 용기입니다. 1~2개쯤 구입해
서 내열성 유리용기와 함께 사용하세요. 스테인리스컵은
만들고자 하는 비누의 용량에 비해 넉넉한 크기의 제품으
로 구입하는 것이 좋습니다. 1kg의 비누를 만들 때는 최
소 2ℓ 크기의 스테인리스컵을 사용하세요.

블렌더 재료들을 섞어주는 역할을 합니다. 블렌더가 쓰이는 환경은 일반적으로 섭씨 70도 이상의 고온이므로 되도록 앞부분이 스테인리스로 제작된 것이 좋습니다. 장시간 사용하는 것은 고장의 원인이 되기도 합니다. 30초 또는 1분 단위로 끊어서 거품기(또는 주걱)와 번갈아 사용하세요. 반드시 요리용 블렌더와는 구별해서 사용하세요.

주걱(또는 거품기) 블렌더와 마찬가지로 재료들을 섞어주는 역할을 합니다. 주방에서 사용하는 주걱이나 거품기도 비누 만들기에 사용할 수 있습니다. 비누 만들기에 사용한 주걱이나 거품기를 요리할 때 다시 사용하지는 마세요.

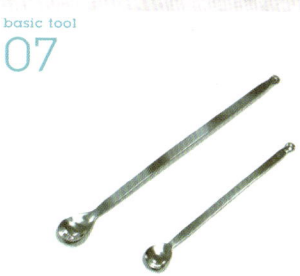

시약스푼 재료를 섞거나 소량의 재료를 넣을 때 편리합니다. 가격이 저렴한 도구이니 2개 정도 구입해도 부담이 없습니다. 양쪽으로 크기가 다른 스푼이 달려 있는데 계량하는 재료에 따라 차이가 있겠지만, 대략 큰스푼은 1스푼당 1g 내외, 작은스푼은 0.1~0.13g 정도입니다.

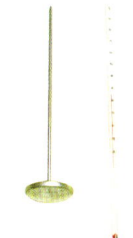

온도계 비누를 만드는 과정 중에 온도를 확인해야 하는 경우가 있습니다. 온도계도 가격이 저렴하니 2개 정도 구비하세요. 비누 만들기에 이용되는 용기들은 대부분 크기가 큰 편이기 때문에, 온도계 또한 작은 원형온도계보다는 길이가 긴 막대온도계를 사용하는 것이 편리합니다. 충격에 약하므로 파손에 주의하세요.

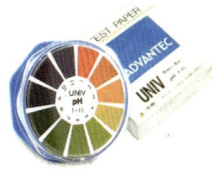

pH테스트페이퍼 완성된 비누가 제대로 숙성이 되었는지 측정하는 도구입니다. 일반적으로 CP(저온법) 비누는 4주 이상 숙성 기간을 거치는데, 숙성한 후에 반드시 테스트를 통해 적정 pH값이 되었는지를 확인해야 합니다. 숙성 후 pH값은 7~9 정도가 적당합니다.

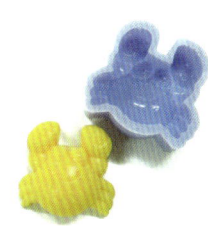

몰드(비누틀) 가열해서 녹인 비누베이스액이나 트레이스가 난 비누액을 부어서 일정한 모양으로 굳힐 때 사용합니다. 실리콘으로 된 재질이 많이 이용되며 플라스틱이나 나무로 만든 것도 있습니다. 우유갑, 요거트통, 두부 팩 등 일상 생활에서 사용하는 것으로 대체할 수 있어요.

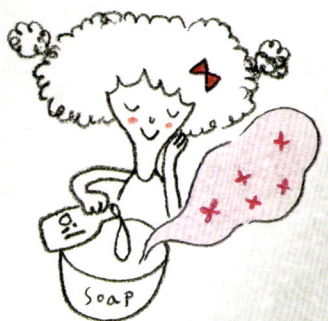

천연비누 만들기 기본 재료

비누 만들기는 복잡해 보이지만 알고 보면 기본 재료를 바탕으로
원하는 기능에 따라 레시피를 조금씩 변형해나가는 것이랍니다.
지금부터 천연비누 만들기에 자주 쓰이는 재료들을 알아보도록 해요.

basic ingredient

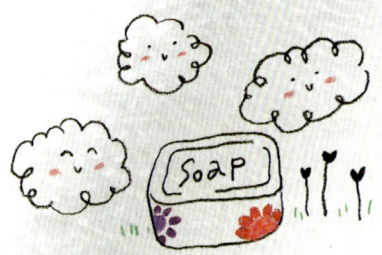

basic ingredient
01

베이스오일 Base oil

가성소다나 가성가리와 반응하여 비누를 만드는
기본 재료예요. 어떤 오일을 사용하느냐에 따라
다양한 기능의 비누가 만들어져요. MP(녹여붓기
법) 비누에서는 첨가물로 보습력을 높이는 역할
을 해요. 각 오일의 효능은 p.218을 참고하세요.

basic ingredient
02

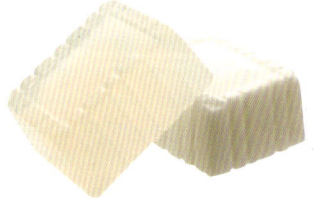

basic ingredient
03

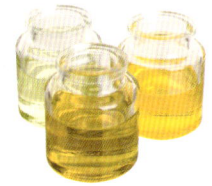

글리세린 Glycerine

가장 대표적인 보습제로 로션이나 크림 등의 화
장품이나 비누에 들어가는 재료예요. 비누화과정
에서 자연스럽게 형성이 되기는 하지만 보습력을
더 높이고 싶을 때 추가로 첨가할 수 있어요. 또
한 MP(녹여붓기법) 비누를 만들 때 분말을 고르
게 개어 넣는 용도로도 사용돼요.

비누베이스 Soap Base

코코넛오일이나 팜유 같은 식물성 오일의 지방
산을 이용하여 만든 비누로 원하는 기능성 첨
가물을 넣어 간단하고 손쉽게 비누를 만들 수
있어요. 기본이 되는 투명 비누베이스와 화이
트 비누베이스 이외에 보습력을 높인 다양한
비누베이스가 시판되고 있어요.

basic ingredient
04

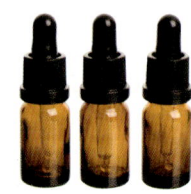

에센셜오일 Essential Oil

허브에서 추출한 정유로 식물의 유효성분이 농
축이 되어 있어 여러 가지 기능을 가지고 있어요.
비누에 들어가는 천연향료 성분으로 향기뿐만 아
니라 효과를 상승시켜주는 역할을 한답니다. 필
요시에는 합성향이나 플레이버오일(flavor oil)
등을 사용하기도 하지만 연약하거나 민감한 피부
라면 첨가하지 않는 것이 좋아요.

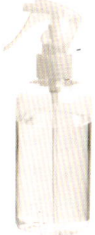

에탄올 Ethanol

투명 비누나 물비누를 만들 때 비누화 반응을 촉진하는 용도로 사용되며, 무수에탄올이나 식물성 에탄올 등이 있어요. 또한 MP(녹여붓기법) 비누를 만들 때 표면의 거품을 제거하거나 비누 사이의 접착력을 높이는 용도로도 이용되고 있어요.

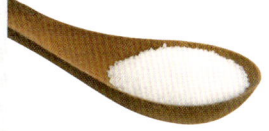

스테아르산 Stearic Acid

흰색의 결정으로 동물성이나 식물성 오일에 함유되어 있는 포화지방산이에요. 비누에 첨가하면 세정력을 높이고 거품을 풍부하게 해요. 또한 비누를 크림화 하는 역할을 해 폼클렌저 같은 크림 타입의 비누를 만들 때 오일류로 첨가하는 재료입니다.

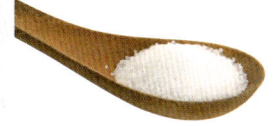

구연산 Citric Acid

강한 산성을 띠는 흰색의 가루로 물비누나 폼클렌저에서 pH가 높게 나오는 경우에 7~9 사이로 맞춰주는 용도로 사용돼요. 따뜻한 물에 녹여 구연산 용액을 만든 후 조금씩 첨가하면서 pH테스트를 하시면 돼요. 또한 비누를 만드는 과정에서 비누액이 피부에 닿았을 때 중화시켜주는 용도로도 쓰여요.

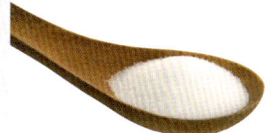

설탕 Sugar

투명 비누나 물비누에 첨가하면 pH를 안정화시키며 거품을 더 풍성하고 부드럽게 하는 역할을 해요. 물에 녹여 액상 상태로 넣으며, 꿀이나 물엿 등으로 대체가 가능해요.

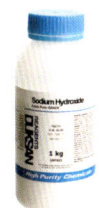

가성소다 NaOH

수산화나트륨이라고도 하며 흰색의 반투명한 결정이에요. 강알칼리성이기 때문에 다른 물질을 부식시킬 수 있으니 취급에 주의하셔야 해요. 고체 비누를 만드는 필수 재료로 공업용과 시약용이 있어요. 공업용은 가루 날림 현상이 발생하기 쉬우니 가정에서 만들 때는 시약용을 구입하는 게 좋아요.

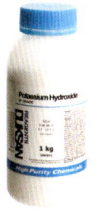

가성가리 KOH

수산화칼륨이라고도 하며 흰색의 결정이에요. 가성소다와 마찬가지로 강알칼리성이기 때문에 취급 시 주의하셔야 해요. 물비누나 폼클렌저를 만드는 필수 재료로 공기 중의 이산화탄소나 물과 반응하는 성질이 강해서 보관 시 주의를 기울여야 해요.

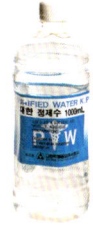

정제수 Purified Water

가성소다나 가성가리를 녹이는 용도로 사용하며 증류수나 플로럴워터 등으로 대체할 수 있어요. 수돗물이나 식염수 등은 비누의 품질을 떨어뜨리기 때문에 사용하지 않는 것이 좋아요.

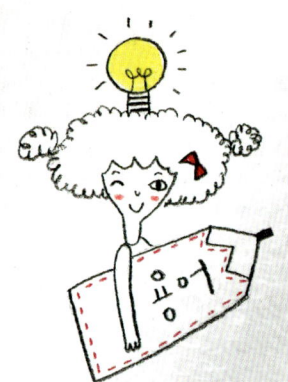

천연비누 만들기 기본 용어

본격적인 비누 만들기에 앞서 이 책에 자주 나오는 용어들을 살펴볼게요. 처음에는 생소하게 느껴지겠지만 용어를 익힌 후, 비누를 몇 번 만들어보면 금세 익숙해질 거예요.

디스카운트 Discount, DC

오일이 완전히 비누화하는 데 필요한 양보다 적은 양의 가성소다를 넣는 것을 의미해요. 비누화하지 않은 오일을 남기면 비누의 보습력이 높아지고 순해진답니다. 다만 오일이 쉽게 산패될 수 있기 때문에 비누의 유효기간이 짧아질 수 있어요. 보통 가성소다값의 10% 이내로 디스카운트를 하는데 계절과 피부 타입에 따라 조정하시면 돼요. 예를 들어 베이비용이나 아토피, 건성용일 경우에는 디스카운트의 비율이 높아지고, 지성용이나 세탁용 비누에서는 비율이 낮아져요.

슈퍼팻 Superfat

저온법 비누 만들기에서 트레이스가 난 이후 오일을 첨가하는 것을 의미해요. 고가의 오일이나 비누화하지 않고 그대로 남기고 싶은 오일을 첨가물로 넣어 비누를 더 순하게 만들고 보습력을 극대화시킬 수 있어요. 그러나 디스카운트와 마찬가지로 비누의 산패가 빨라질 수 있기 때문에 총오일량의 3~5%가 적당해요.

오버카운트 Overcount, OC

디스카운트와 반대되는 개념으로 비누화값에 따른 가성가리의 양을 더 늘리는 것을 뜻해요. 가성가리는 가성소다와 비교해 공기와의 반응성이 커서 일반적으로 순도가 낮아요. 그대로 만들게 되면 잉여오일이 많이 남게 된답니다. 세제처럼 세정력을 필요로 하는 물비누에 잉여오일이 생기면 세정력이 떨어지고 미끈거리게 되는데, 이런 경우 오버카운트를 하면 세정력을 높일 수 있어요.

페이스트 Paste

'반죽'이라는 뜻으로 고체와 액체의 중간 굳기를 뜻해요. 고온법으로 만드는 물비누나 폼클렌저는 희석 과정을 거쳐야 실제 사용이 가능한데 그 과정을 거치기 전의 덩어리 상태를 '페이스트'라고 해요.

트레이스 Trace

'자국, 흔적'이란 뜻으로 가성소다용액과 오일이 반응하여 크림 스프 정도의 점도가 생긴 상태를 말해요. 비누액을 떨어뜨렸을 때 떨어진 자국이 보이면 보통 트레이스 상태로 본답니다. 저온법 비누를 만들 때 가루 첨가물이나 에센셜오일 등은 일반적으로 이 상태에서 첨가해요. HP(고온법) 비누를 만들 때는 뻑뻑한 과트레이스 상태로 만드는 경우가 많답니다. 트레이스를 내는 시간은 비누를 만드는 환경이나 사용한 재료에 따라 달라질 수 있어요.

젤화

비누화 반응이 활발하게 이루어지면서 발열로 인해 비누액이 투명한 젤 형태를 띠는 것을 말해요. 저온법 비누의 경우, 비누액을 몰드에 부어 보온하는 과정에서 일어나는데, 특히 비누액이 과트레이스가 난 상태이거나 보온 시 온도가 많이 높은 경우에 빈번하게 발생해요. 사용감이 부드럽고 순한 장점이 있는 반면 산패가 빠르고 비누 안의 글리세린이 표면으로 과다하게 배출이 되는 단점이 있어요. HP(고온법) 비누는 높은 온도에서 과트레이스를 시킴으로써 의도적으로 젤화를 유도해요. 에탄올이나 설탕을 첨가하면 젤화가 활발하게 진행되어 더 투명해지는 현상이 생겨요.

비누화 Saponification

비누화란 알칼리에 의해 지방이 가수 분해되어 글리세린과 비누를 만드는 작용을 의미해요. 일반적으로 천연오일에 가성소다 혹은 가성가리를 넣어 비누화를 일으킨답니다.

비누화값 Saponification value

비누화가 일어날 때 오일 1g을 비누로 만드는 데 필요한 가성소다(가성가리)의 양을 비누화값이라고 해요. 비누화값은 오일의 종류에 따라 달라요.

가성소다, 가성가리 사용 시 주의사항

비누화 반응을 거치면 안전한 성분으로 바뀌지만, 가성소다나 가성가리는
강알칼리성으로 독성이 매우 강해 취급에 주의를 요합니다. 주의사항을 반드시 알아두세요.
주의사항에는 편의상 가성소다만 적었지만 가성가리도 동일하게 취급하시면 됩니다.

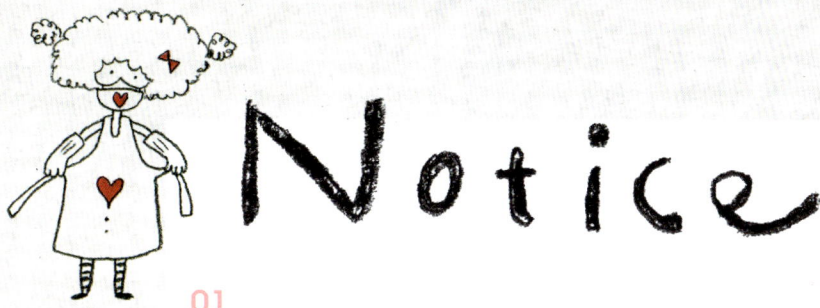

01

긴팔옷과 보호 안경, 장갑, 마스크 등 보호장비를 반드시 착용한 상태로 환기가 잘 되는 곳
에서 작업합니다. 가성소다를 물에 녹일 때 나오는 가스는 유독성이니 흡입하지 않도록 하
고 온도가 높게 올라가므로 화상에도 주의합니다.

02

가성소다를 물에 녹일 때는 반드시 물에 가성소다를 소량씩 넣으면서 녹여야 해요. 반대
로, 가성소다에 물을 한꺼번에 부으면 급격한 반응으로 가성소다액이 튀어 위험할 수 있으
니 주의합니다.

03

가성소다를 녹일 때는 스테인리스 용기나 내열성 유리용기에서 작업합니다. 부식성이 있
어 알루미늄이나 얇은 플라스틱 용기를 녹일 수 있거든요. 두꺼운 내열성 플라스틱 용기는
사용해도 돼요.

04

가성소다 수용액이 몸에 튀거나 비누화과정이 덜 된 비누액이 몸에 닿으면 피부에 자극을
주거나 화상을 입을 수 있으니 바로 흐르는 물에 씻어낸 후 식초나 구연산 녹인 물을 피부
에 발라주세요.

05

가성소다를 사용한 후에는 반드시 뚜껑을 잘 닫고 어린이나 애완동물의 손이 닿지 않는 안
전한 장소에 보관합니다. 가성소다는 공기 중의 수분과 반응하는 성질이 있어 뚜껑을 잘
닫지 않은 상태로 두면 녹을 수 있어요. 그럴 경우 만든 비누의 품질이 떨어지고 사용감이
좋지 않습니다.

Basic Recipe

녹여붓기법(MP) 비누

녹여붓기법(Melt & Pour) 비누는 가장 간단한 방법으로 만들 수
있는 천연비누입니다. 코코넛오일과 팜유 등을 원료로 만든
비누베이스를 녹여 피부 타입에 맞는 첨가물을 넣어서 굳혀주면 됩니다.
정말 간단하지요? 초보자도 쉽게 만들 수 있고, 숙성하는 과정을
거치지 않기 때문에 만든 직후 바로 사용할 수 있습니다. 또한 다양한
종류의 예쁜 모양으로 만들 수 있어 선물용으로 많이 활용된답니다.

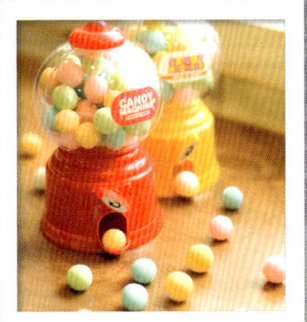

마시멜로 비누

basic recipe plan:
Melt & Pour Soap

KEY POINT

MP 비누에 글리세린을 첨가하는 이유 저온
법(CP) 비누는 비누화과정에서 글리세린이
자연적으로 생성되지만 MP 비누는 이미 만
들어진 비누베이스를 이용하기 때문에 글리
세린의 함유량이 적어 보습력이 떨어져요. 그
래서 글리세린이나 꿀, 식물성 오일 등을 첨
가하여 보습력을 높여요.

MP 비누 보관법 랩으로 싸거나 지퍼백에 넣
은 후 그늘지고 서늘한 곳에 보관하는 것이
좋아요. 공기 중에 방치할 경우 에센셜오일이
휘발되고 비누의 글리세린이 공기 중의 수분
과 반응하여 물방울이 맺힐 수 있어요. 사용
기한은 1년 이내로 첨가물에 따라 달라져요.

STEP 1. 비누베이스의 양 정하기
비누베이스 1kg으로 보통 10~12개 정도의 비누를 만들 수 있어요. 틀의 크기나 비누의 모양
에 따라 개수는 달라져요.

STEP 2. 글리세린의 양 정하기
비누베이스 양의 1~3% 정도로 첨가해요.(비누베이스 1kg당 글리세린 10~30g)

STEP 3. 비타민 E의 양 정하기
비누베이스 양의 1% 정도로 첨가해요.(비누베이스 1kg당 비타민 E 10ml) 비타민 E는 항산
화제로 비누의 산패를 막아 보존기간을 늘려줘요. 또한 보습력을 높여주는 역할을 해요. 보습
력을 높이기 위해 호호바오일이나 올리브오일 등을 첨가하셔도 돼요.

STEP 4. 천연분말의 양 정하기
비누베이스 양의 1~3% 정도로 첨가해요.(비누베이스 1kg당 천연분말 10~30g) 글리세린이
나 오일에 미리 개어두었다가 첨가하면 비누액에 고르게 섞을 수 있어요.

STEP 5. 에센셜오일의 양 정하기
비누베이스 양의 1~3% 정도로 첨가해요.(비누베이스 1kg당 에센셜오일 10~30ml) 에센셜
오일은 휘발성이 강해 저울로는 계량하기가 어려워요. 1ml=20방울로 계산하거나 스포이드로
원하는 양을 첨가하면 돼요.

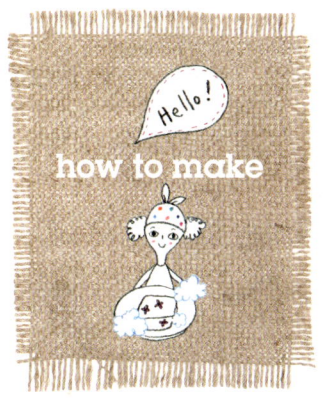

01 비누베이스를 1~2cm 정도 크기로 깍둑썰어요. 덩어리가 너무 크면 녹이는 시간이 오래 걸린답니다.

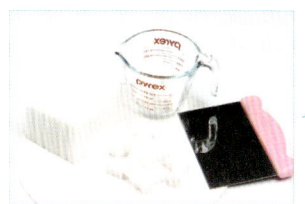

02 작게 자른 비누베이스를 핫플레이트로 녹여요. 가스레인지를 사용한다면 중탕을 하고, 전자레인지를 사용할 때는 10~30초 단위로 작동시키며 끓어넘치지 않도록 녹는 정도를 꼭 확인하세요.

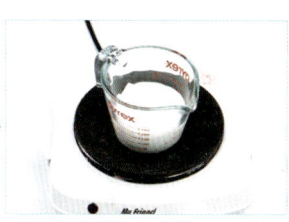

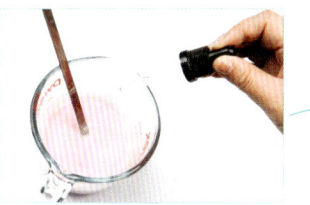

03 비누베이스가 완전히 녹아 액체 상태가 되면 가열을 멈추고 첨가물과 에센셜오일을 섞어요. 글리세린, 비타민 E, 천연분말 등의 첨가물이 너무 많이 들어가면 비누가 물러지고 거품이 잘 나지 않으니 주의하세요.

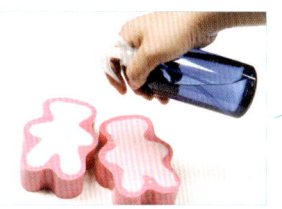

04 준비한 몰드에 비누베이스액을 부어요. 비누 표면에 기포가 생겼다면 에탄올을 분무기로 뿌려서 제거해요.

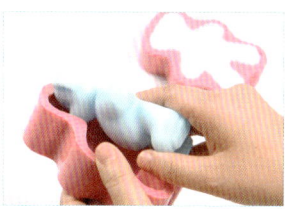

05 완전히 굳으면 몰드에서 빼내요. 굳는 시간을 줄이고 싶다면 냉동실에 넣어서 굳히세요. 숙성하지 않고 바로 사용해도 되고 보관할 경우에는 랩으로 포장해주세요.

Basic Recipe

저온법(CP) 비누

저온법은 기능성 비누를 만들 때 일반적으로 사용하는 방법입니다. 고온법(HP)을 쓰는 물비누나 투명 비누, 폼클렌저에 비해 낮은 온도에서 반응시킨다고 해서 저온법(Cold Process)이라고 해요. 비누 제조 전 과정에서 자신이 원하는 모든 재료를 가감할 수 있기 때문에 핸드메이드 비누의 장점을 가장 잘 살릴 수 있는 비누 만들기 방법이에요.

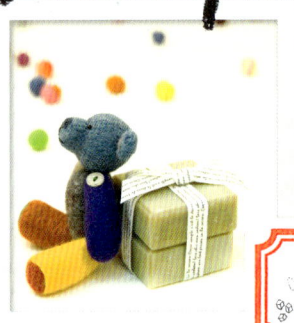

카모마일 비누

basic recipe plan:
Cold Process Soap

FORMULA

오일+가성소다 → 비누+글리세린

KEY POINT

CP 비누 보관법 4~6주 숙성기간이 지나면 유산지나 한지로 포장하여 서늘하고 그늘진 곳에 보관하시면 돼요. 특히 습도가 높은 여름철에는 주변의 습기가 비누에 흡착되는 것을 막기 위해 신문지를 깐 종이상자에 제습제와 함께 보관하는 것이 좋아요. 사용기한은 숙성 후 1~2년으로 디스카운트나 슈퍼팻, 첨가물 종류에 따라 달라질 수 있어요.

STEP 1. **총오일량 정하기** 1kg의 비누를 만드는 데 오일의 총량은 700~750g이 적당해요.

STEP 2. **기본 베이스오일(코코넛오일, 팜유)량 정하기** 거품이나 단단함을 위해 기본적으로 들어가는 오일이 코코넛오일과 팜유예요. 계절이나 피부 타입에 따라 조절이 가능해요. 신생아용으로 만들 경우에는 코코넛오일이나 팜유를 전혀 넣지 않을 수도 있답니다.

보통 피부: 총오일량의 50% 이하 │ 아기 피부나 민감성 피부: 총오일량의 20% 이하 │ 여드름이나 지성 피부: 총오일량의 60% 이하

STEP 3. **기본 베이스오일 이외의 오일량 정하기** 기본이 되는 베이스오일량을 결정했다면 나머지 오일은 비누의 기능을 고려해 총오일량에 맞춰 채워 넣으면 돼요.

STEP 4. **가성소다량 정하기** 각 오일의 비누화값과 첨가하는 오일의 양을 곱하면 가성소다량이 나와요. 가성소다계산기를 이용하면 쉽게 가성소다량을 구할 수 있어요. 비누의 보습력을 높이기 위해 가성소다량을 10% 이내로 디스카운트(DC)하면 좋아요.

예) 카스틸 비누 1kg의 가성소다량 구하기
① 올리브오일 750g x 올리브오일 비누화값 0.134= 100.5g
② 가성소다량 5% 디스카운트하기
100.5g x 0.95= 95.475(약 95g)

STEP 5. **가성소다 녹이는 물의 양 정하기** 총오일량의 30~40%를 사용해요. 정제수나 증류수처럼 불순물을 제거한 물을 사용해야 비누의 품질을 높일 수 있어요.

STEP 6. **첨가물의 종류와 용량 정하기** 비누 총량의 3% 이내로 첨가해요. 1kg의 비누를 만드는 데 천연분말은 20g 내외로, 클레이류는 10g 정도 사용하면 됩니다.

STEP 7. **에센셜오일이나 프래그런스오일 결정하기** 에센셜오일은 스킨케어 기능을 가지고 있으며 비누총량의 1~3%(유아용은 0.5% 이내)를 첨가해요. 프래그런스오일이나 플레이버오일은 스킨케어 효과는 없고 단지 향만을 위해 첨가하는 것으로 2~5% 정도 넣으면 됩니다. 특수한 경우를 제외하고는 되도록 천연성분인 에센셜오일을 사용하는 것이 더 좋겠죠.

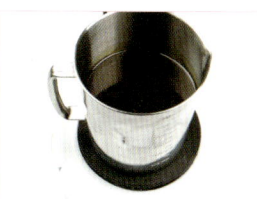

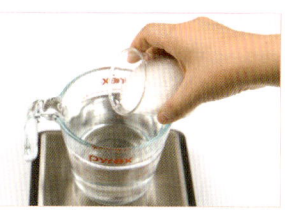

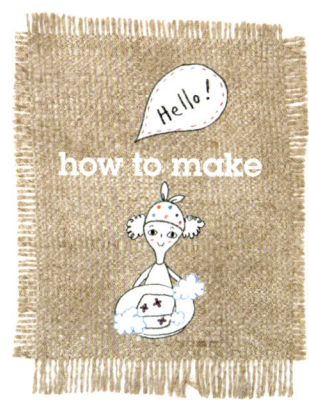

Hello!

how to make

01 오일의 온도가 40~50도가 되도록 핫플레이트에 가열해요. 초보일 때는 각각의 오일을 따로 계량해 섞어야 실패하지 않아요.

02 가성소다를 정제수에 녹인 후 40~50도 정도까지 식혀요. 가성소다 수용액을 만들 때는 반드시 가성소다를 정제수에 조금씩 넣어 저어가면서 녹여야 해요. 처음에 온도가 80~90도 정도까지 올라가면 뿌옇게 되다가 온도가 내려가면서 투명한 색으로 바뀐답니다.

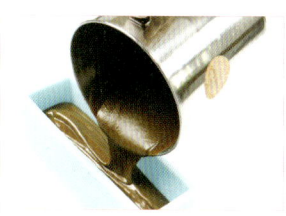

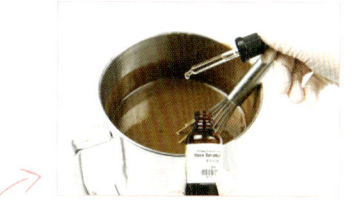

03 가성소다 수용액을 오일에 부은 후 거품기나 블렌더로 저어 트레이스를 내요. 거품기와 블렌더를 이용해 한 방향으로 일정하게 젓고 거품기(주걱)로 마무리해요. 블렌더는 비누화 반응을 촉진시키지만 많이 사용하면 비누에 기포가 생기고 사용감이 부드럽지 못하답니다.

04 첨가물과 슈퍼팻오일, 에센셜오일 등을 넣고 섞어요. 분말 재료는 약한 트레이스 상태일 때 넣어야 고르게 잘 섞여요. 잘 섞이지 않고 뭉치는 분말 재료는 미리 비누액을 덜어내어 섞어놓거나 슈퍼팻할 오일에 개어두면 편해요.

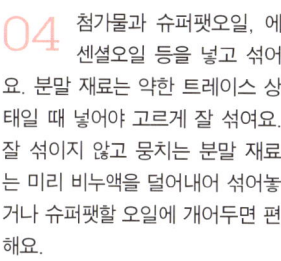

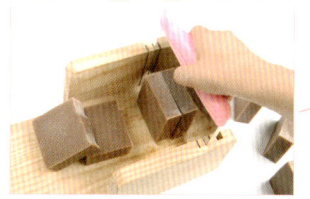

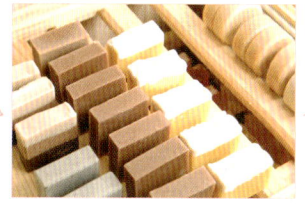

05 몰드에 부어요. 나무몰드를 사용할 때는 유산지나 비닐 등을 미리 깔아서 준비해요.

06 뚜껑을 덮은 후 타올이나 담요에 감싸 하루 정도 보온해요. 보온할 때 온도를 일정하게 유지하기 위해서 스티로폼 상자를 이용하는 게 좋답니다. 나무몰드에는 뚜껑이 없기 때문에 랩이나 비닐로 덮어 공기와 직접 접촉하지 않도록 해주어요. 공기에 노출되면 비누 표면에 흰색 가루가 생길 수도 있어요.

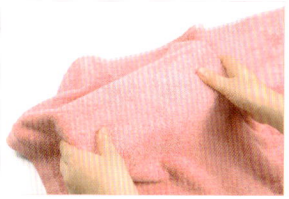

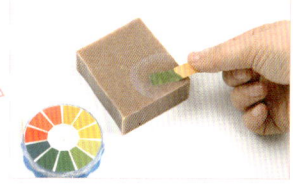

07 굳으면 몰드에서 꺼낸 후 적당한 크기로 잘라요.

08 4~6주 동안 그늘지고 서늘한 곳에서 숙성시켜요.

09 비누 표면에 물을 살짝 묻힌 후 pH테스트용지를 대었을 때 7~9 사이가 나오면 사용할 수 있어요.

Basic Recipe

투명 비누: 고온법 (HP)

투명 비누는 물비누, 폼클렌저와 함께 고온법(Hot Process)으로 제조되는 비누로 저온법 비누에 비해 만드는 과정이 좀 더 까다롭고 더 많은 시간이 걸려요. 대신 숙성기간이 짧아 비누를 만든 후 빠른 시일 내에 사용할 수 있어요. 비누화 반응을 촉진시키기 위해 에탄올을 넣기 때문에 사용감이 개운해서 지성 피부에 사용해도 효과적이랍니다.

덤블주 비누

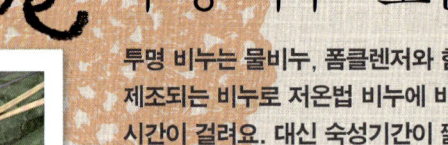

basic recipe plan:
Clear Soap

FORMULA

오일 + 가성소다 → 비누 + 글리세린

CLEAR SOAP CHARACTER

투명 비누의 특징
❶ 디스카운트를 하지 않아요. 잉여오일이 생기면 투명도가 떨어진답니다. ❷ 주로 사용하는 베이스오일은 팜, 코코넛, 피마자오일입니다. 투명도와 상관없는 비누를 만든다면 보습용 오일을 첨가하기도 해요. ❸ 에탄올, 글리세린, 설탕이 들어가요. ❹ 고온에서 반응이 일어나기 때문에 숙성기간이 저온법 비누에 비해 짧아요. 약 2주 정도랍니다.

KEY POINT

투명 비누 보관법 2주간의 건조기간이 지나면 에탄올이나 수분의 증발을 막기 위해 반드시 랩으로 포장하거나 지퍼백으로 밀봉해야 해요. 그대로 공기 중에 방치하면 비누의 중간 부분이 수축되어 표면이 고르지 않게 된답니다. 사용기한은 2년이지만 되도록 1년 이내에 사용하는 것이 좋아요.

STEP 1 **베이스오일의 종류와 용량 정하기** 1kg의 비누를 만들 때 베이스오일은 400~500g 정도 필요해요.

STEP 2 **가성소다량 정하기** 각 오일의 비누화값과 첨가하는 오일의 양을 곱해 가성소다량을 구합니다. 여분의 오일이 남지 않도록 디스카운트나 슈퍼팻을 하지 않는 것이 좋아요.

STEP 3 **가성소다 녹이는 물의 양 정하기** 총오일량의 30~40%가 적당해요.

STEP 4 **순비누와 용제의 양 정하기**
❶ 순비누=베이스오일+가성소다
❷ 용제=에탄올+글리세린+정제수(가성소다 녹이는 정제수+설탕 녹이는 정제수)
순비누와 용제의 비율은 보통 55:45로 해요. 단, 여름철에는 잘 굳지 않기 때문에 용제의 비율을 낮추는 것이 좋아요.

STEP 5 **설탕의 양 정하기**
순비누+용제의 6~8%가 적당하며 꿀이나 물엿 등으로 대체할 수 있어요.
*비누총량은 순비누량+용제량+설탕량이에요.

STEP 6 **용제량(에탄올, 글리세린, 정제수) 정하기**
❶ 에탄올: 순비누의 27~35%. 순도가 95 이상인 것을 사용하는 것이 좋아요. 소독용 에탄올은 투명도를 떨어뜨릴 수 있답니다.
❷ 글리세린: 비누총량의 7~15%. 겨울철에는 비율을 높게, 여름철에는 비율을 낮게 잡는 게 좋아요. 여름철에 과량 들어갈 경우, 비누가 물러지고 표면에 물기가 맺힌답니다.
❸ 설탕 녹이는 물: 용제-(에탄올+글리세린+가성소다 녹이는 정제수)로 구해요. 계산상의 값이 너무 적으면 설탕량과 동일하게 결정하기도 해요.

STEP 7 **첨가물과 에센셜오일의 양 정하기**
❶ 첨가물: 비누총량의 1% 이내 ❷ 에센셜오일: 비누총량의 1% 이내

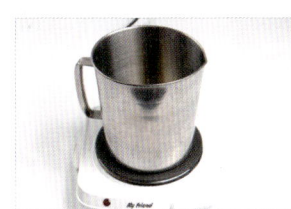

01 베이스오일을 가열해요. 트레이스를 진행시키는 과정에서 부풀어오를 수 있기 때문에 조금 큰 용기에 계량하는 것이 좋아요.

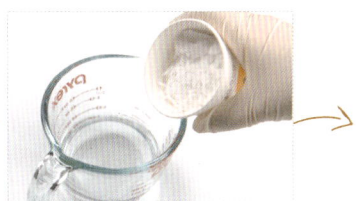

02 정제수에 가성소다를 조금씩 넣으면서 녹여요. 반대로 가성소다에 정제수를 넣어 녹이면 위험해요.

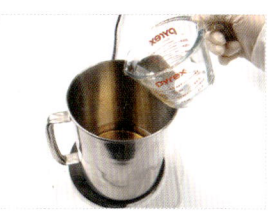

03 오일의 온도가 70~75도가 되면 투명해진 가성소다용액을 부어요. 고온에서 진행되기 때문에 가성소다용액의 온도는 크게 중요하지 않아요.

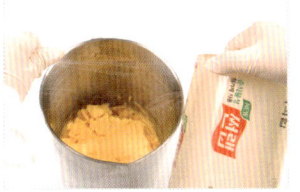

04 거품기와 블렌더로 최대한 트레이스를 내요. 뻑뻑한 과트레이스 상태가 되면 랩이나 비닐을 씌운 후 20분 정도 두세요. 중간중간 젤화를 위해 잘 섞어요.

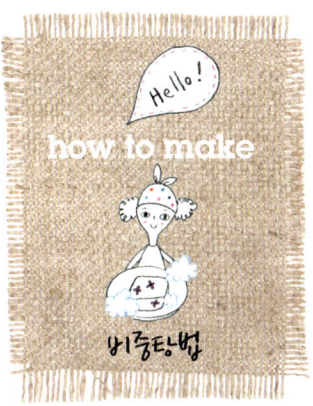

how to make

Hello!

비중탕법

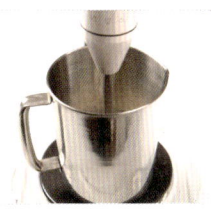

05 젤화가 일어나면 글리세린과 에탄올을 넣어요. 에탄올을 첨가할 때는 주변에 화기가 없는지 확인한 후 반드시 불을 끈 상태에서 진행하세요.

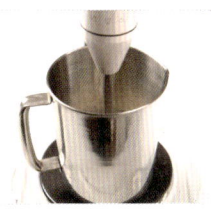

06 블렌더로 덩어리지지 않도록 잘 섞어요. 이 과정에서 고체의 비누액이 액체로 변한답니다. 에탄올이 휘발할 수 있으니 재빨리 진행해주세요.

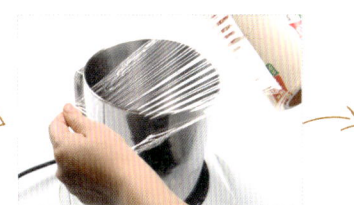

07 다시 랩이나 비닐을 씌운 후 10분 정도 방치해두고 투명도를 확인해요. 에탄올이 휘발되면 투명도가 떨어지므로 빨리 밀봉합니다.

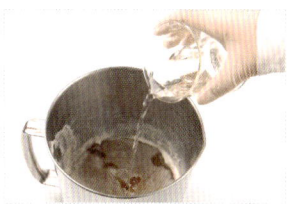

08 정제수에 설탕을 넣고 80도 정도로 가열해 녹인 것을 비누액에 부은 후 주걱으로 잘 섞어요. 설탕입자가 덜 녹으면 투명도가 떨어지니 깨끗이 녹여요.

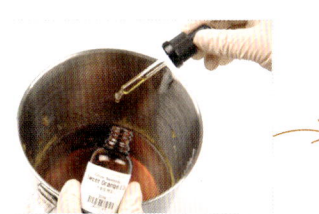

09 비누액의 온도가 45도 정도가 되면 첨가물과 에센셜오일을 넣고 섞어요. 비누의 투명도를 높이고 싶으면 첨가물은 넣지 않거나 조금만 넣으세요.

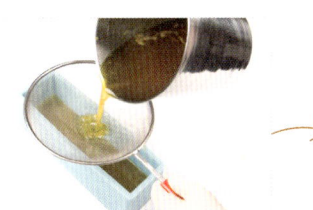

10 체에 받쳐 몰드에 부어요.

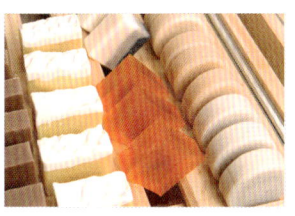

11 상온에서 굳힌 후 2주 동안 건조시켜요. 고온에서 진행했으므로 보온은 생략해도 돼요. 2주의 건조 기간은 에탄올과 여분의 수분이 증발하는 기간이에요.

Basic Recipe

물비누 : 고온법(HP)

물비누의 가장 큰 특징은 가성소다(NaOH)를 이용하는 고체 비누와 달리 가성가리(KOH)를 사용하는 것이랍니다. 고체 비누에 비해 만드는 과정이나 페이스트 희석 과정이 조금 번거롭지만 휴대가 간편하고 사용이 편리해요. 또한 사용할 만큼만 짜서 쓰기 때문에 위생적이라는 장점이 있어요.

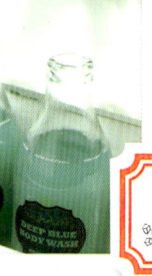

덩쿨클린징워터

basic recipe plan:
Liquid Soap

FORMULA

오일 + 가성가리 → 비누 + 글리세린

KEY POINT

가성가리 녹이는 물의 양 CP 비누는 고체 타입으로 적당한 경도가 있어야 하기 때문에 가성소다를 녹이는 물의 양이 30~40%로 정해져 있지만, 물비누는 원하는 점도로 희석해서 사용하면 돼요. ❶ **바디용** 가성가리와 동량, 설탕을 첨가해 보습력을 높임 ❷ **샴푸용** 가성가리의 3배, 첨가물로 코코베타인 추가 ❸ **세제용** 오일량의 1/2배, 무수에탄올 첨가

물비누의 pH 맞추기 물비누는 오일의 종류, 비누 만드는 데 걸리는 시간, 희석 비율 등에 영향을 받아 달라져요. 알맞은 pH값을 맞추기 위해 구연산, 자몽씨추출물, 레몬즙 등을 첨가해요.

물비누 보관법 숙성이 끝난 페이스트는 지퍼백에 담아 냉동 보관하고 필요할 때마다 꺼내 희석해서 사용해요. 페이스트 상태에서는 1년, 희석한 후에는 3~6개월 사용할 수 있어요. 사용기간은 첨가물과 보관상태에 따라 달라질 수 있어요. 희석 후에는 산패가 빨라지니 필요한 만큼만 사용하시고, 냉장 보관 시 굳을 수 있으니 실온에 두고 사용하시면 됩니다.

STEP 1 총오일량 정하기 1kg의 물비누 페이스트를 만들기 위해서는 거품이 풍부한 코코넛 오일을 기본으로 보습용 오일을 합하여 500g 정도의 오일이 필요해요.

STEP 2 가성가리량 정하기 오일마다 가성소다와 가성가리 두가지 비누화값이 있어요. 물비누를 만들 때는 가성가리값으로, 저온법 비누나 투명 비누를 만들 때는 가성소다값으로 계산하면 됩니다. 각 오일의 비누화값에 첨가하는 오일의 양을 곱하면 가성가리값이 나와요. 가성소다계산기를 이용하여 오일량을 입력하면 쉽게 가성가리값을 구할 수 있어요. 반응 후 잉여오일을 만들지 않으려면 10% 오버카운트를 해주시면 돼요.

*가성소다와 비교했을 때 가성가리는 공기 중의 수분이나 이산화탄소와 반응하는 성질이 더 강해요. 순도가 표시되어 있지 않다면 일반적으로 90%로 보면 됩니다. 참고로 가성소다의 순도는 보통 99%인데, 편의상 100%로 계산해도 무방해요.

STEP 3 가성가리 녹이는 물의 양 정하기 가성가리와 동일한 양

STEP 4 설탕의 양 정하기 오일 총량의 6~9%. 설탕은 pH의 안정도를 높여주고 거품을 조밀하게 하며 피부보습력을 높이는 역할을 한답니다. 설탕 대신 꿀을 이용해도 돼요. 설탕이나 꿀을 넣지 않아도 물비누를 만드는 데는 지장이 없어요.

STEP 5 설탕 녹이는 물의 양 정하기 설탕량의 6~10배

STEP 6 페이스트 희석할 물과 첨가물, 에센셜오일의 양 정하기
❶ 페이스트 희석하는 물: 페이스트양의 0.5~3배로 기호에 맞게 희석
❷ 첨가물: 희석 후 물비누 총량의 10% 이내로 첨가
❸ 에센셜오일: 희석 후 물비누 총량의 3% 이내로 첨가(유아용은 0.5% 이내)

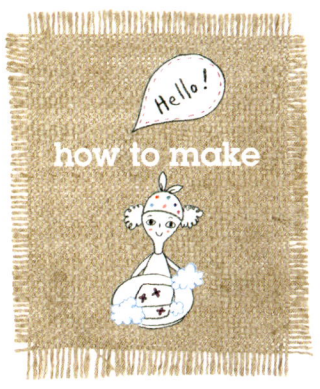

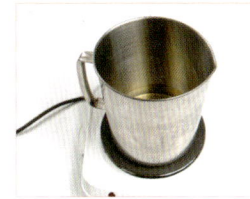

01 오일을 70~80도로 가열해요. 과트레이스 과정에서 부풀어 넘칠 수 있기 때문에 용량이 큰 스테인리스 용기에 계량하는 것이 좋아요.

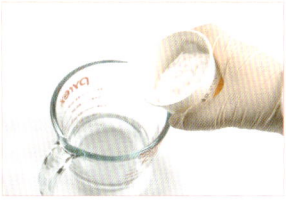

02 정제수에 가성가리를 녹여 70~80도 정도로 맞춰요. 독성이 있는 연기가 발생하므로 반드시 마스크를 착용하고 환기가 잘 되는 곳에서 작업하세요.

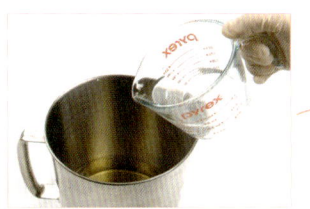

03 오일과 가성가리 수용액을 섞어요. 저온법 비누를 만들 때는 크림스프 정도의 트레이스가 나면 몰드에 부어주지만, 물비누를 만들 때에는 조금 더 오래 저어주어야 해요.

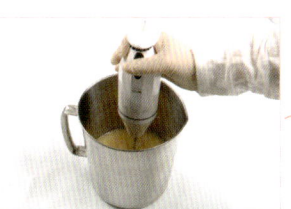

04 거품기와 블렌더를 번갈아 사용해 과트레이스를 내요. 이 과정에서 페이스트가 빵처럼 부풀어 오를 수 있는데, 주걱으로 섞어주면서 좀 더 진행시키면 끈적끈적한 젤화가 일어나요. 만드는 조건에 따라 페이스트가 부풀지 않고 바로 젤화가 될 수도 있어요.

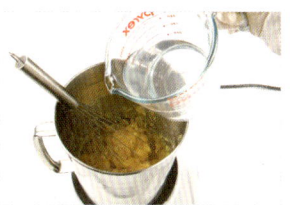

05 정제수에 설탕을 넣어서 70~80도로 가열해 녹인 후 과트레이스가 난 비누액에 부어요. 젤화가 일어나면 설탕물이 잘 섞이지 않을 수 있는데, 주걱으로 으깨면서 섞으면 잘 스며든답니다.

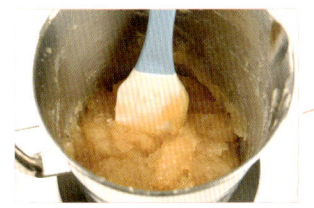

06 뻑뻑한 페이스트 상태가 되면 지퍼백에 담아 2주간 숙성시켜요. 물비누 페이스트는 높은 온도에서 비누화가 대부분 진행되어 하루가 지나면 희석해서 바로 사용할 수 있지만, 좀 더 순하고 좋은 사용감을 위해 숙성기간을 가지는 것이 좋아요.

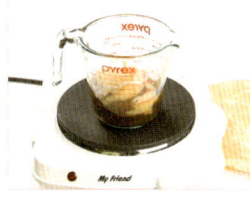

07 만들어진 페이스트를 원하는 양만큼 계량하여 물을 넣고 약한불로 가열하여 희석해요. 가열하지 않고 정제수와 페이스트를 섞어 며칠간 두어 녹이는 방법과 전자레인지용 내열용기에 담아 가열하는 방법도 있어요.

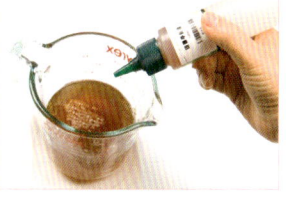

08 첨가물을 넣고 섞은 후 pH테스트를 해요. 7~9사이가 적당한 pH값 범위인데, 만약 9 이상이면 뜨거운 정제수 10g에 2g의 구연산을 녹인 후 조금씩 첨가하며 pH값을 낮춰요. 구연산을 너무 많이 첨가하여 pH값이 7 이하로 떨어지면 거품이 잘 안 나고 세정력도 떨어진답니다.

Basic Recipe

폼클렌저: 고온법(HP)

폼클렌저는 액체와 고체 중간 형태인 크림 타입의 비누입니다.
액체 비누에 사용하는 가성가리와 고체 비누에 사용하는 가성소다를 함께
사용하여 만들어요. 또한 스테아르산이 베이스오일로 함유되어 있어
부드러운 크림 질감과 함께 세정력이 높은 것이 특징입니다.

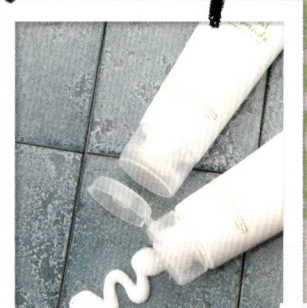

클리어크림솝

basic recipe plan:
Form Cleanser

FORMULA

오일＋가성소다＋가성가리 →
비누＋글리세린

KEY POINT

고온법에서의 중탕법과 비중탕법
투명비누, 폼클렌저는 고온법 비누로 중탕법
과 비중탕법으로 나눌 수 있어요.
❶ **중탕법** 비누를 만드는 과정에서 2~2시간
30분 정도 중탕하는 방법이에요. 충분한 중탕
시간으로 인하여 비누화 반응이 활발하게 일
어나 별도의 숙성기간 없이 바로 사용할 수 있
어요. ❷ **비중탕법** 중탕 과정 없이 과트레이
스를 내어 바로 젤화를 시키는 방법이에요. 만
드는 시간이나 과정이 간편하지만, 숙성기간
을 거쳐야 순한 비누로 사용할 수 있어요.

폼클렌저 보관법 희석하지 않고 페이스트 상
태로 보관할 경우 지퍼백에 담아 서늘한 곳이
나 냉동실에 보관하면 돼요. 사용기한은 페이
스트 상태일 때 1년, 희석한 후에는 6개월 이
내랍니다.

STEP 1. 베이스오일과 스테아르산의 양 정하기
400g의 폼클렌저 페이스트를 만들기 위해서는 총 150g 정도의 오일이 필요해요. 일반적으로
세정용 오일(코코넛오일) 10~15%, 보습용 오일(올리브오일, 시어버터) 10~30%, 스테아르
산 50~75% 정도의 비율로 구성해요. *건성 피부용으로는 스테아르산을 빼고 세정용 오일 50%, 보습용 오
일 50%로 만들어도 됩니다. 스테아르산이 들어가면 흰색, 빼면 노란색의 크림 타입이 돼요.

STEP 2. 가성소다와 가성가리의 비율 정하기
가성소다와 가성가리는 1:3~1:5의 비율로 만들어요. 1:3으로 갈수록 가성소다의 비율이 높아
딱딱해지고 1:5로 갈수록 가성가리의 비율이 높아 묽어져요.

STEP 3. 가성소다와 가성가리 녹이는 물의 양 정하기
가성소다와 가성가리양을 합한 값의 6배입니다. 코코넛오일과 스테아르산의 함량이 적고 보습
용 오일이 많이 들어가면 물의 양을 적게 잡아도 돼요.

STEP 4. 글리세린의 양 정하기
오일량의 12~15%, 스테아르산이 크림화해주는 역할을 하지만 보습력을 저하시킬 수 있기 때
문에 글리세린을 추가로 넣어요. 스테아르산의 함유량이 높으면 글리세린의 비율을 늘리고, 보
습용 오일이 많이 들어가면 글리세린의 비율을 줄이세요.

STEP 5. 크림화용 스테아르산과 희석시킬 정제수의 양 정하기
크림화용 스테아르산은 오일 총량의 4~6%, 희석시킬 정제수의 양은 크림화용 스테아르산의
4배입니다. 추가로 넣는 스테아르산은 크림화를 촉진시키고 질감을 더 부드럽게 하는 역할을
해요. CP 비누에서 슈퍼팻과 같은 역할이지요.

STEP 6. 페이스트를 희석할 물과 첨가물, 에센셜오일의 양 정하기
❶ 페이스트 희석하는 물: 오일 총량의 50% 이상
❷ 첨가물: 희석 후 폼클렌저 총량의 10% 이내로 첨가
❸ 에센셜오일: 희석 후 폼클렌저 총량의 3% 이내로 첨가(유아용은 0.5% 이내)

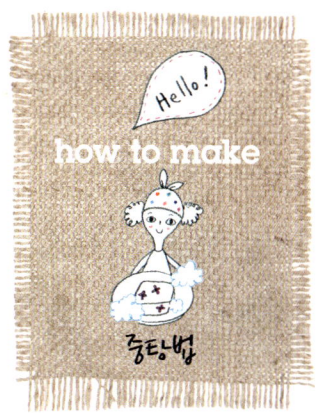

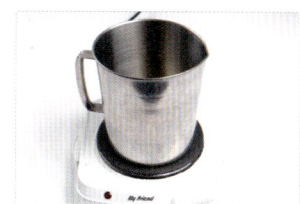

01 스테아르산과 베이스오일을 계량하여 가열해요. 이때 젓지 말고 그대로 녹이세요. 젓는 과정에서 스테아르산이 용기 표면에 묻어 결정 상태가 되면 피부에 자극을 유발할 수 있거든요.

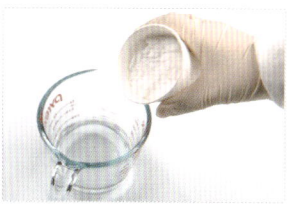

02 가성소다와 가성가리를 정제수에 녹여요. 가성소다와 가성가리는 각각 계량해요. 같은 용기에 넣으면 잘못 계량했을 경우 덜어낼 수 없거든요.

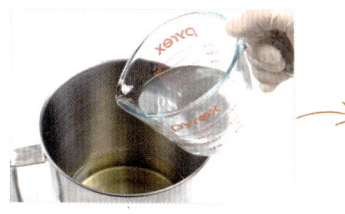

03 오일액에 가성소다&가성가리 용액을 부어요. 오일과 스테아르산이 다 녹고 가성소다&가성가리 용액이 투명해지면 반응 온도가 되었다고 보면 돼요. 반응 온도가 굉장히 높기 때문에 오일이나 가성소다&가성가리 용액의 온도는 상관없어요.

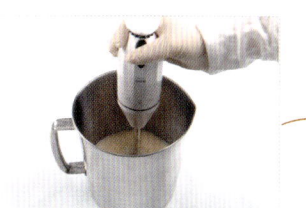

04 블렌더를 이용해 트레이스를 내요. 크림 상태가 되면 글리세린을 넣어요.

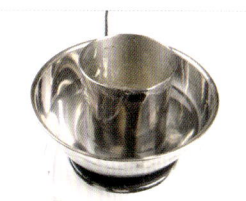

05 2~2시간 30분 정도 중탕해요. 열이 골고루 전달되도록 중간중간 잘 섞어주세요.

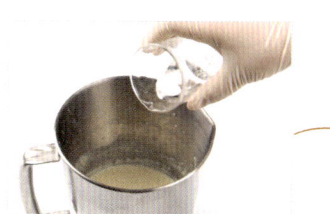

06 비누액이 반투명한 젤 상태가 되면 가열한 크림화용 스테아르산용액을 첨가해요. 비누액에 넣을 때는 블렌더를 이용해 재빨리 저어야만 비누액이 엉기는 것을 방지할 수 있어요.

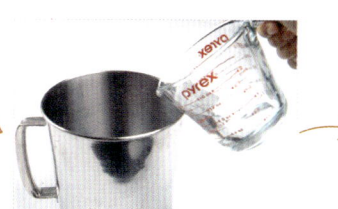

07 정제수나 플로럴워터로 점도를 맞춰요. 워터량이 과다하여 점도가 너무 묽어졌다면 뚜껑을 열고 중탕하며 수분을 증발시키세요.

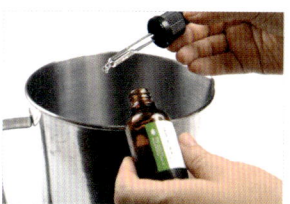

08 점도를 맞춘 후 첨가물과 에센셜오일을 넣어요. 사용하기 전에 pH테스트를 해주세요. pH값이 7~9 사이면 바로 사용이 가능하고 그보다 높으면 뜨거운 물 10g에 구연산 2g을 녹여 조금씩 첨가하며 조절하시면 돼요.

Basic Recipe

리배칭 비누

리배칭 비누는 숙성이 끝난 잘 못 만들어진 비누, 비누를 손질하고 남은 자투리 비누 또는 싫증 나거나 모양이 마음에 들지 않는 비누를 재활용하여 만드는 비누로 '조물락 비누'라고도 해요. 원래는 잘 못 만들어진 비누의 재활용 차원이었지만 첨가물의 효능을 잘 전달할 수 있는 새로운 비누를 만들어내는 방법으로도 많이 활용되고 있어요.

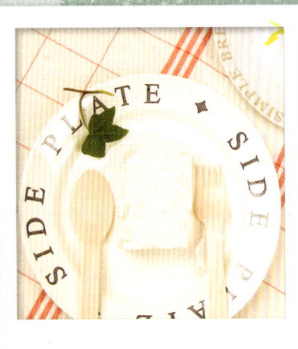

요거트 비누

basic recipe plan:
Rebatching Soap

KEY POINT

리배칭 비누의 장점

❶ 가열 과정을 통해 pH값이 안정되어 부드럽고 순한 비누로 재탄생해요. ❷ 비누화과정을 거친 완성된 비누를 사용하기 때문에 가성소다를 직접 다루지 않아 안전해요. ❸ 첨가물의 질감이나 영양성분을 파괴하지 않고 그대로 살릴 수 있어요. ❹ 에센셜오일의 향이 오래 유지돼요. ❺ 과일이나 채소와 같이 CP 비누에서는 쓰기 어려운 첨가물을 다양하게 사용할 수 있어요. (단, 천연 항산화제인 윗점오일, 포도씨오일, 비타민 E 등을 첨가해야 해요) ❻ 우유나 비타민처럼 열에 의해 변성이 되는 재료를 안심하고 사용할 수 있어요.

리배칭 비누 보관법

굳으면 랩으로 싸거나 지퍼백에 담은 후 그늘지고 서늘한 곳에 보관해요. 야채나 과일이 첨가된 경우는 되도록 빨리 사용하는 것이 좋아요. 사용기한은 6개월~1년 정도이지만 첨가물이나 보관 상태에 따라 달라질 수 있어요.

STEP 1. 리배칭용 비누 결정하기

CP 비누를 손질하고 남은 자투리나 잘 못 만들어진 비누를 이용해요. 리배칭을 하기 위해 첨가물이나 에센셜오일을 넣지 않은 CP 비누를 만들어 비누베이스로 사용하기도 한답니다.

STEP 2. 정제수나 플로럴워터의 양 정하기

비누양의 5~10% 정도로 첨가해요.(비누 500g에 25~50g) 사용하는 비누의 상태에 따라 워터의 양을 조금씩 첨가하면서 조절해요. 우유나 꿀, 와인, 식물성 오일 등으로 대체할 수 있어요.

STEP 3. 천연분말의 양 정하기

비누양의 3% 이내로 첨가해요.(비누 500g에 15g 이내) 비누화과정을 거치지 않기 때문에 천연분말의 질감을 그대로 느낄 수 있답니다.

STEP 4. 과일이나 채소의 양 정하기

비누양의 10% 이내로 첨가해요.(비누 500g에 50g 이내) 과일이나 채소는 열에 약한 성분이기 때문에 중탕을 끝낸 후 첨가물로 넣어주세요. 비누가 물러져 건조기간이 길어질 수 있기 때문에 비누를 녹이는 물의 양을 적게 첨가하셔야 해요.

STEP 5. 에센셜오일의 양 정하기

비누양의 1% 이내로 첨가해요.(비누 500g에 5ml 이내) 건조한 후에 바로 사용할 수 있기 때문에 에센셜오일을 적게 넣어도 향과 효능이 오래 유지돼요.

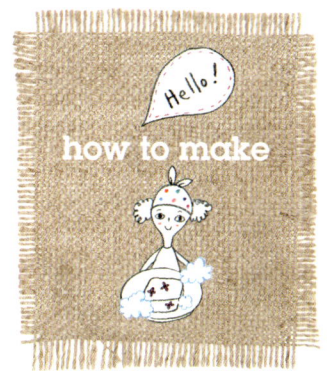

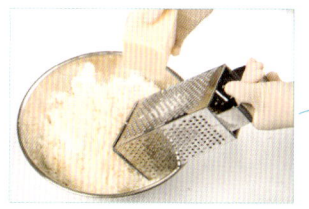

01 비누 자투리를 강판에 곱게 갈거나 칼로 잘게 잘라요. 조각이 작아야 비누가 쉽게 잘 녹아요.

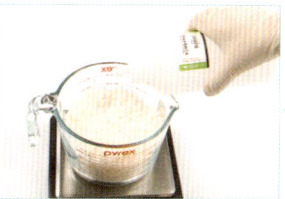

02 비누 자투리 조각 낸 것을 용기에 담고 정제수나 플로럴워터를 넣어요.

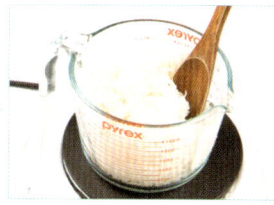

03 핫플레이트에 올려 가열해요. 내열용기에 담아 전자레인지에 녹여도 된답니다.

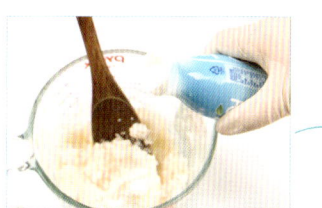

04 걸쭉한 상태가 되면 핫플레이트에서 내린 후 에센셜오일이나 다른 첨가물을 넣고 섞어요. 과일이나 야채는 가열 과정이 끝난 이번 단계에서 넣는 것이 좋답니다.

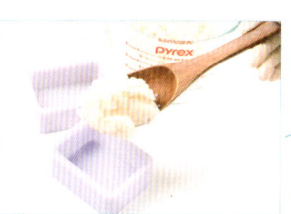

05 몰드에 담거나 손으로 빚어 모양을 직접 만들어요. 뜨거울 수 있으니 직접 모양을 만들 때는 조금 식힌 후에 장갑을 껴야 해요.

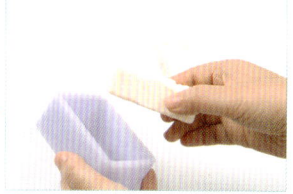

06 1~2일 정도 굳힌 후 몰드에서 꺼내 사용하세요. 자투리 비누가 숙성기간이 끝난 것이라면 굳은 후 바로 사용해도 되지만, 숙성기간이 남았다면 좀 더 숙성시킨 후에 사용하세요.

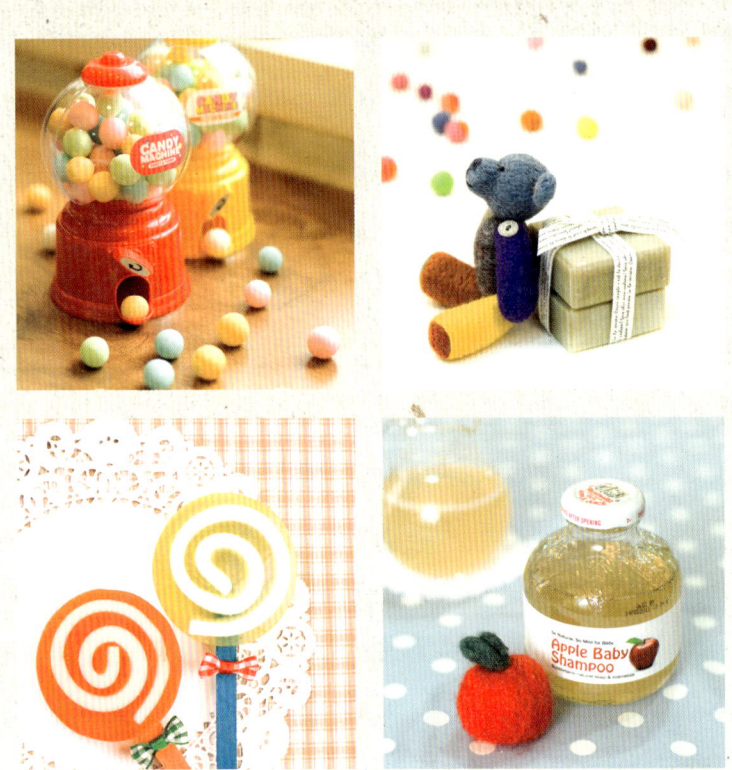
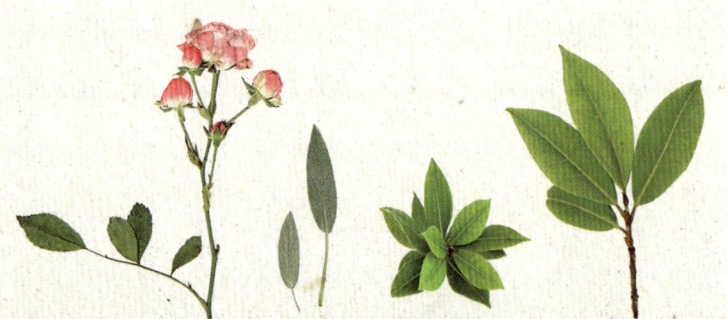

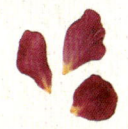

베이비,
아토피 피부를 위한
천연비누

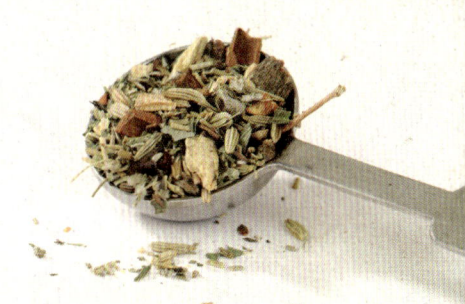

아기의 피부는 각질층이 어른에 비해 매우 얇아서 약한 자극에도 쉽게 손상될 수 있어요. 또한 어릴 때 각종 화학성분에 피부가 노출되면 트러블이나 알레르기를 유발할 수 있어요. 이런 피부 질환은 평생 아이를 따라다닐 수 있는데, 대표적인 것이 아토피성 피부염이에요. 아기 피부나 아토피성 피부를 건강하게 관리하는 데 있어 가장 중요한 것은 바로 클렌징이랍니다. 연약한 아기 피부나 늘 건조한 아토피 피부를 위해 순하고 보습력이 높은 비누를 만드는 법을 소개할게요.

잠깐! 비누를 만들 때 쓰는 몰드는 사지 않고 쿠키틀이나 우유갑, 두부 팩 등을 이용해 직접 만들 수 있기 때문에 재료란에 따로 표기하지 않았어요. 책에 실린 레시피는 몰드 1개를 기준으로 작성했어요. 사용하는 몰드의 사이즈에 맞게 양을 조절해서 만드세요.

아기양 비누

천연 보습제인 바오밥나뭇잎추출물, 벌꿀추출물, 시어버터, 히아루론산,
마카다미아넛오일이 첨가된 바오밥 비누베이스를 이용한 MP 비누예요.
일본 온천수의 유황 성분이 든 입욕제를 넣어 아기 피부나 민감한 피부에 좋답니다.

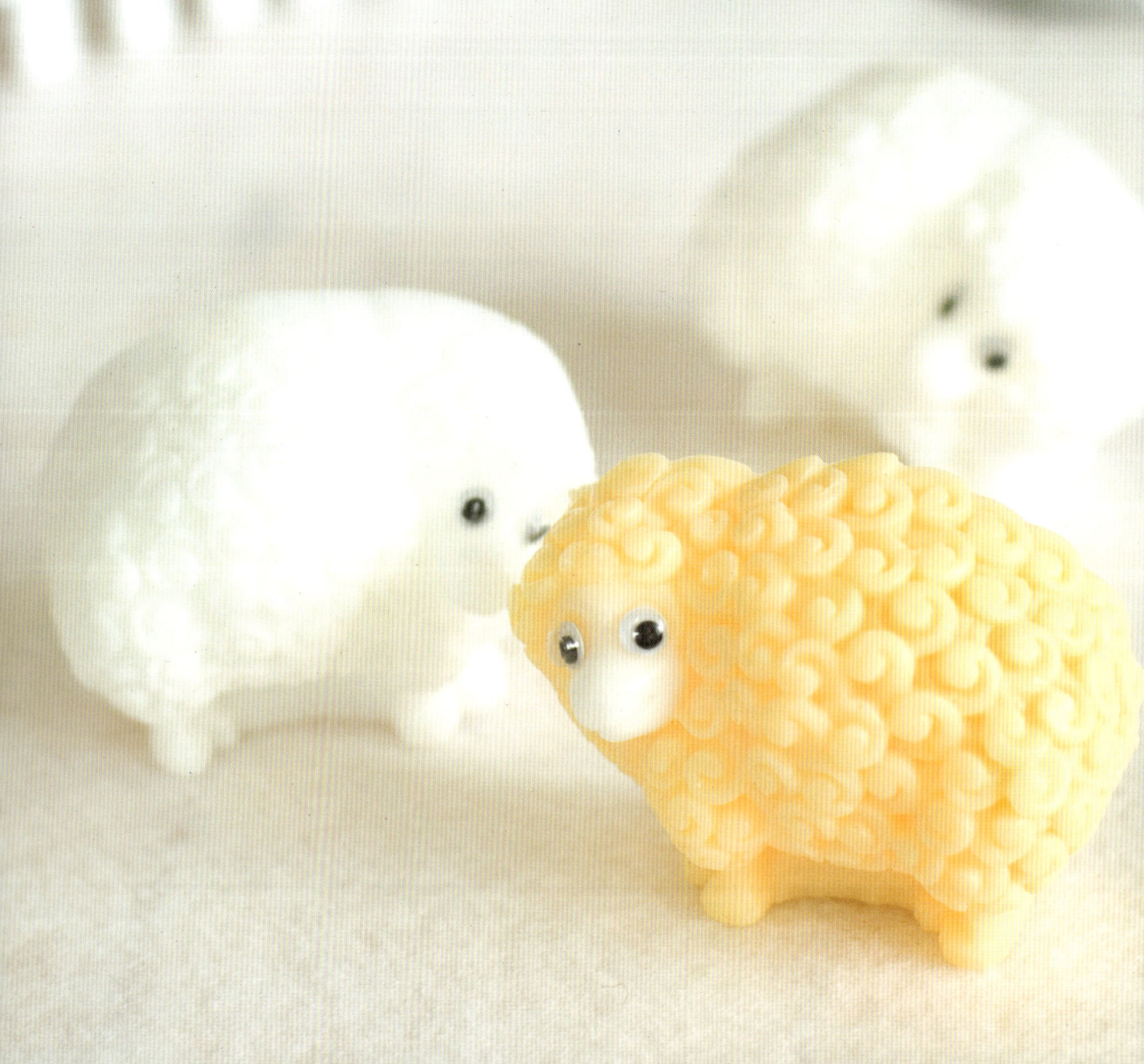

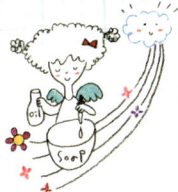

baby sheep soap
how to make

난이도 ★☆☆☆
거품 ★★☆☆
보습력 ★★★☆

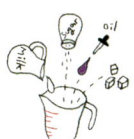

재료 _ 110g
바오밥 비누베이스 105g,
일본입욕제 2g, 글리세린 2g,
비타민 E 1g,
라벤더 에센셜오일 5방울

INGREDIENT POINT

라벤더 에센셜오일 천연비누·천연화장품
만들기나 아로마테라피에서 가장 많이 사용되는
에센셜오일이에요. 피부 재생과 진정 효과가
뛰어나며 아기에게도 안전해서
기저귀 발진이나 습진, 상처 등에 많이 쓰여요.
바오밥 비누베이스 아프리카 사막 지역에 자생하는
바오밥나무는 수분 저장 능력이 뛰어나요.
특히 나뭇잎에는 수분을 결박하는 성분이 함유되어
천연보습제로 각광받고 있답니다. 그 추출물을
함유한 바오밥 비누베이스는 민감성이나 아기 피부를
위한 클렌저를 만들 때 사용하면 좋아요.

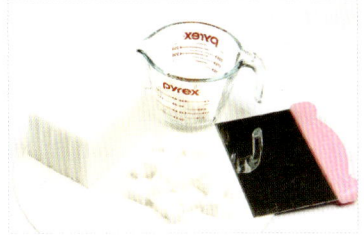

01 바오밥 비누베이스를 1~2cm
크기로 깍둑썰기해요.

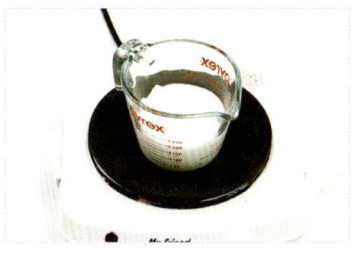

02 핫플레이트에 올려 약한 불로
천천히 녹여요. **tip_**전자레인지를 사용할
때는 내열용기에 담아 10초 간격으로 상태를 보
면서 녹여요. 가스레인지를 사용할 때는 약한 불
에 중탕해요.

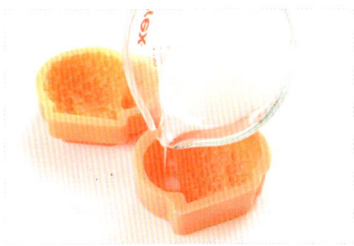

03 몰드의 얼굴 부분에 비누베이스
를 부어 표면을 살짝 굳혀주세요.

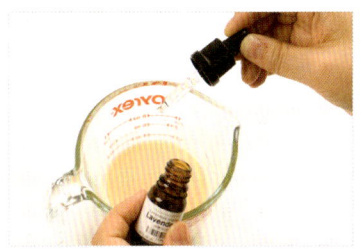

04 글리세린과 비타민 E, 일본입욕
제를 섞은 후 녹인 비누베이스에 넣
고 에센셜오일을 첨가해주세요.

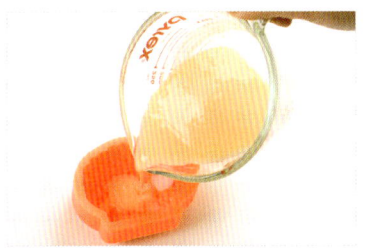

05 비누베이스액을 몰드에 조심스
럽게 부어요.

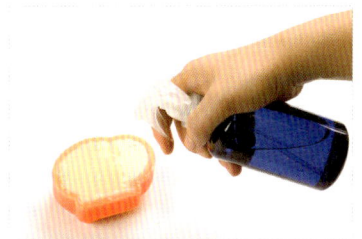

06 비누 표면에 기포가 생기면 에
탄올을 한두 번 뿌려서 제거해주어
요. **tip_**비누가 완전히 굳으면 몰드에서 빼내
어 랩으로 싸서 보관하세요. 만든 후 바로 사용해
도 좋아요.

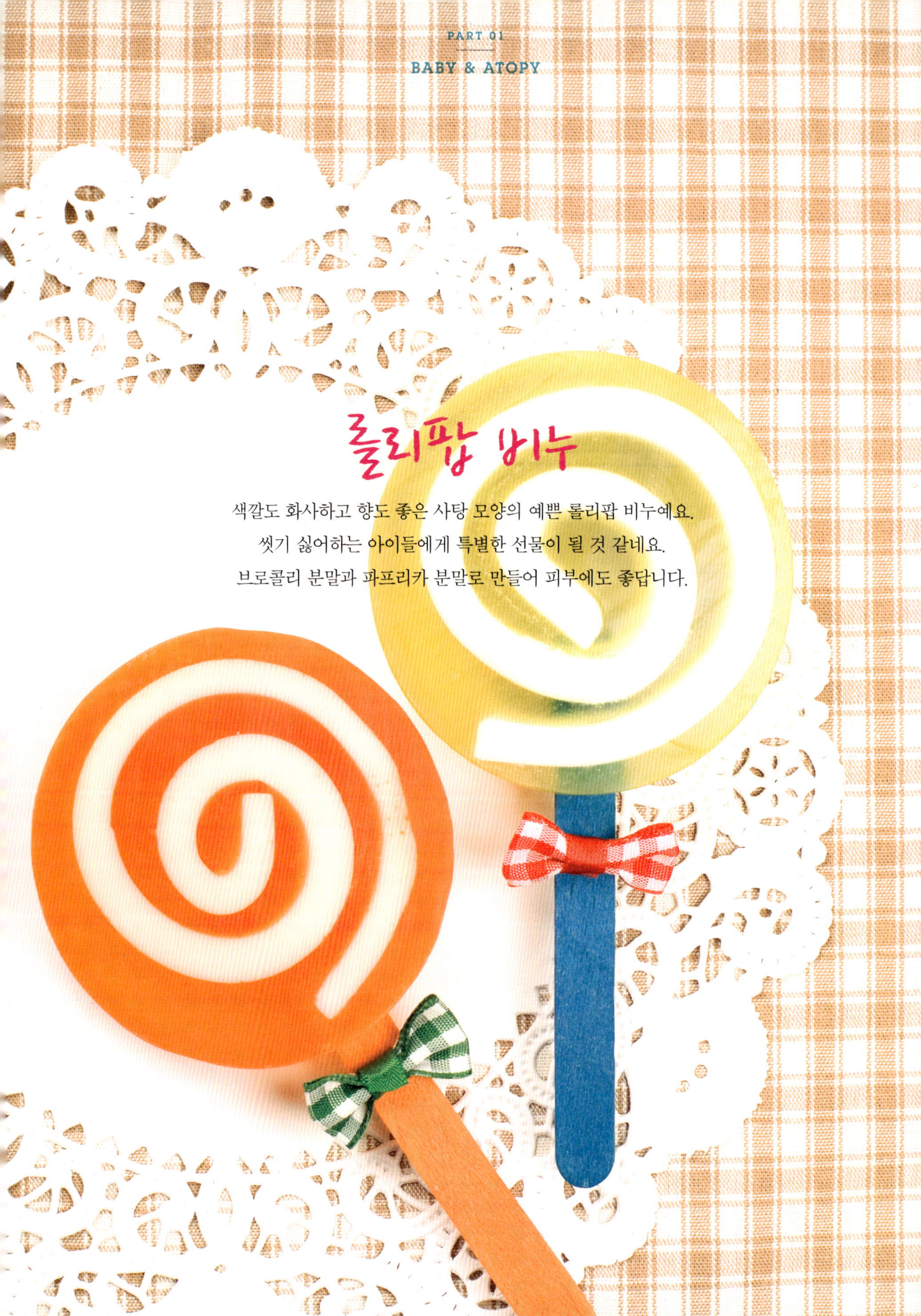

롤리팝 비누

색깔도 화사하고 향도 좋은 사탕 모양의 예쁜 롤리팝 비누예요.
씻기 싫어하는 아이들에게 특별한 선물이 될 것 같네요.
브로콜리 분말과 파프리카 분말로 만들어 피부에도 좋답니다.

난이도 ★☆☆☆
거품 ★★☆☆
보습력 ★★★☆

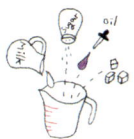

재료 _ 70g
화이트 비누베이스 30g,
투명 비누베이스 40g
주황색 _ 파프리카 분말 1g,
스윗오렌지 에센셜오일 3방울
녹색 _ 브로콜리 분말 1g,
만다린 에센셜오일 3방울,
에탄올 소량
레시피는 1개 몰드에 해당하는
양이니 만드는 개수에 따라 비누베이스의
양을 조절해주세요.

KEY POINT

비누베이스는 약한 불로 가열해 녹이셔야 해요.
온도가 너무 높으면 비누베이스 안의
글리세린이 휘발되어 보습력이 떨어져요.

INGREDIENT POINT

파프리카 분말 '채소의 여왕'으로 불리는 파프리카는
비타민 C의 함유량이 높아 미백 효과가 탁월하며,
베타카로틴이 풍부하여 노화 예방에 효과적이에요.
또한 아토피성 피부염을 가라앉히는 효과가
뛰어나 비누나 팩 재료로 다양하게 사용된답니다.
브로콜리 분말 비타민 A가 많기 때문에 피부 점막의
저항력을 강화시켜 세균 감염을 막는 역할을 해요.
그래서 피부가 연약한 아기나 아토피 피부에
효과적이에요. 또한 비타민 C를 많이 함유하여
미백 작용도 한답니다.

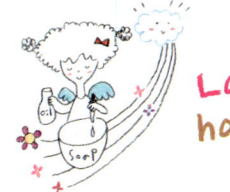

Lollipop soap how to make

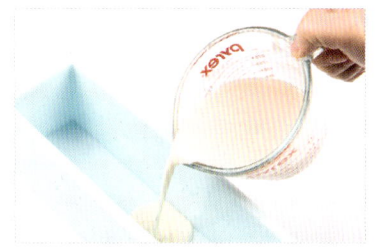

01 화이트 비누베이스를 녹인 후 1kg 몰드에 얇게 부어서 굳혀요. **tip_**6개의 비누를 만들기 위해 화이트 비누베이스 180g을 녹였어요.

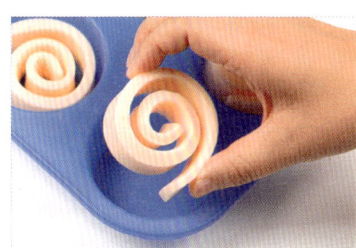

02 완전히 굳기 전에 꺼내어 적당한 크기로 자른 후, 돌돌 말아 몰드에 넣어요. **tip_**몰드 높이에 맞춰 자르면 됩니다.

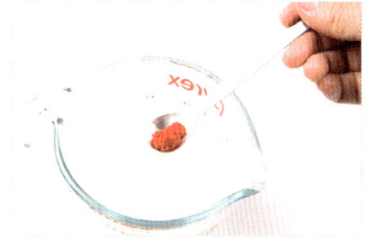

03 비커 2개에 투명 비누베이스를 반씩 녹인 후에 주황색은 파프리카 분말과 스윗오렌지, 녹색은 브로콜리 분말과 만다린을 넣어요.

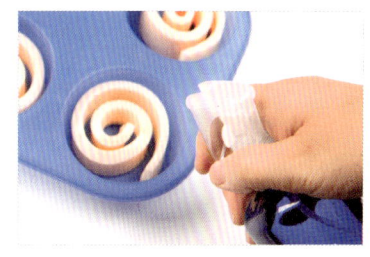

04 ②에 에탄올을 두세 번 뿌려주어요. 에탄올이 접착제 역할을 해서 돌돌 말린 부분과 투명 비누베이스가 분리되는 것을 막아줘요.

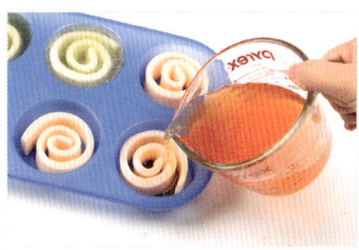

05 ③을 ④의 몰드에 가득 부은 뒤 굳으면 꺼내어 나무막대를 꽂아요. **tip_**③의 온도가 높으면 미리 만들어두었던 ②가 녹을 수 있어요. 조금 식혔다가 붓는 것이 좋아요.

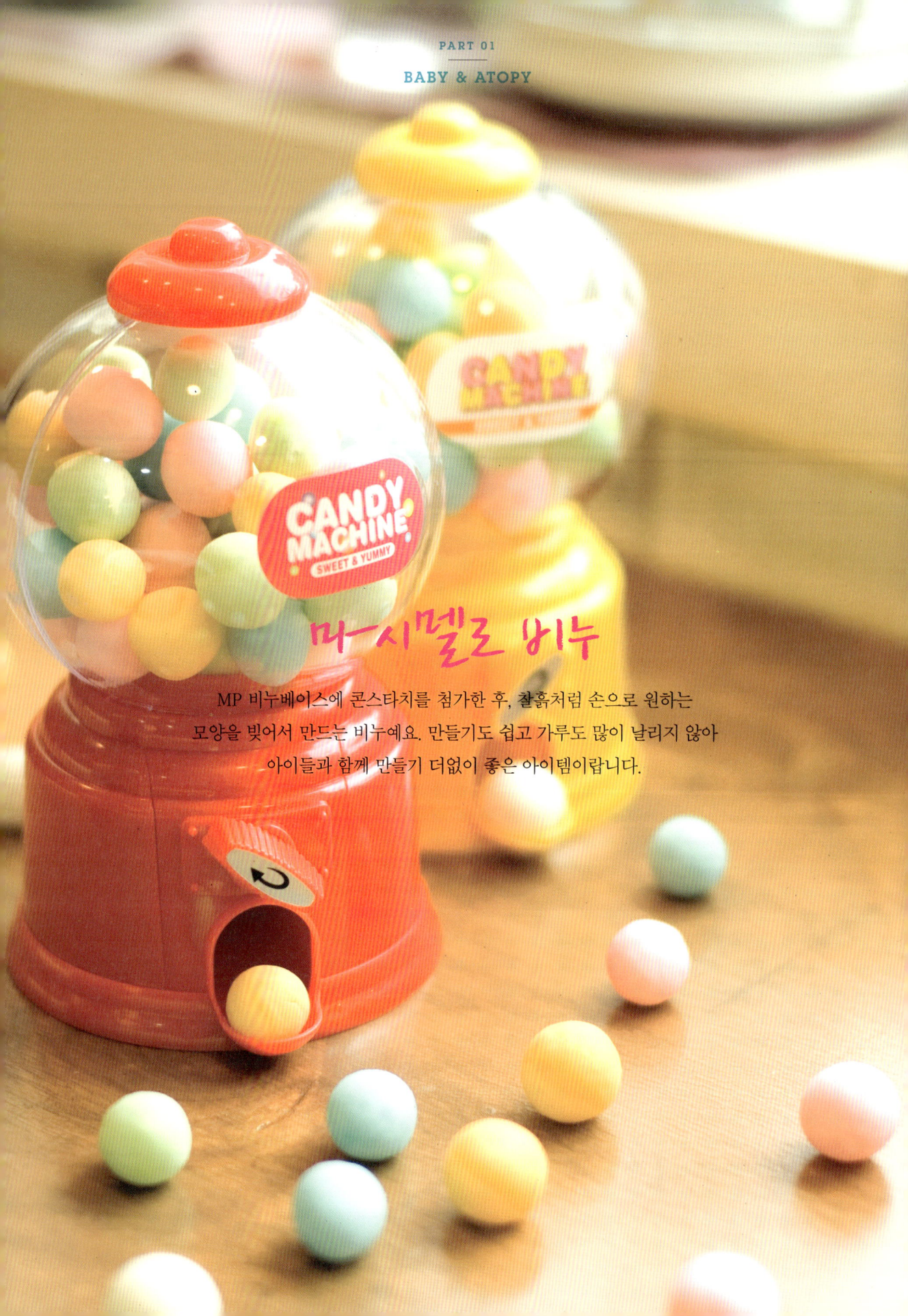

마시멜로 비누

MP 비누베이스에 콘스타치를 첨가한 후, 찰흙처럼 손으로 원하는
모양을 빚어서 만드는 비누예요. 만들기도 쉽고 가루도 많이 날리지 않아
아이들과 함께 만들기 더없이 좋은 아이템이랍니다.

난이도 ★★☆☆
거품 ★☆☆☆
보습력 ★★★☆

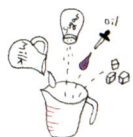

재료 _ 180g
비누베이스 100g,
콘스타치 60g, 글리세린 10g,
일본입욕제 10g,
스윗오렌지 에센셜오일 15방울

INGREDIENT POINT

콘스타치 옥수수전분으로 피부의 건조함을
막아주는 역할을 한답니다. 아토피 목욕법 중
전분 목욕법이 있을 정도로 보습 효과가 훌륭하지요.
일본입욕제 온천수의 유황 성분을 이용해
만든 분말로 미네랄이 풍부하고 다양한 향과
색상을 가지고 있어 비누 제조에 많이 쓰여요.
온천이 발달한 일본 뱃부 지역의 온천수 성분을
함유한 입욕제가 유명해요.

plus recipe

베이비파우더

탈크프리(talc free)라 안심하고 쓸 수
있는 베이비파우더예요. 아기 피부를 보
송보송하게 관리해주세요.

재료 100g
콘스타치 75g, 화이트클레이(또는 핑크
클레이) 20g, 알란토인 분말 1g, 자몽
씨추출물 5방울, 라벤더 에센셜오일 3
방울

콘스타치, 클레이, 알란토인 분말을 계
량한 후 자몽씨추출물과 에센셜오일을
첨가해요. 체에 여러 번 걸러내 준비한
용기에 담으면 완성이에요.

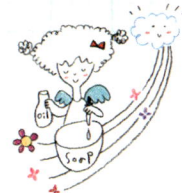

Marshmallow soap how to make

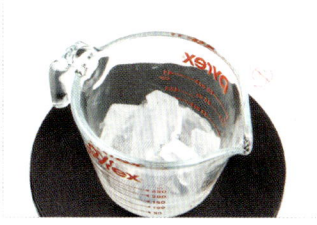

01 비누베이스를 깍둑썰기한 뒤 녹
여요.

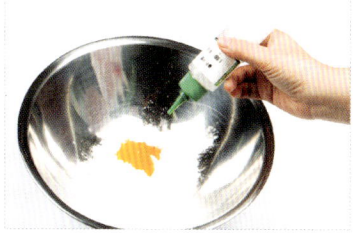

02 넓은 볼 용기에 콘스타치, 글리
세린, 일본입욕제, 스윗오렌지 에센
셜오일을 넣고 섞어요. **tip_**글리세린이
뭉치지 않도록 주의하세요.

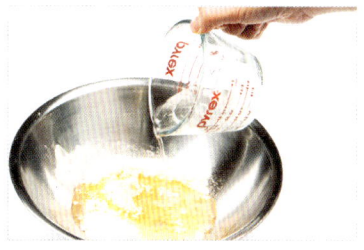

03 다 녹은 비누베이스를 잠시 식
힌 후 부어요.

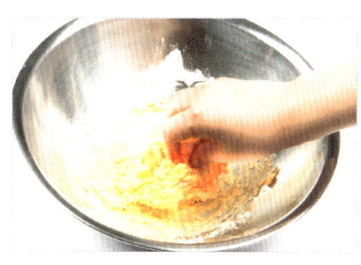

04 골고루 섞어 반죽해요.

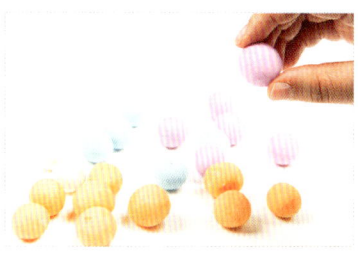

05 조물조물 빚어서 동그랗게 만들
어요. **tip_**마시멜로 비누는 시간이 지나면 조
금 단단해졌다가 물에 닿으면 다시 말랑말랑해진
답니다.

카스틸 비누

올리브오일 100%로 만든 카스틸 비누예요. 올리브가 많이 나는
지중해 연안 '카스틸 지방'에서 유래된 비누랍니다. 거품은 적지만 자극이 없고
보습력이 뛰어나 신생아나 유아, 민감한 피부에 사용하면 좋답니다.

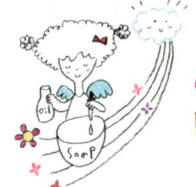

castile soap how to make

CP

난이도 ★★☆☆
거품 ★☆☆☆
보습력 ★★★★

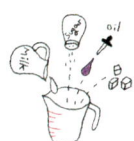

재료 _ 1kg
오일류 _ 올리브오일 750g
가성소다 수용액 _
가성소다(5% 디스카운트) 95g,
정제수(워터 30%) 225g

KEY POINT

카스틸 비누는 다른 비누에 비해 많이
무르기 때문에 보온 후 3~4일 정도 비누틀에
그대로 두었다가 꺼내 잘라서 숙성하세요.
4~6주 숙성을 거쳐 pH테스트 시 수치가
7~9 사이면 사용이 가능하답니다.

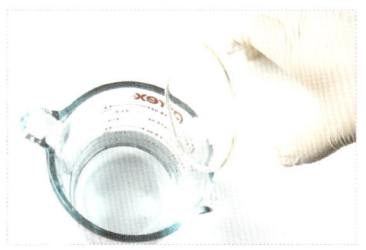

01 정제수에 가성소다를 녹여 40~
50도로 식혀요. **tip_**정제수에 가성소다를
조금씩 부으면서 가볍게 저어가며 녹이세요.

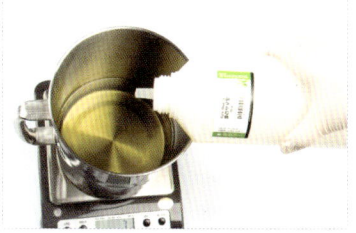

02 스테인리스 용기에 올리브오일
을 넣어요. **tip_**올리브오일 엑스트라버진은
영양성분이 풍부하고 퓨어는 트레이스가 비교적
쉽답니다. 어느 것을 사용해도 괜찮아요.

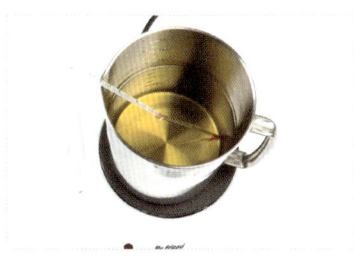

03 올리브오일을 핫플레이트에 올
려 40~50도로 가열해요.

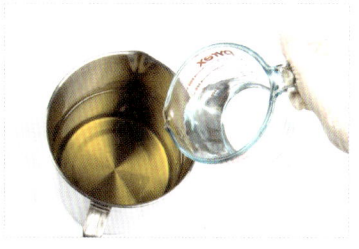

04 가성소다 수용액과 오일의 온도
가 비슷해지면 올리브오일에 가성
소다 수용액을 천천히 부어요.

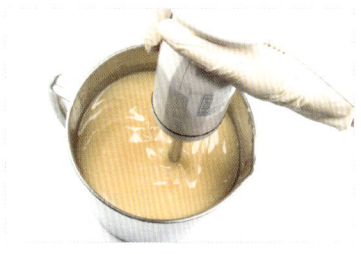

05 거품기(또는 주걱)와 블렌더를
번갈아 사용하면서 저어요.

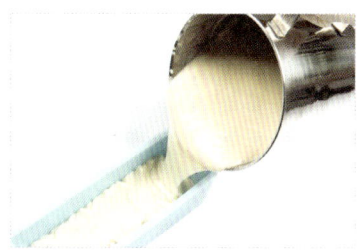

06 비누액의 점도가 높아져 트레이
스 상태가 되면 준비한 몰드에 부은
후 담요나 수건으로 감싸서 24시간
보온해주세요.

plus recipe

마르세이유 비누

마르세이유 비누는 올리브오일이 70%
정도 함유된 비누로 카스틸 비누보다
조금 더 단단하고 세정력이 높답니다.
만드는 방법은 카스틸 비누와 같아요.

재료 _ 1kg
오일류 _ 올리브오일 500g, 코코넛오일
100g, 팜유 100g
가성소다 수용액 _ 가성소다(5% 디스카
운트) 95g, 정제수(33%) 231g

산양유 비누

방목을 하는 산양에게는 화학합성재료가 들어간 사료를 먹이지 않는다고 해요. 그래서
산양유를 '청정식품'이라 부르죠. 산양유는 모유와 가장 비슷한 성분을 가졌기에 보습력이 뛰어나고
알러지를 일으킬 확률이 적어 아토피 피부라도 안심하고 사용할 수 있답니다.

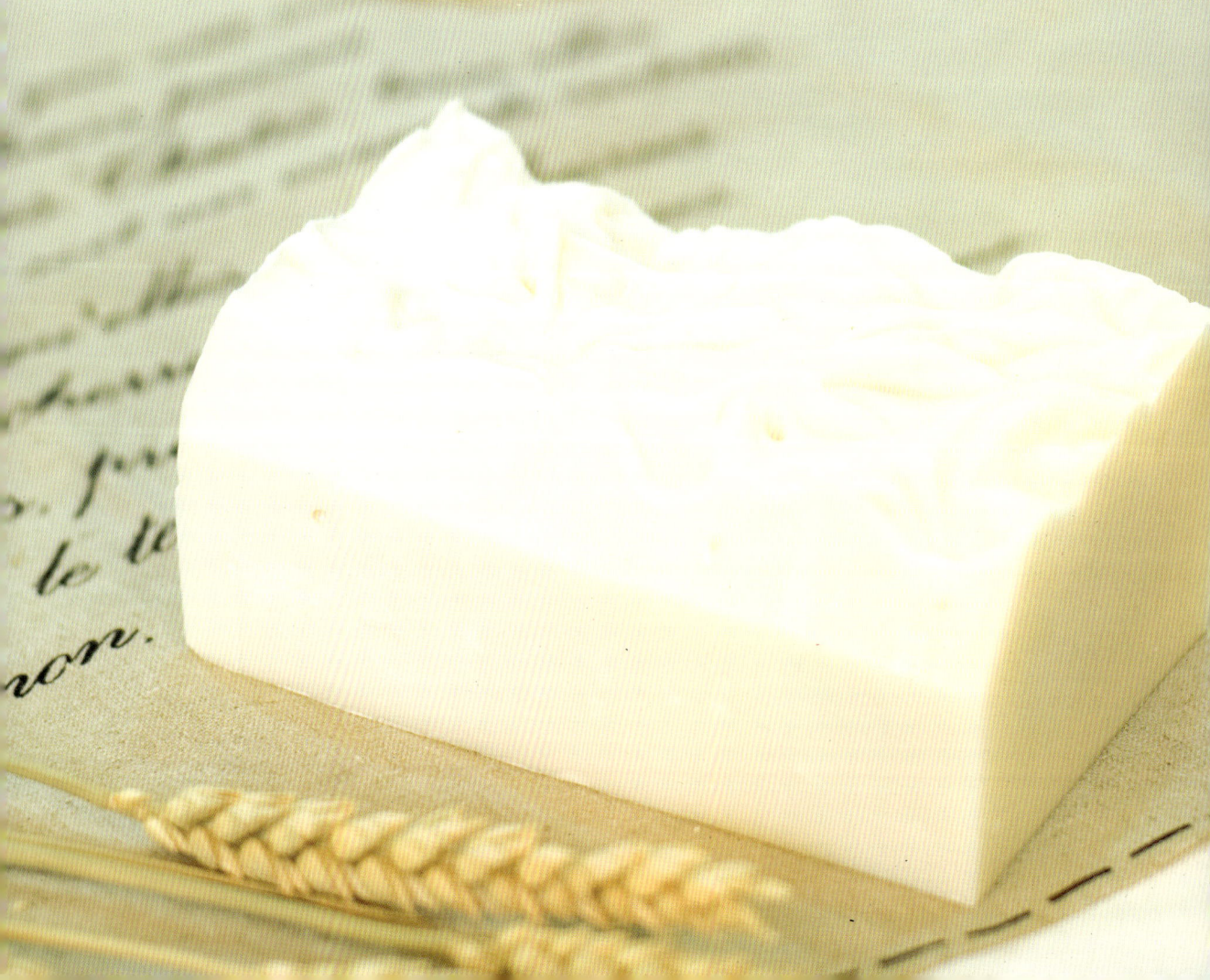

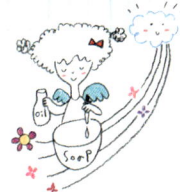

Goatmilk soap how to make

CP

난이도 ★★★☆
거품 ★★☆☆
보습력 ★★★★

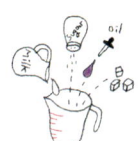

재료 _ 1kg
오일류 _ 코코넛오일 150g, 팜유 200g,
올리브오일 150g, 에뮤오일 80g,
아보카도오일 70g, 포도씨유 50g
가성소다 수용액 _
가성소다(5% 디스카운트) 98g,
정제수 131g, 산양유 100g(워터 33%)
첨가물 _ 자몽씨추출물 3g
에센셜오일 _ 라벤더 9ml, 에버레스팅 1ml

KEY POINT

산양유가 함유되어 보존기간이 다른 비누에 비해
짧아요. 그래서 방부 효과가 있는 자몽씨추출물을
첨가했어요. 에센셜오일은 라벤더 8ml,
패티그레인 2ml로 대체할 수 있어요.

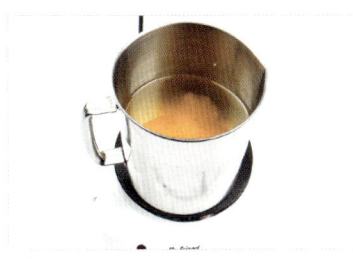

01 오일류를 용기에 넣고 40~50도
로 가열해요.

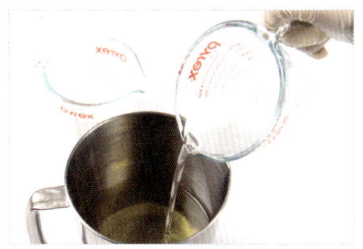

02 가성소다를 정제수에 녹인 후
35~40도가 되면 오일류에 섞어요.
tip_ 산양유의 단백질 변성을 최소화하기 위해
다른 비누에 비해 낮은 온도에서 진행해요.

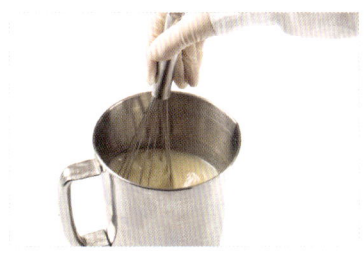

03 주걱이나 거품기를 이용해 한
방향으로 저어 섞어요. **tip_** 트레이스가
많이 진행되지 않도록 블렌더보다는 주걱이나 거
품기로 섞어요.

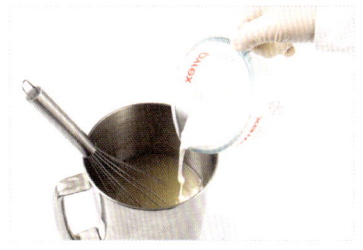

04 산양유를 조금씩 넣고 저어요.
산양유가 차가운 상태여야 단백질
변성을 최소화할 수 있어요. **tip_** 단
백질이 변성되면 만들 때 좋지 않은 냄새가 나고
비누 색깔이 진한 갈색으로 변해요.

plus recipe

분말을 이용한 산양유 비누

산양유 액상 대신 분말을 사용하면 단
백질 변성에 대한 걱정없이 간편하게
산양유 비누를 만드실 수 있어요.

재료 _ 1kg
오일류 코코넛오일 150g, 팜유 200g,
올리브오일 150g, 에뮤오일 80g, 아
보카도오일 70g, 포도씨유 50g
가성소다 수용액 가성소다(5% 디스카
운트) 98g, 정제수(33%) 231g
첨가물 산양유 분말 20g
에센셜오일 라벤더 9ml, 에버레스팅
1ml

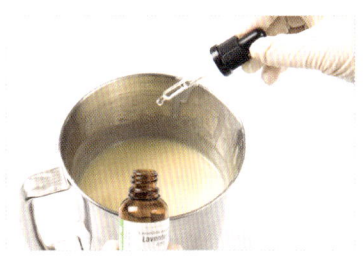

05 블렌더와 주걱으로 저은 후 자
몽씨추출물과 에센셜오일을 넣어요.

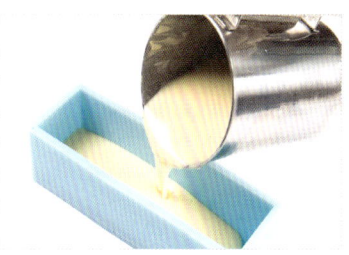

06 트레이스 상태가 되면 비누액을
몰드에 붓고 보온시켜요. 1~2일 뒤
적당한 크기로 잘라 숙성시켜 4~6
주 후 사용하세요. **tip_** pH테스트에서 수
치가 7~9 사이로 나오면 사용 가능해요.

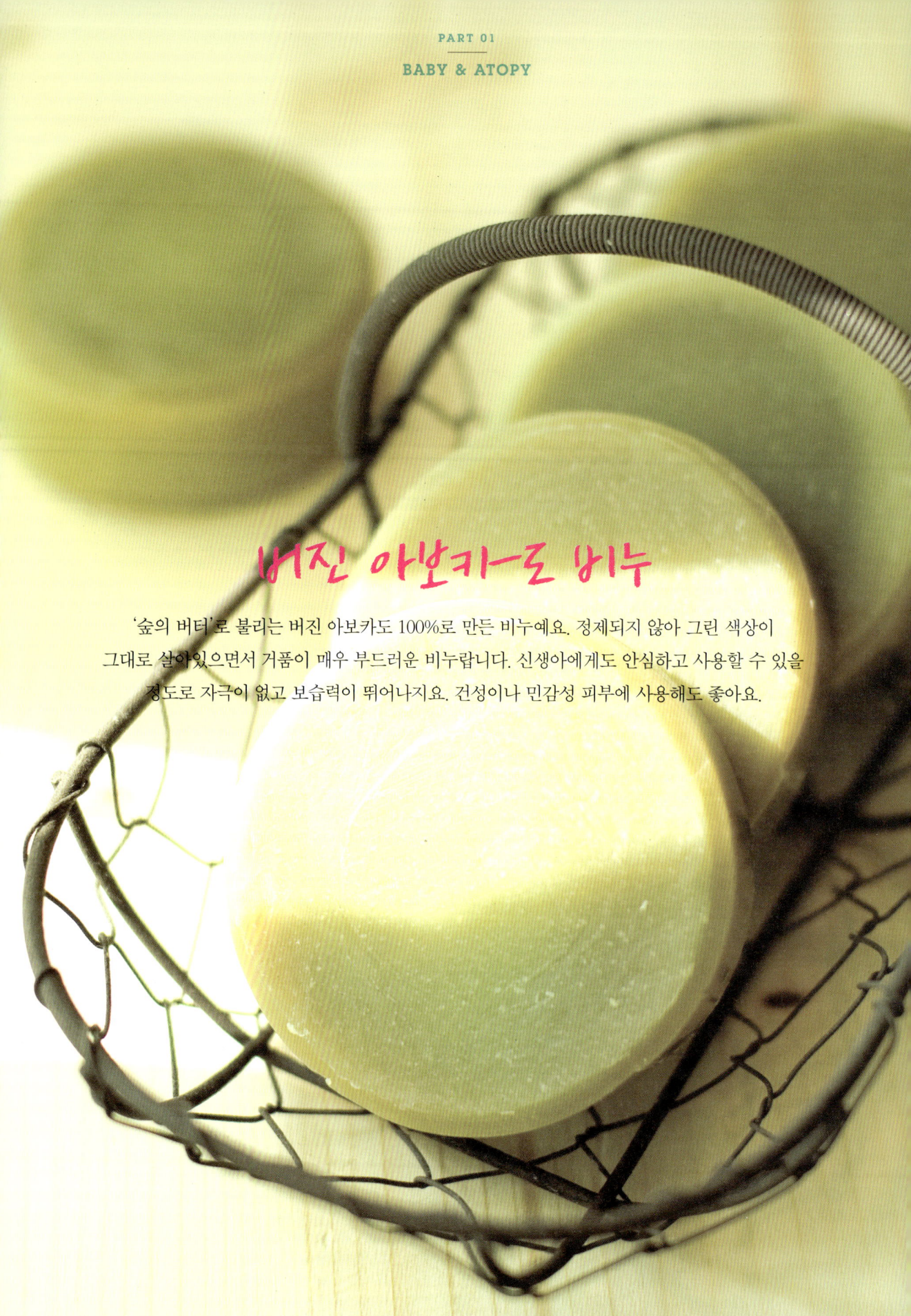

버진 아보카도 비누

'숲의 버터'로 불리는 버진 아보카도 100%로 만든 비누예요. 정제되지 않아 그린 색상이
그대로 살아있으면서 거품이 매우 부드러운 비누랍니다. 신생아에게도 안심하고 사용할 수 있을
정도로 자극이 없고 보습력이 뛰어나지요. 건성이나 민감성 피부에 사용해도 좋아요.

CP

난이도 ★★☆☆
거품 ★★☆☆
보습력 ★★★★

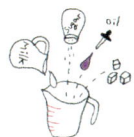

재료 _ 1kg
오일류 _ 버진 아보카도오일 750g
가성소다 수용액 _
가성소다(5% 디스카운트) 94g,
정제수(워터 33%) 247g

KEY POINT

트레이스를 내는 과정에서 블렌더를
너무 오래 사용하면 비누 거품들이 부드럽지 않고
블렌더로 인해 생긴 거품 속에
반응하지 않은 가성소다가 들어갈 수 있어요.

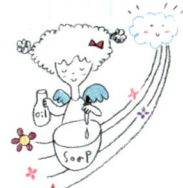

Avocado soap how to make

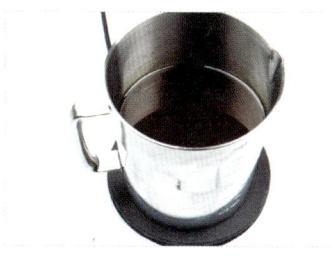

01 오일은 40~50도로 가열하고
가성소다는 정제수에 녹인 후 40~
50도로 식혀요.

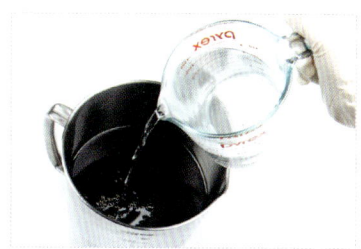

02 오일과 가성소다 수용액을 섞어
주어요.

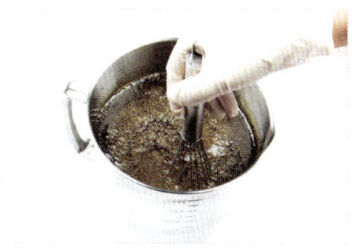

03 주걱(또는 거품기)을 이용해서
골고루 섞어요.

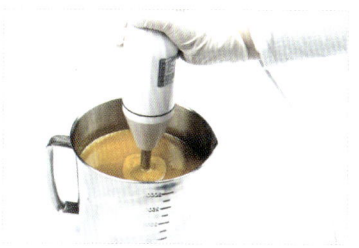

04 섞을 때 블렌더와 주걱을 번갈
아 사용해도 되지만, 마무리는 반드
시 주걱이나 거품기로 하세요.

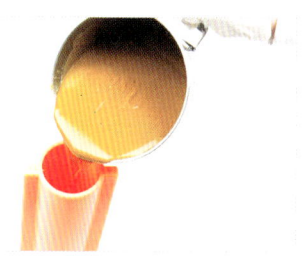

05 트레이스 상태가 되면 준비한
몰드에 부어 보온시켜요. 1~2일 후
에 몰드에서 빼낸 뒤 적당한 크기로
잘라 숙성시켜요.

plus recipe

아토피에 좋은 오일

보습력이 뛰어난 오일들로 만들었고 아
기 기저귀 발진이나 가려움증에 효과적
이에요.

재료 _ 30ml
버진 아보카도오일 15ml, 호호바오일
(골드) 8ml, 카렌듈라오일 7ml, 라벤
더 에센셜오일 6방울

가열 과정 없이 식물성 오일에 에센셜
오일을 섞어 간편하게 만들 수 있어요.

피톤치드 비누

삼림욕을 하는 듯한 기분을 느끼게 하는 비누예요. 편백나무에서 나오는
피톤치드 성분은 항균 효과가 뛰어나고 면역력을 높여주기 때문에 아토피 피부에 효과적이랍니다.
피톤치드 성분이 함유된 에센셜오일은 스트레스 해소에도 좋아요.

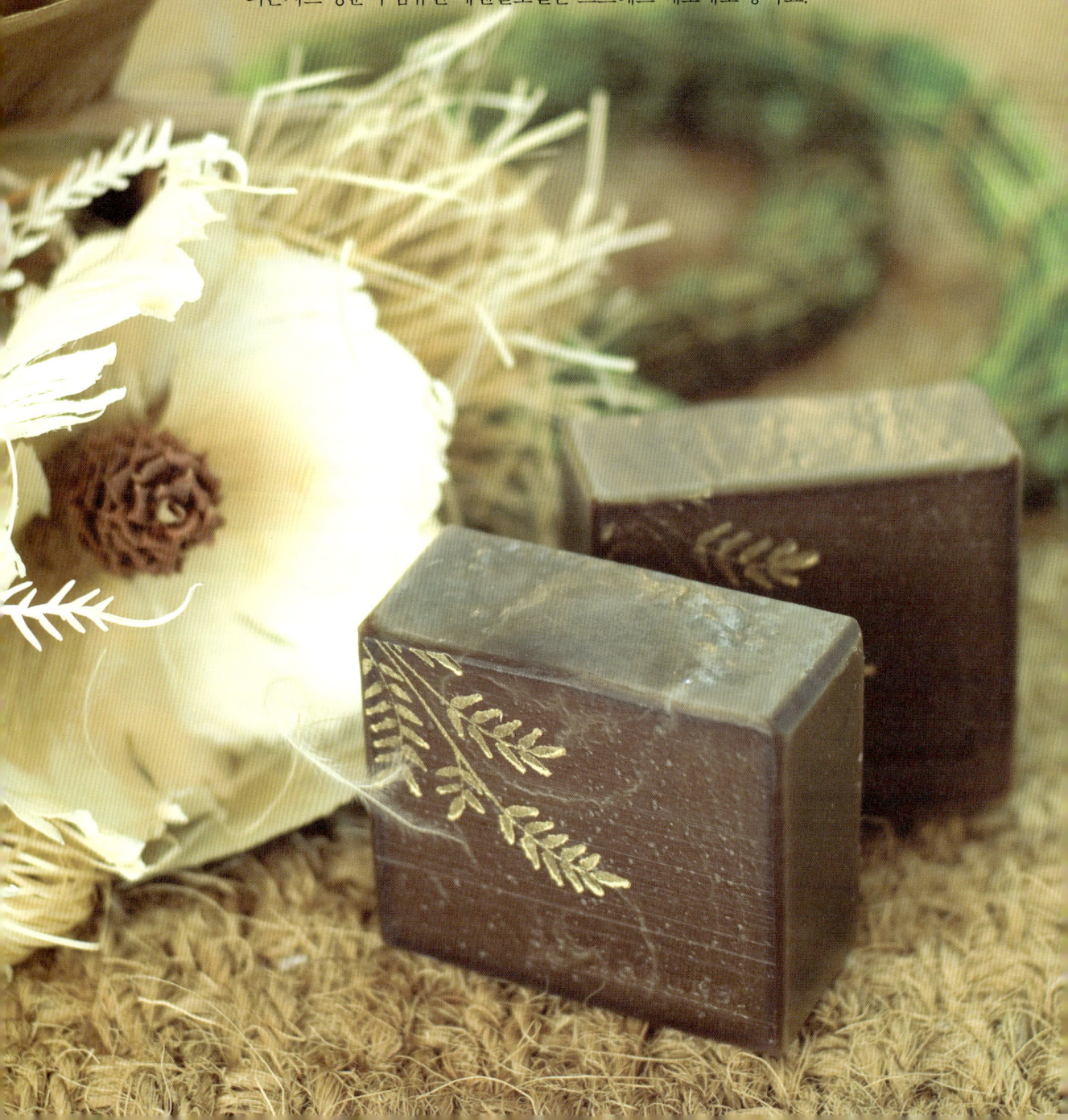

난이도 ★★☆☆
거품 ★★☆☆
보습력 ★★★★

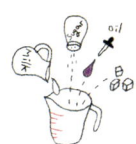

재료 _ 1kg

오일류 _ 코코넛오일 150g,
팜유 200g, 동백유 120g,
호호바오일 150g, 올리브오일 80g
가성소다 수용액 _
가성소다(5% 디스카운트) 89g,
편백워터(워터 33%) 231g
첨가물 _ 편백 분말 10g, 편백추출물 2g
에센셜오일 _ 사이프러스 4ml,
쥬니퍼베리 4ml, 파인 2ml

INGREDIENT POINT

피톤치드 나무가 각종 병균과 해충으로부터
자신을 보호하기 위해 내뿜는 방향성 물질이에요.
피톤치드가 함유된 숲 속의 맑은 공기를 마시면
혈액순환이 잘 되고 심신 안정에도 좋아요.

plus recipe

피톤치드 스프레이

탈취와 공기 정화에 좋은 스프레이 방
향제. 숲에 온 듯한 상쾌한 향이 스트레
스를 해소해줘요.

재료 _ 100ml
무수에탄올 70ml, 정제수 30ml, 파인
35방울, 사이프러스 18방울, 제라늄 7
방울

무수에탄올에 에센셜오일을 넣고 정제
수를 첨가하여 스프레이 용기에 담으면
완성이에요.

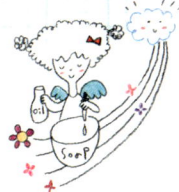

Phytoncide soap
how to make

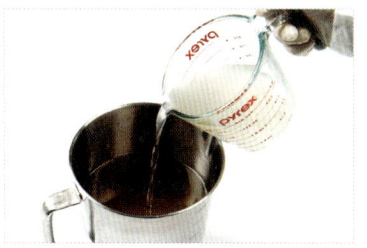

01 오일류를 40~50도로 가열해요.
가성소다를 편백워터에 녹여 40~50
도로 식힌 후 오일류와 섞어요.

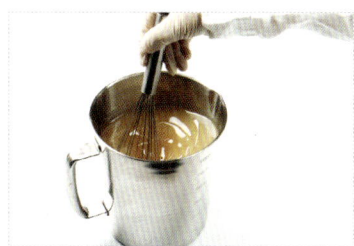

02 주걱 또는 거품기를 이용해서
골고루 섞어요.

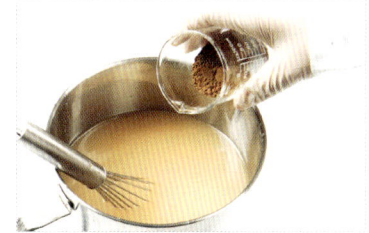

03 편백 분말을 넣고 가볍게 섞어
주세요.

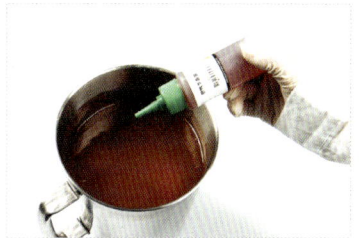

04 편백추출물을 넣고 주걱과 블렌
더를 번갈아 사용하면서 트레이스
를 내요.

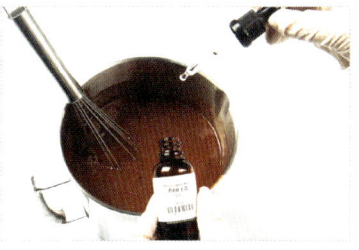

05 에센셜오일을 넣고 골고루 섞어
주세요.

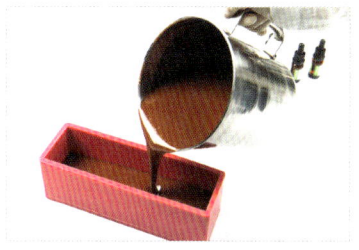

06 준비한 몰드에 부어 보온시키
고, 1~2일 후에 몰드에서 빼낸 뒤
적당한 크기로 잘라 4~6주간 숙성
시켜요.

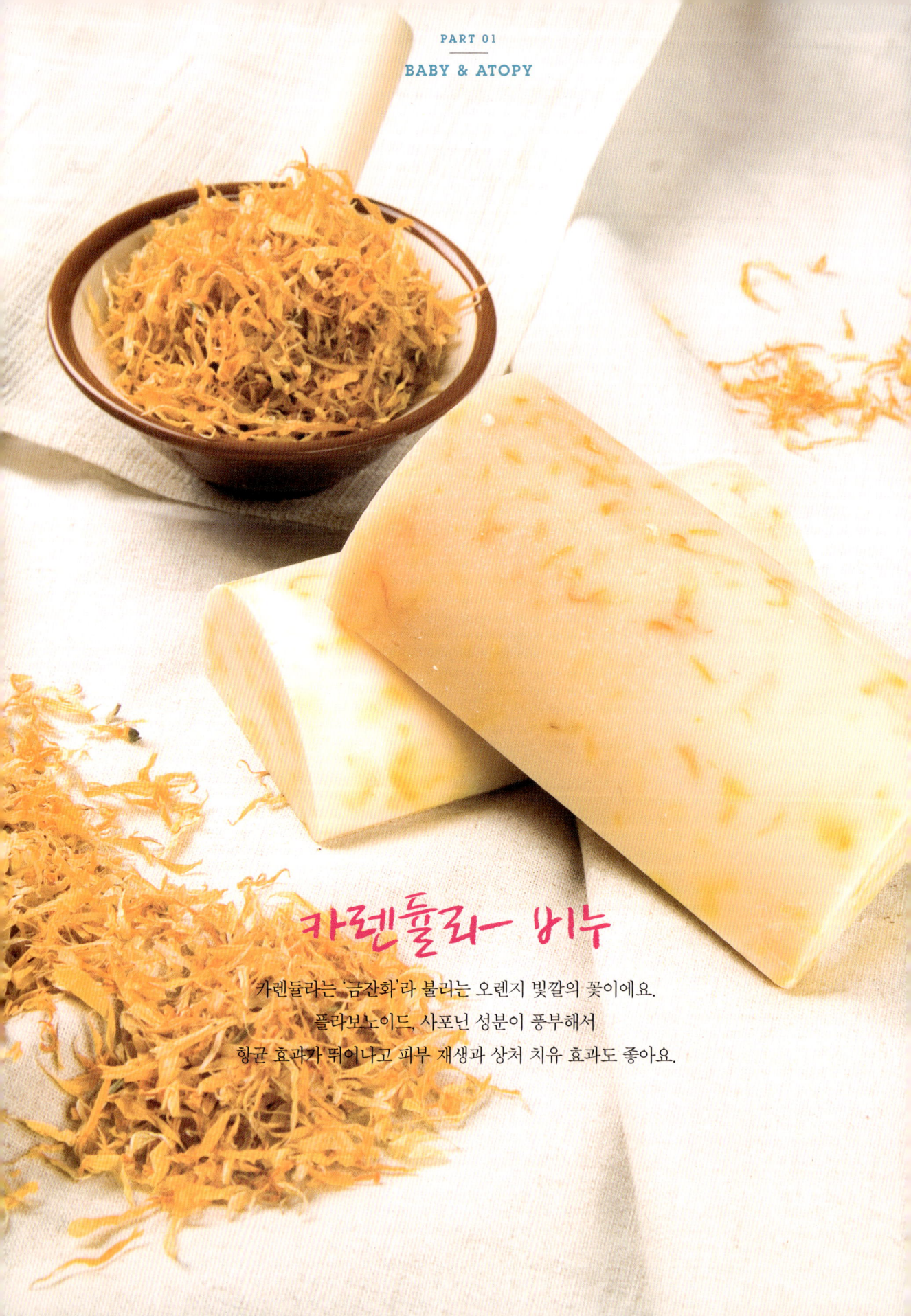

카렌듈라 비누

카렌듈라는 '금잔화'라 불리는 오렌지 빛깔의 꽃이에요.
플라보노이드, 사포닌 성분이 풍부해서
항균 효과가 뛰어나고 피부 재생과 상처 치유 효과도 좋아요.

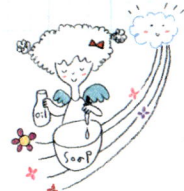

Calemdula soap
how to make

CP

난이도 ★★☆☆
거품 ★★☆☆
보습력 ★★★★

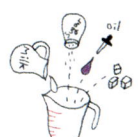

재료 _ 1kg

오일류 _ 코코넛오일 150g,
팜유 100g, 올리브오일 200g,
호호바오일 150g, 시어버터 120g
가성소다 수용액 _
가성소다(5% 디스카운트) 90g,
정제수(워터 33%) 237g
슈퍼팻 _ 카렌듈라오일 15g
첨가물 _ 카렌듈라허브 3g
에센셜오일 _ 라벤더 5ml,
만다린 4ml, 샌달우드 1ml

에센셜오일은 라벤더 5ml,
만다린 5ml로 대체할 수 있어요.

plus recipe

카렌듈라 인퓨즈드오일

인퓨즈드오일은 허브를 식물성 오일에
넣어 유효성분을 녹여내는 것이에요.
상온에서 산패가 적은 호호바오일, 올
리브오일 등을 주로 사용해요.

재료 _ 카렌듈라 건조 허브 5g, 호호바
오일 200g, 비타민 E 2g

유리병에 오일과 허브를 넣고 햇볕이
잘 드는 곳에 2~4주간 두었다가 걸러
내어 사용해요.

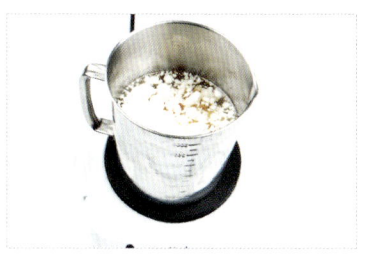

01 스테인리스 용기에 오일류를 넣은 후 45도 정도로 가열해요. **tip_코**코넛오일, 팜유, 버터를 먼저 계량하여 녹인 후 액상 오일을 넣어 온도를 맞추는 방법도 있어요.

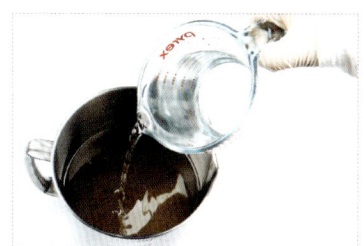

02 가성소다를 녹인 수용액을 45도 정도로 식힌 후 오일류와 섞어요.

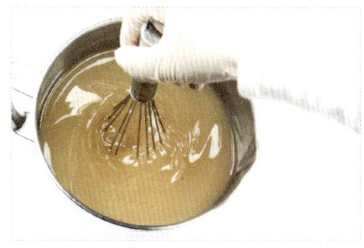

03 거품기와 블렌더를 번갈아 사용해서 트레이스를 내요.

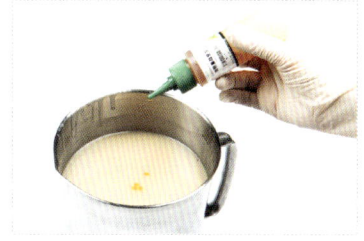

04 슈퍼팻으로 준비한 카렌듈라오일을 넣고 충분히 저어요.

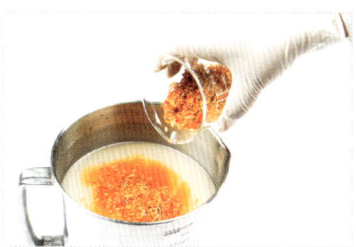

05 카렌듈라허브를 넣고 뭉치지 않으면서 골고루 퍼지도록 섞은 후 에센셜오일을 넣어요. **tip_**비누액이 너무 묽은 상태에서 허브를 넣으면 아래쪽으로 가라앉을 수 있으니 주의하세요.

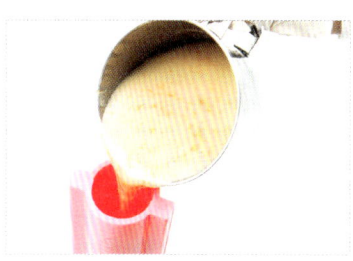

06 몰드에 부어서 하루 정도 굳힌 후 적당한 크기로 잘라 숙성시켜요. **tip_**일정한 간격으로 고체 비누를 자를 때 주로 비누커터기를 사용해요. 주방용 칼을 이용하셔도 되지만 비누를 자른 후에 주방에서 다시 사용하면 안 돼요.

Hand Made Natural Soap

클로렐라— 비누

클로렐라는 피부에 쌓인 독소를 배출해주고 피부를 매끄럽고
윤택하게 만들어준답니다. 항산화 효과가 뛰어난
진피 분말을 섞으면 색깔도 예쁘고 효능도 좋은 비누가 완성돼요.

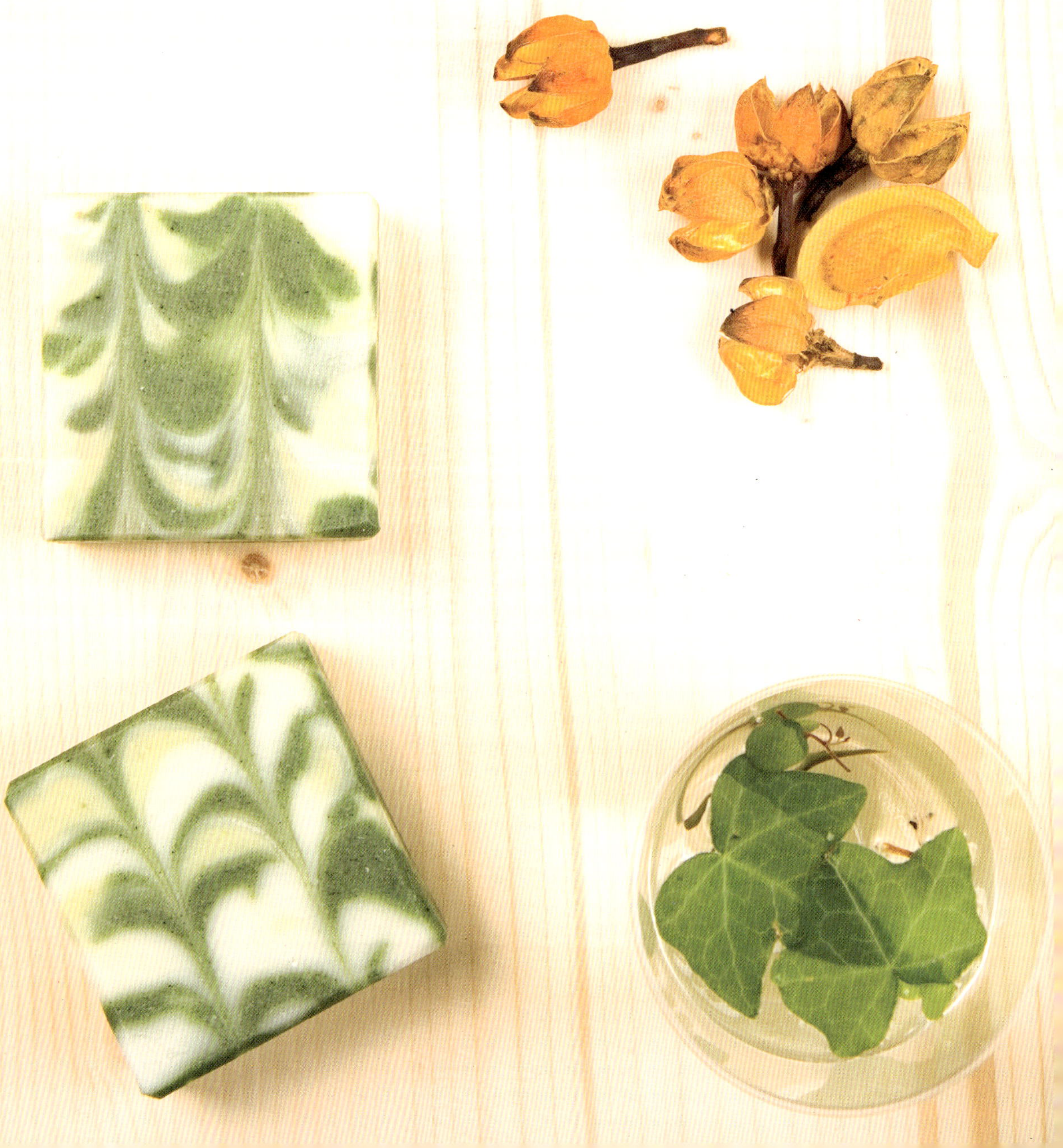

CP

난이도 ★★☆☆
거품 ★★☆☆
보습력 ★★★★

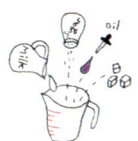

재료 _ 1kg
오일류 _ 코코넛오일 150g,
팜유 200g, 올리브오일 150g,
마카다미아넛오일 80g, 시어버터 80g,
포도씨유 50g
가성소다 수용액 _
가성소다(5% 디스카운트) 99g,
정제수(워터 33%) 234g
첨가물 _ 클로렐라 분말 8g, 진피 분말 5g
에센셜오일 _ 라벤더 8ml, 샌달우드 2ml

에센셜오일을 라벤더 6ml,
만다린 4ml로 대체할 수 있어요.

KEY POINT

비누액을 번갈아 붓는 과정과 마지막 과정에서
줄을 긋는 방향, 또는 보온 후에 비누를 자르는
방향에 따라 다양한 모양의 비누가 나온답니다.
이를 응용하여 나만의 독특한 비누를 만들어보세요.

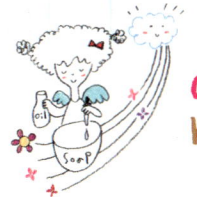

Chlorella soap how to make

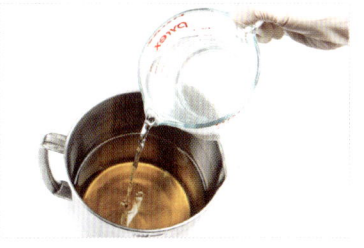

01 오일류를 40~50도로 가열하고,
가성소다를 정제수에 녹여 40~50
도로 식힌 후 오일류에 가성소다 수
용액을 섞어요.

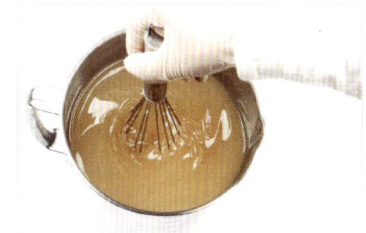

02 거품기와 블렌더로 섞은 후 약
한 트레이스가 났을 때 에센셜오일
을 넣어요.

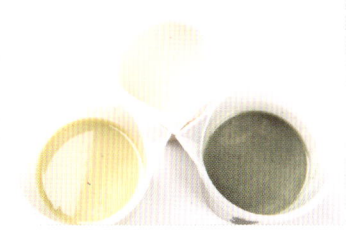

03 비누액을 세 개의 용기에 나눠
놓아요. 두 개의 용기에 각각 클로
렐라 분말, 진피 분말을 넣어 고르게
섞은 후 트레이스를 더 진행시켜요.
tip_트레이스가 너무 많이 나면 제대로 모양이
나지 않아요. 블렌더는 최소한으로 사용하시고
되도록 거품기나 주걱으로 저어주세요.

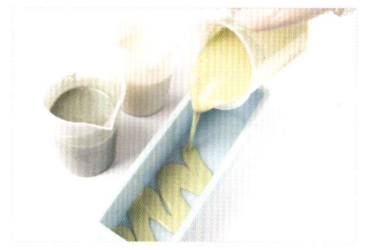

04 비누액을 몰드에 지그재그 모양
으로 천천히 부어요.

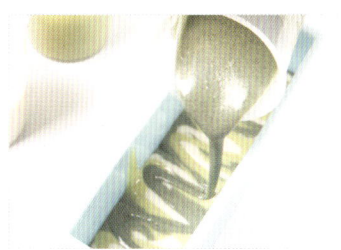

05 그 위에 다시 다른 색의 비누액
을 지그재그 모양으로 붓는 과정을
되풀이해요.

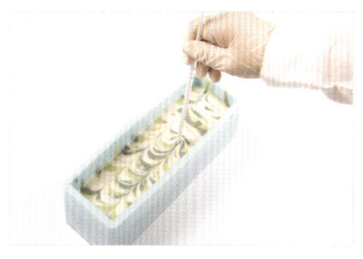

06 비누액을 모두 부은 후에 온도
계나 길쭉한 막대를 이용해 길게 줄
을 그어요. 하루 정도 굳힌 후 적당
한 크기로 잘라 4~6주 숙성시켜요.

루이보스티 비누

'붉은'(rooi) + '관목'(bos)이란 뜻을 가진 루이보스티는 남아프리카 원주민이
마시던 차로 유명해요. 루이보스티 비누는 항산화 효과가 뛰어나고
칼슘, 마그네슘 등의 미네랄 성분이 풍부해서 피부를 건강하고 촉촉하게 유지시켜준답니다.

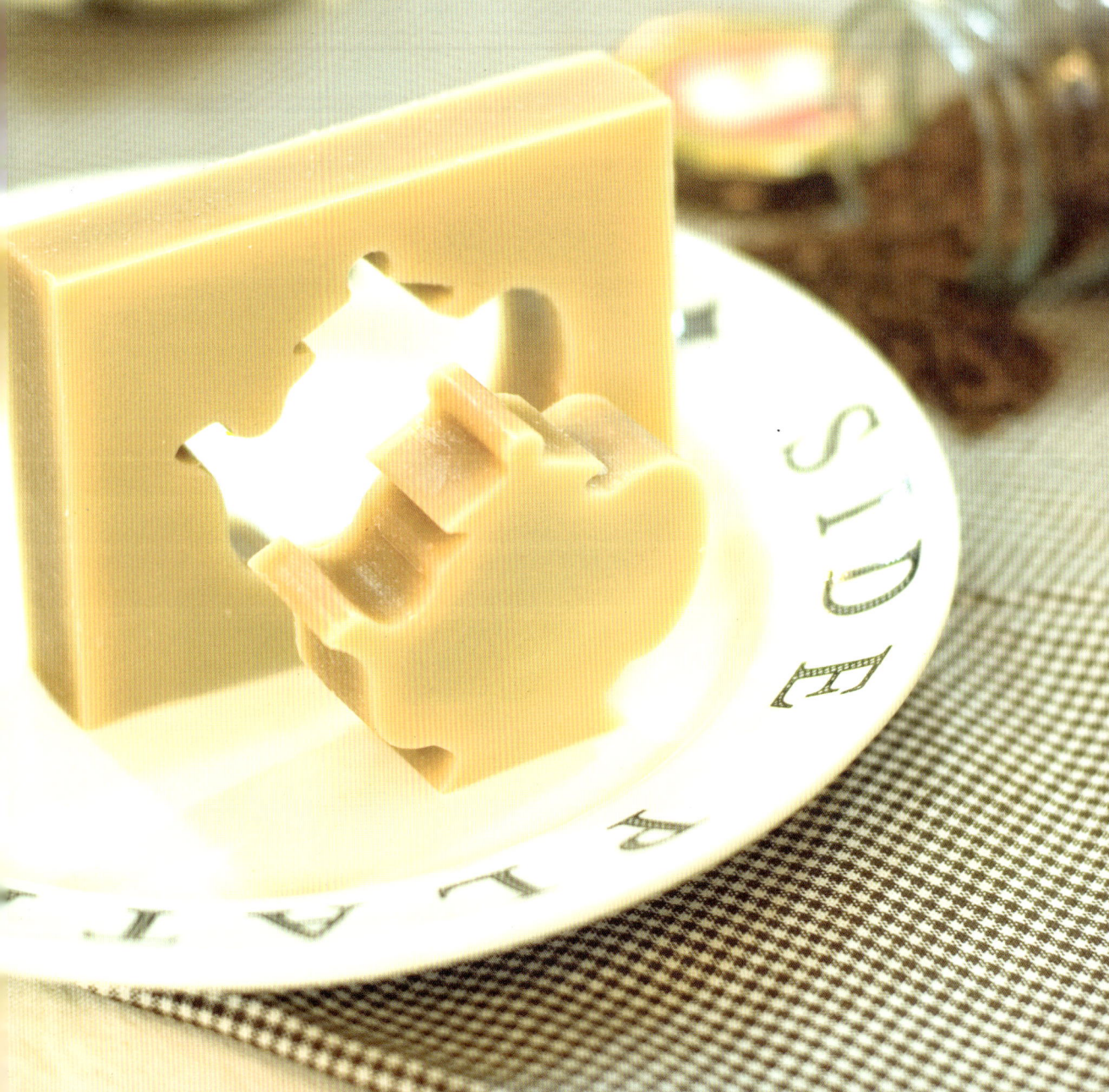

난이도 ★★☆☆
거품 ★★☆☆
보습력 ★★★★

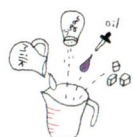

재료 _ 1kg
오일류 _ 코코넛오일 150g,
팜유 150g, 올리브오일 120g,
달맞이꽃 종자유 150g, 시어버터 80g,
해바라기씨오일 50g
가성소다 수용액 _
가성소다(5% 디스카운트) 97g,
루이보스티 우린 물(워터 33%) 231g
슈퍼팻 _ 타마누오일 15g
에센셜오일 _ 라벤더 8ml,
카모마일로만 2ml

에센셜오일을 라벤더 5ml,
스윗오렌지 5ml로 대체할 수 있어요.

INGREDIENT POINT

타마누오일 인도가 원산지로 항염 작용과
상처를 아물게 하는 데 탁월한 효과가 있어요.
특히 아토피와 건성 피부에 유용하게 사용된답니다.

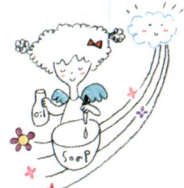

Rooibos tea soap
how to make

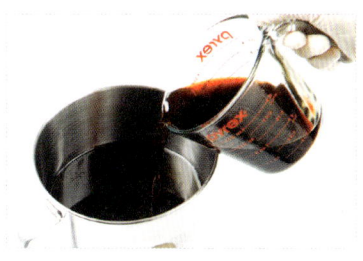

01 오일류를 40~50도로 가열하고,
가성소다를 루이보스티 우린 물에
녹여 40~50도로 식힌 후 오일류에
가성소다 수용액을 섞어요.

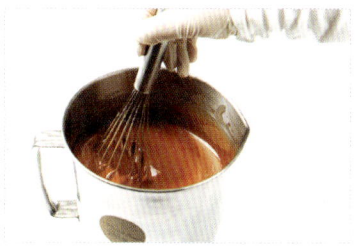

02 거품기와 블렌더를 번갈아 사용
해서 트레이스를 내요.

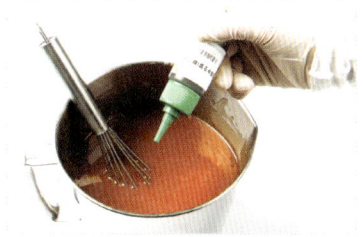

03 타마누오일을 넣고 주걱이나 거
품기로 골고루 섞어요. **tip_**타마누오일
은 비누의 보습력을 높이기 위해 슈퍼팻으로 첨
가했어요.

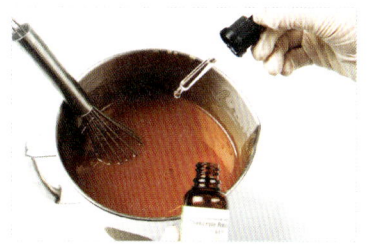

04 에센셜오일을 넣고 섞어요.

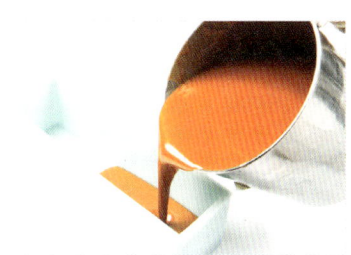

05 몰드에 부어서 하루 정도 굳힌
후 적당한 크기로 잘라 숙성시켜요.

카모마일 비누

카모마일 허브는 순해서 민감한 피부에 자극을 주지 않으며
발진이나 가려움증에도 무척 효과적이에요.
울긋불긋한 아이 피부를 깨끗하고 매끈하게 가꿔주세요.

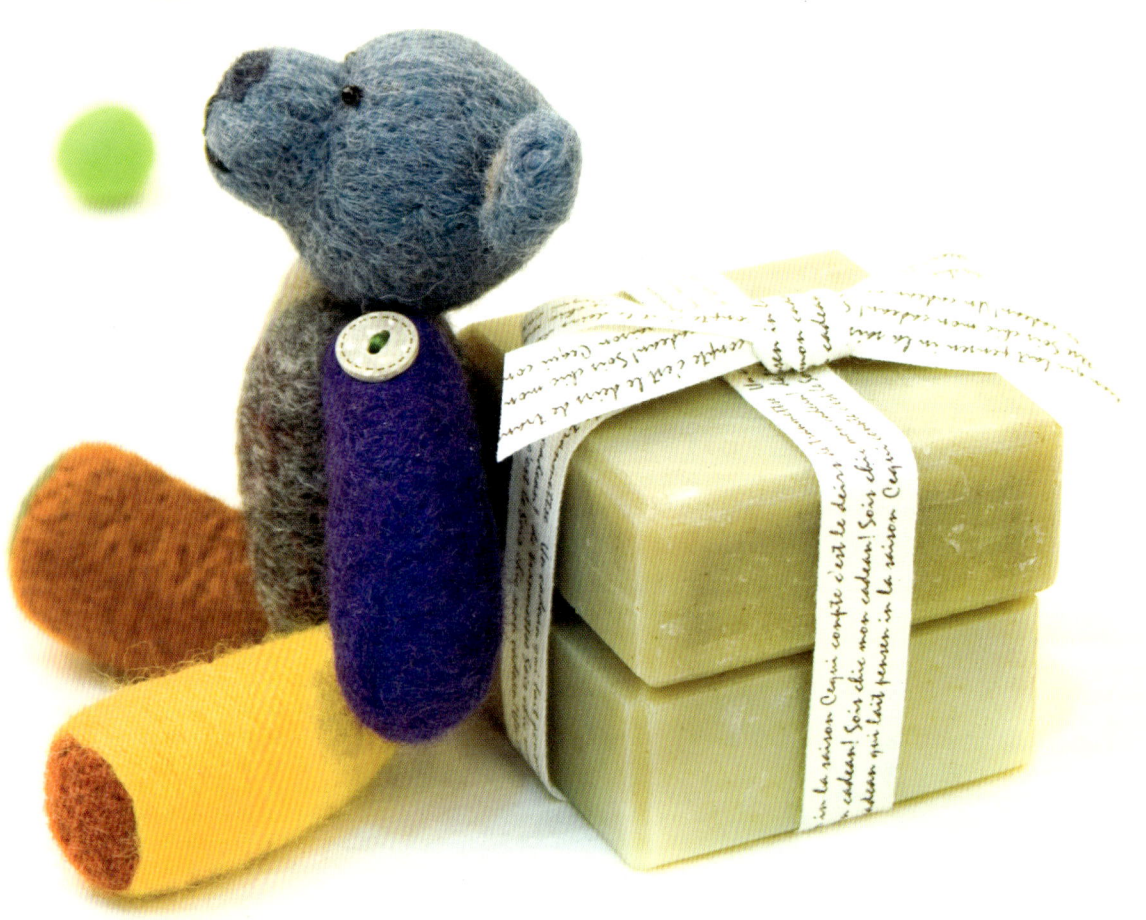

난이도 ★★☆☆
거품 ★★☆☆
보습력 ★★★★

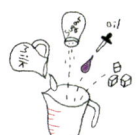

재료 _ 1kg
오일류 _ 코코넛오일 200g,
팜유 150g, 달맞이꽃 종자유 180g,
올리브오일 140g, 호호바오일 50g
가성소다 수용액 _
가성소다(5% 디스카운트) 100g,
카모마일저먼워터(워터 30%) 216g
첨가물 _ 카모마일 분말 3g
에센셜오일 _ 카모마일저먼 3ml,
카모마일로만 1ml, 라벤더 7ml
에센셜오일을 티트리 7ml,
라벤더 4ml로 대체할 수 있어요.

INGREDIENT POINT
―――
카모마일 저먼과 카모마일 로만은 모두
국화과에 속하고, 아토피나 발진에 효과적이에요.
특히 카모마일 저먼은 항염과 항알러지 효과가
뛰어나며 카모마일 로만은 스트레스 완화와
진정 효과가 탁월해요.

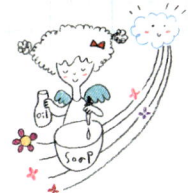

Chamomile soap how to make

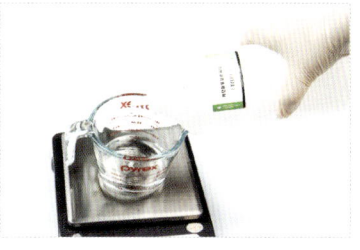

01 적당한 용기에 카모마일저먼워터를 넣고 가성소다를 녹여요. **tip_** 플로럴워터가 들어가면 비누가 다소 물러져요.

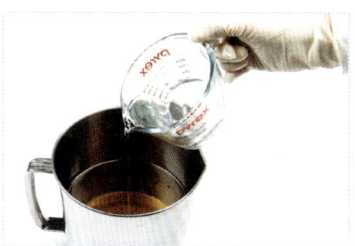

02 40~50도로 가열한 오일과 비슷한 온도의 가성소다 수용액을 섞여요.

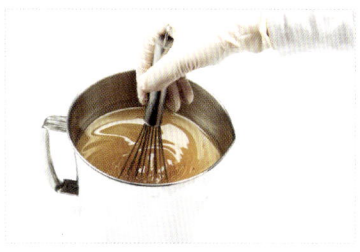

03 거품기와 블렌더를 번갈아 사용하여 트레이스를 내요.

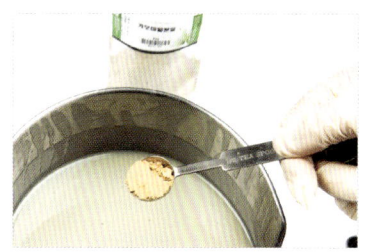

04 카모마일 분말을 넣고 덩어리가 생기지 않도록 골고루 섞어요. **tip_** 분말을 소량의 글리세린이나 오일에 미리 섞은 후에 첨가해도 돼요.

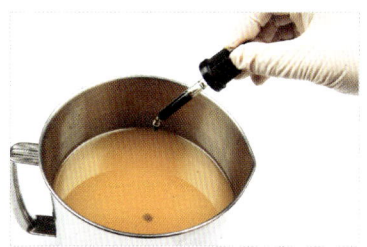

05 준비한 에센셜오일을 넣고 다시 섞어요.

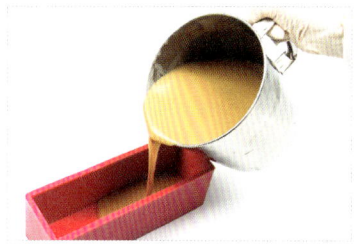

06 몰드에 부어 하루 정도 굳힌 후 적당한 크기로 잘라 숙성시켜요.

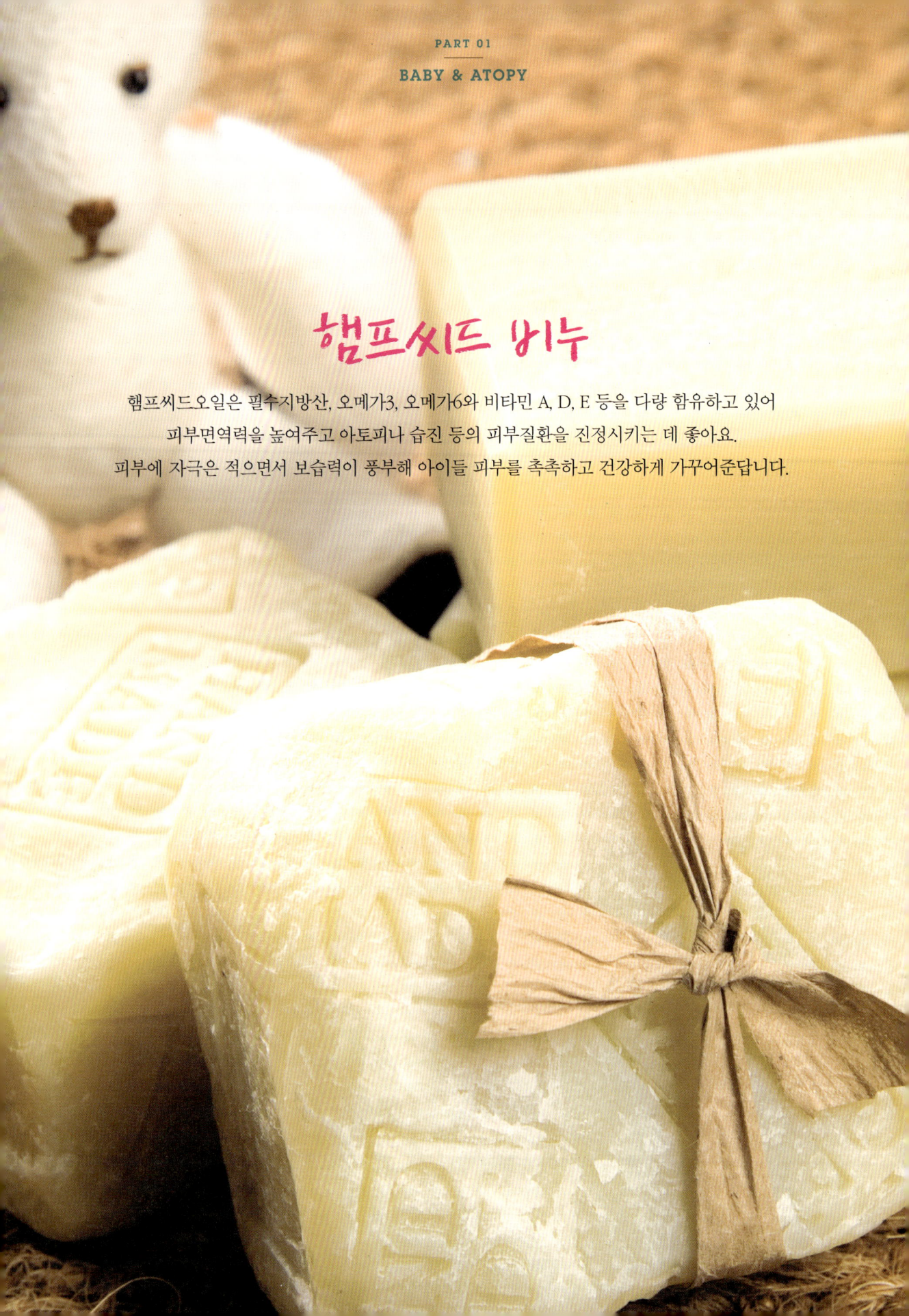

햄프씨드 비누

햄프씨드오일은 필수지방산, 오메가3, 오메가6와 비타민 A, D, E 등을 다량 함유하고 있어
피부면역력을 높여주고 아토피나 습진 등의 피부질환을 진정시키는 데 좋아요.
피부에 자극은 적으면서 보습력이 풍부해 아이들 피부를 촉촉하고 건강하게 가꾸어준답니다.

CP

난이도 ★★☆☆
거품 ★★☆☆
보습력 ★★★★

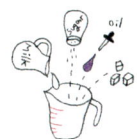

재료 _ 1kg

오일류 _ 코코넛오일 150g,
팜유 150g, 햄프씨드오일 200g,
올리브오일 150g, 포도씨유 50g
가성소다 수용액 _
가성소다(5% 디스카운트) 98g,
정제수(워터 33%) 231g
슈퍼팻 _ 햄프씨드버터 10g
에센셜오일 _ 라벤더 8ml,
카모마일저먼 1ml, 카모마일로만 1ml

에센셜오일은 라벤더 5ml, 티트리 3ml,
스윗오렌지 2ml로 대체해도 돼요.
비누를 사용할 아기가 돌 전이라면
재료 중 에센셜오일의 함량을
절반으로 줄여서 넣는 것이 좋아요.

KEY POINT

CP 비누는 다양한 베이스오일을
사용하여 기능성을 높일 수 있어요.
❶ 건성 피부용 올리브오일, 아보카도오일,
윗점오일, 동백오일, 로즈힙오일, 시어버터
❷ 지성 피부용 포도씨오일, 호호바오일,
헤이즐넛오일, 살구씨오일, 해바라기씨오일
❸ 노화 피부용 올리브오일, 아보카도오일, 윗점오일,
마카다미아넛오일, 보리지오일
❹ 아토피 피부용 올리브오일, 호호바오일,
달맞이꽃 종자유, 햄프씨드오일, 카렌듈라오일
❺ 아기 피부용 올리브오일, 시어버터,
호호바오일, 아보카도오일

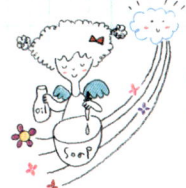

Hempseed soap how to make

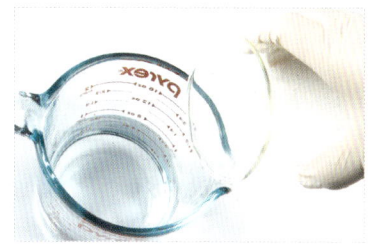

01 정제수에 가성소다를 녹여 40~
50도로 식혀요. **tip_**정제수에 가성소다를
조금씩 부으면서 시약스푼으로 가볍게 저어가며
녹이세요.

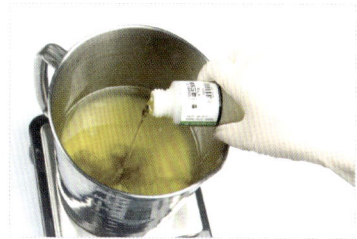

02 스테인리스 용기에 오일류를 차
례대로 넣고 40~50도로 가열해요.

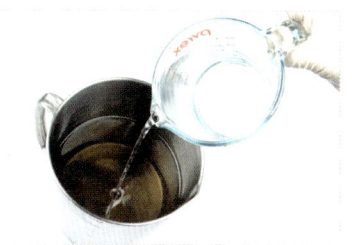

03 가성소다 수용액과 오일류의 온
도가 비슷해지면 오일류에 가성소다
수용액을 천천히 부어요.

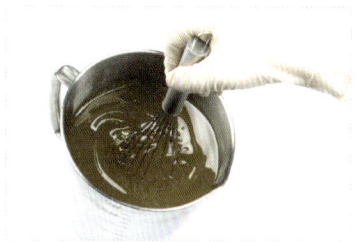

04 거품기나 주걱으로 꾸준히 저어
요. **tip_**반드시 한 방향으로 젓고, 중간중간
블렌더로 잠깐씩 돌려요.

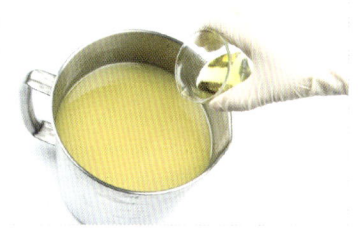

05 약한 트레이스 상태가 되면 슈
퍼팻하기 위해 준비해둔 햄프씨드
버터를 넣어요. **tip_**햄프씨드버터는 미리
다른 용기에 녹여두어요.

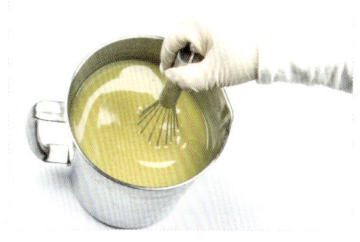

06 준비한 에센셜오일을 넣은 후
저어서 트레이스를 더 진행시켜 준
비한 몰드에 부어주어요. 하루 정도
굳힌 후 적당한 크기로 잘라 4~6주
숙성시켜요.

달맞이꽃 바디워시

달맞이꽃은 새벽에 개화하는 노란색 꽃으로 중세 유럽에서는 '만능약'으로 불렸을 정도로
다방면에서 놀라운 효능을 보인답니다. 달맞이꽃 종자유는
가려움증이나 발진에 효과가 뛰어나고 특히, 아토피나 습진 피부에 사용하면 좋아요.

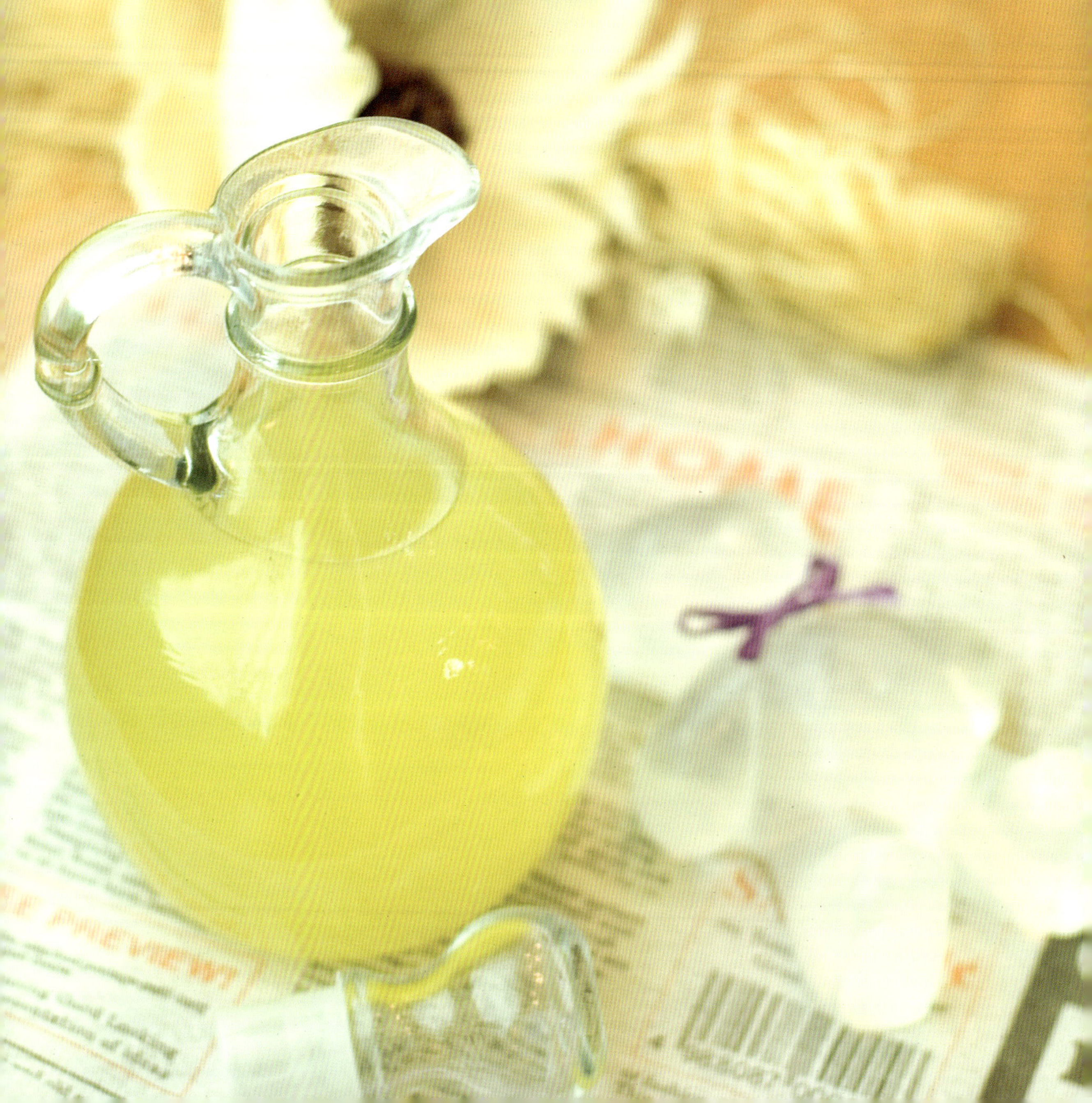

난이도 ★★★☆
거품 ★★★☆
보습력 ★★★☆

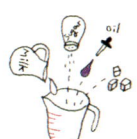

재료

페이스트 만들기 _ 1kg

오일류 _ 코코넛오일 150g,
달맞이꽃 종자유 140g, 올리브오일 100g,
시어버터 60g, 카렌듈라오일 50g
가성가리 수용액 _
가성가리(3% 디스카운트) 102g,
정제수(가성가리량과 동일) 102g
설탕 용액 _ 설탕(오일량의 9%) 45g,
설탕 희석용 정제수(설탕량의 6배) 270g

물비누 만들기 _ 200g

페이스트 100g, 희석용 정제수 90g,
글리세린 10g, 만다린 에센셜오일 20방울

INGREDIENT POINT

달맞이꽃 종자유 '월견초'라고도 불리며
감마리놀렌산(GLA)이 풍부하여 가려움증이나
발진을 가라앉히고, 보습력이 뛰어나
건조한 피부나 아토피 피부에 효과적이에요.

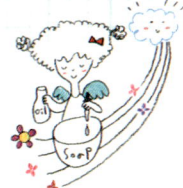

Evening primrose bodywash
how to make

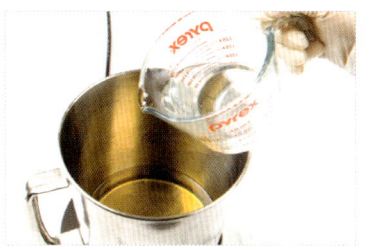

01 오일류를 70~80도로 가열하고,
가성가리를 녹인 정제수가 70~80도
가 되면 오일류에 부어주어요.

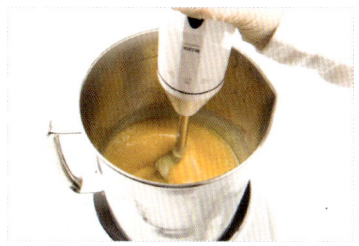

02 거품기와 블렌더를 번갈아 사용
하여 과트레이스를 내요.

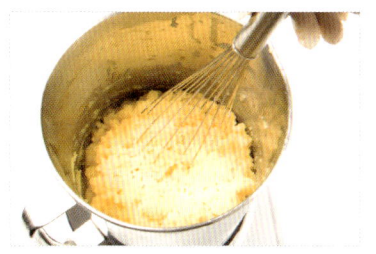

03 비누화 반응이 활발하게 일어나
면 부풀어 올라요. 거품기로 저어 가
라앉히면 젤화가 일어나요.

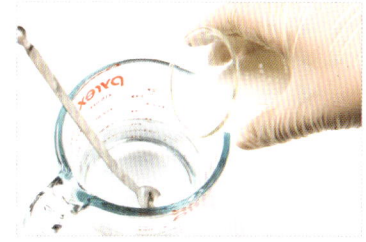

04 다른 용기에 설탕 희석용 정제
수와 설탕을 넣고 70~80도로 가열
해 녹여요.

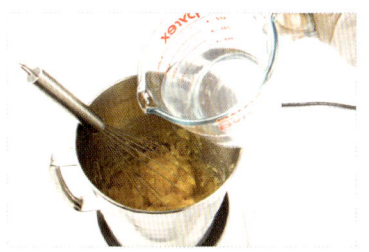

05 과트레이스가 난 비누액에 설탕
용액을 부어 잘 섞어준 후 지퍼백에
담아 2주간 숙성시켜요.

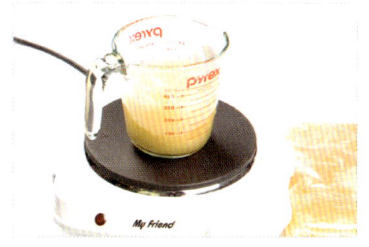

06 숙성된 페이스트를 계량하여 담
고 희석용 정제수를 넣어요. 약한 불
로 가열해 페이스트가 다 녹으면 글
리세린과 에센셜오일을 넣어요.

딸기 바디워시

딸기의 상큼한 향과 예쁜 색깔 때문에 아이들이 너무 좋아하는
딸기 바디워시에요. 딸기에는 비타민 C와 붉은 색을 내는 라이코펜, 안토시아닌 등의
성분이 다량 함유되어 우리 아이 피부를 튼튼하게 지켜준답니다.

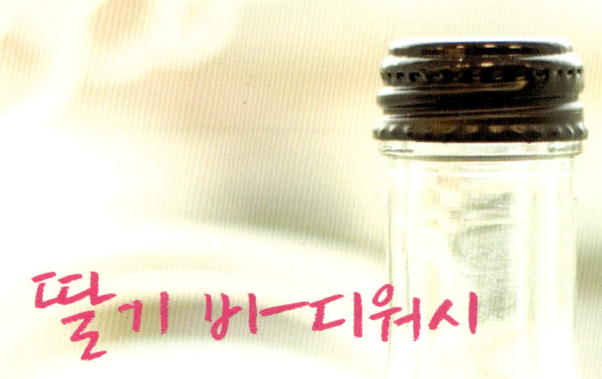

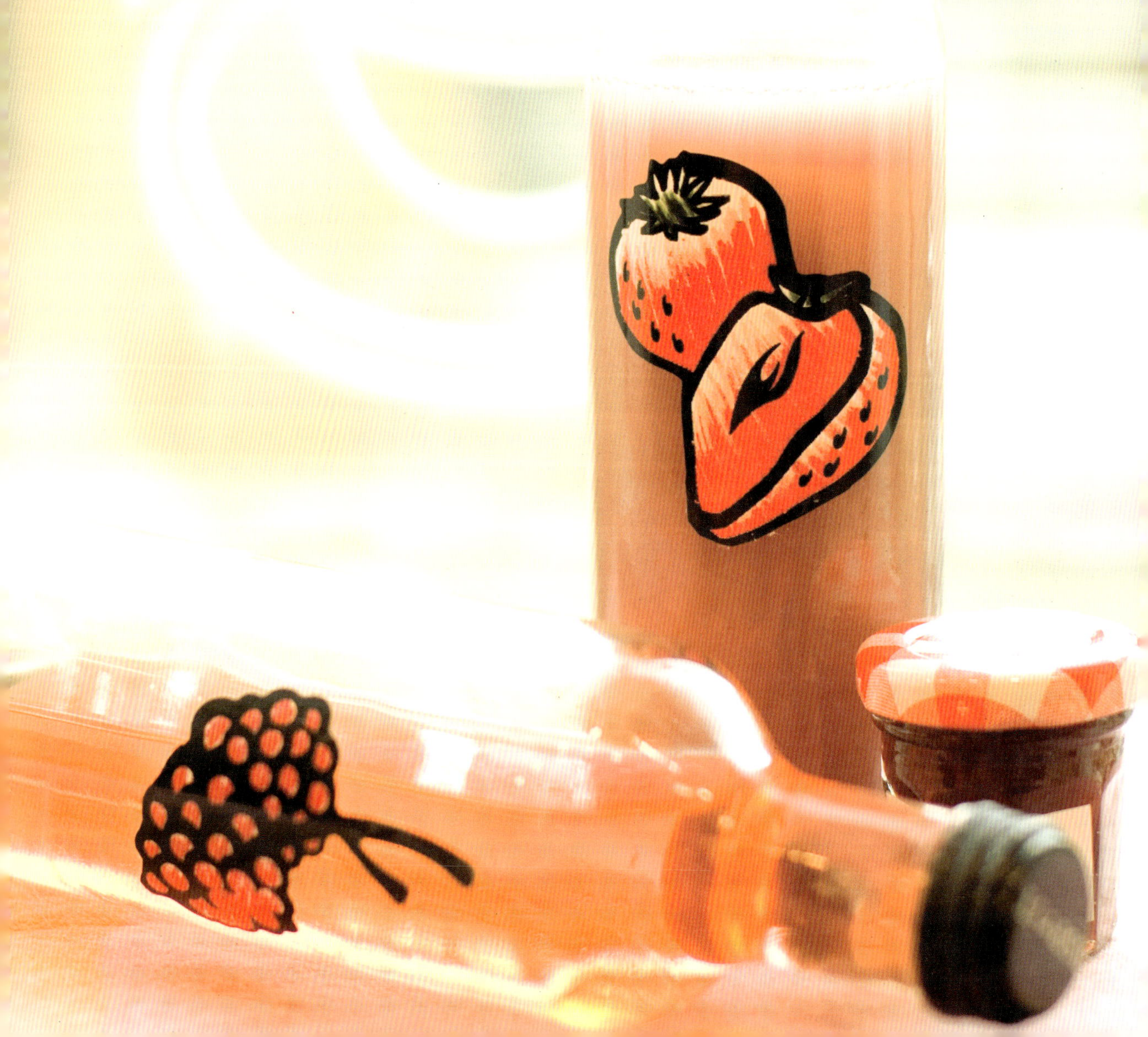

난이도 ★★★☆
거품 ★★★☆
보습력 ★★★☆

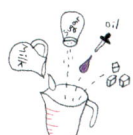

재료

페이스트 만들기 _ 1kg
오일류 _ 코코넛오일 150g,
올리브오일 150g, 아보카도오일 120g,
코코아버터 80g
가성가리 수용액 _
가성가리(3% 디스카운트) 102g,
정제수(가성가리량과 동일) 102g
설탕 용액 _ 설탕(오일량의 9%) 45g,
설탕 희석용 정제수(설탕량의 6배) 270g
물비누 만들기 _ 200g
페이스트 100g, 희석용 정제수 90g,
글리세린 10g, 딸기분말 2g,
딸기플레이버오일 20방울

KEY POINT

가성가리를 이용하여 물비누를 만들 때는
따로 점증제를 넣지 않고 페이스트와
물의 비율을 조절해서 점도를 맞춰준답니다.
❶ 빽빽한 점도를 원한다면
페이스트:희석하는 물 = 1 : 0.5~1
❷ 묽은 점도를 원한다면
페이스트:희석하는 물 = 1 : 2~3

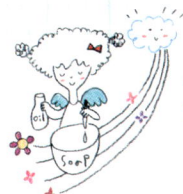

Strawberry bodywash
how to make

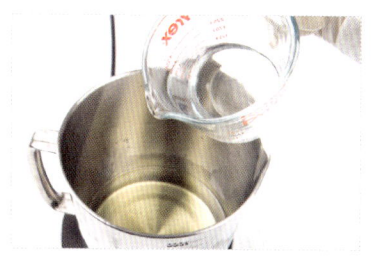

01 오일류를 70~80도로 가열한
후, 가성가리 수용액도 비슷한 온도
가 되면 오일류에 부어주어요.

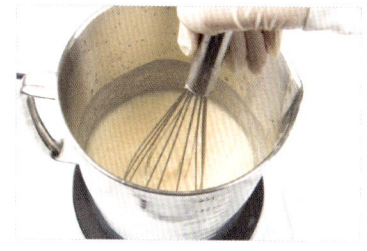

02 거품기와 블렌더를 번갈아 사용
하여 과트레이스를 내요.

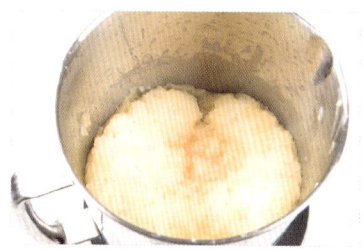

03 비누화 반응이 활발하게 일어나
면 부푸는 현상이 생겨요. 조건에 따
라 부풀지 않고 바로 젤화가 될 수
도 있어요.

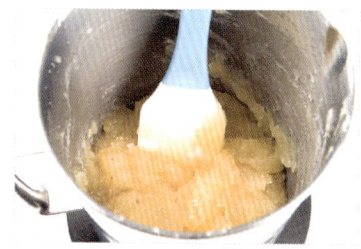

04 주걱으로 저어 가라앉으면 젤화
가 일어나면서 페이스트가 투명해
지고 윤기가 나요.

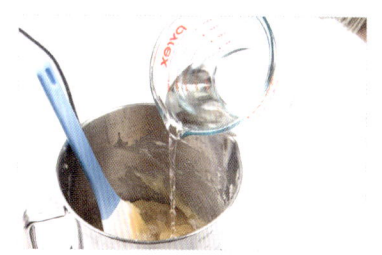

05 설탕을 정제수에 넣고 70~80도
로 가열하여 비누액에 넣어요. 녹인
용액을 지퍼백에 담아 2주간 숙성시
켜요.

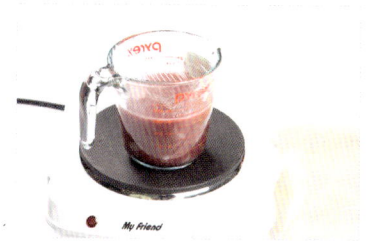

06 만든 페이스트를 원하는 양만큼
계량하여 정제수와 딸기 분말을 넣
고 약한 불로 가열해요. 페이스트가
녹으면 글리세린과 딸기플레이버오
일을 첨가해요. **tip_**피부가 민감하다면 딸
기플레이버오일을 빼고 만드는 게 좋아요.

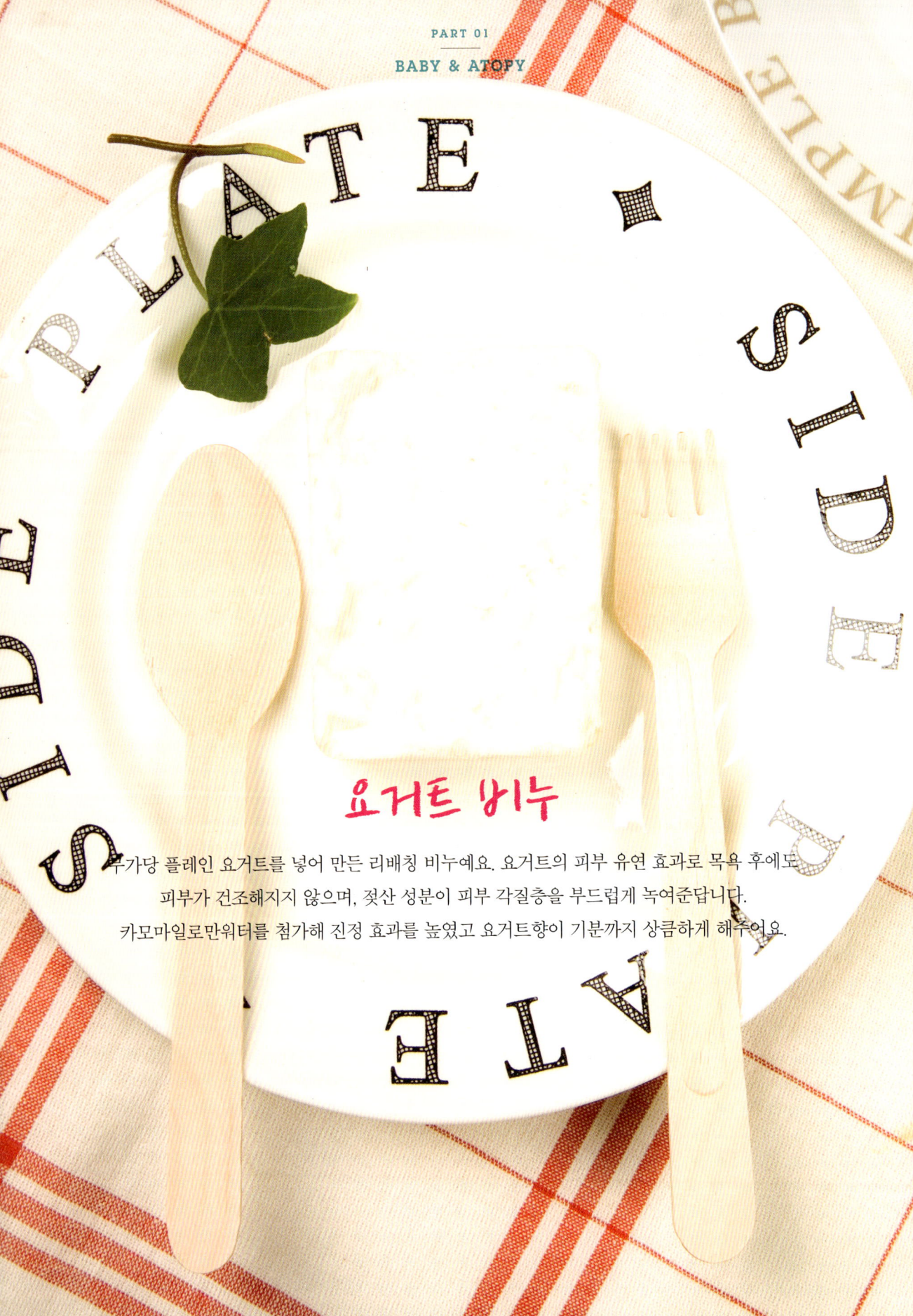

요거트 비누

우가당 플레인 요거트를 넣어 만든 리배칭 비누예요. 요거트의 피부 유연 효과로 목욕 후에도
피부가 건조해지지 않으며, 젖산 성분이 피부 각질층을 부드럽게 녹여준답니다.
카모마일로만워터를 첨가해 진정 효과를 높였고 요거트향이 기분까지 상큼하게 해주어요.

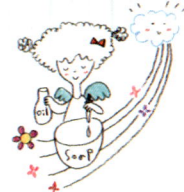

Yoghurt soap how to make

난이도 ★☆☆☆
거품 ★☆☆☆
보습력 ★★★★

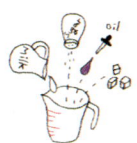

재료 _ 220g
비누 자투리 200g,
카모마일로만워터 10g,
요거트 10g,
비타민 E 1g

KEY POINT

가열하지 않고 만드는 리배칭법
곱게 갈거나 잘게 썬 저온법 비누 100g당
15~20g의 정제수를 붓고 하루 정도 불리면
부드러운 상태가 돼요. 첨가물과 에센셜오일을
넣고 섞은 후 원하는 모양으로 만드시면 된답니다.

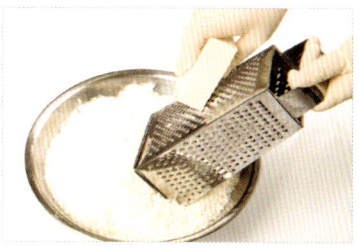

01 비누 자투리를 강판에 갈아요.
베이비용이라 자극이 적은 카스틸
비누의 자투리를 사용했어요.

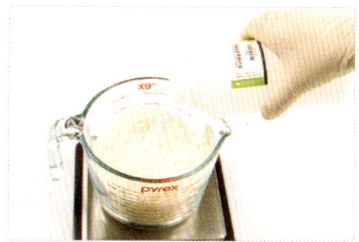

02 비커에 비누 자투리 간 것을 담
고 카모마일로만워터를 넣어요.

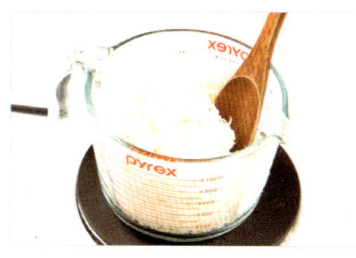

03 핫플레이트 위에 놓고 중간중간
섞어가며 가열해요. **tip_**열 전달이 고르
게 되도록 랩을 씌워 가열해도 좋아요.

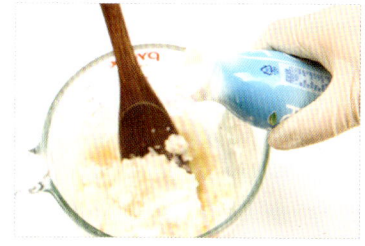

04 걸쭉한 상태가 되면 핫플레이트
에서 내린 후 플레인 요거트와 비타
민 E를 넣고 고루 섞어요. **tip_** 플레인
요거트를 사용하세요. 과즙이나 감미료가 함유된
것은 피부에 자극을 줄 수 있어요.

plus recipe

요거트팩

피부 타입에 따라 오트밀이나 곡물가
루, 녹차가루 등을 섞어 일주일에 2~3
회 팩을 하시면 된답니다.

재료 _ 60g
플레인 요거트 45g, 원하는 곡물 15g,
네롤리 5방울

재료를 모두 섞어 얼굴에 넓게 펴 바르
고 10~20분 후에 깨끗이 씻어줍니다.

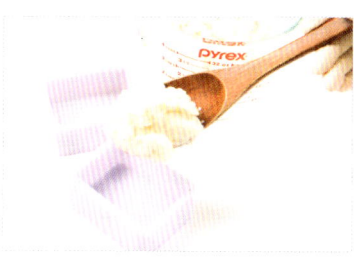

05 주걱이나 스푼을 이용해 준비한
몰드에 담아요. **tip_**1~2일 정도 굳힌 후
몰드에서 꺼내 사용하면 돼요. 바로 사용하지 않
을 경우 랩으로 포장해 그늘지고 서늘한 곳에 보
관하세요.

애플 베이비 샴푸

애플계면활성제는 사과쥬스에서 얻은 것으로 피부에 자극을 주지 않아요.
pH값이 중성이라 눈에 들어가도 자극이 적어 베이비용 샴푸로 안성맞춤이에요.
촉촉한 수분감도 느낄 수 있어서 바디용으로 사용해도 좋답니다.

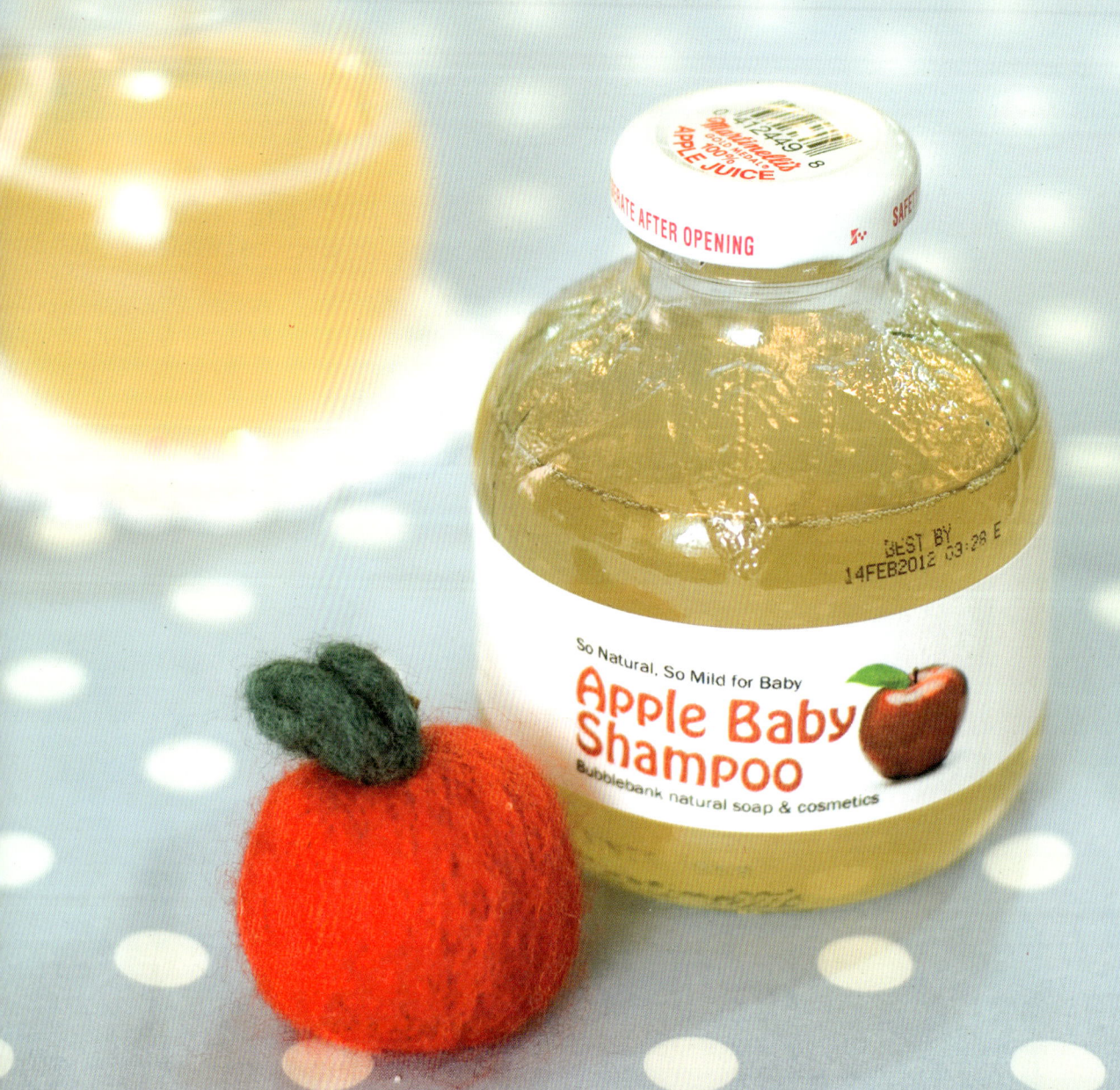

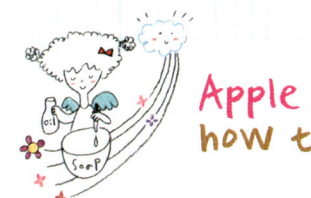

Apple baby shampoo
how to make

난이도 ★☆☆☆
거품 ★★★☆
보습력 ★★★☆

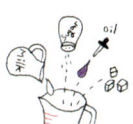

재료 _ 240g

카모마일로만워터 100g,
내추럴베타인 5g,
천연한방방부제 4g,
글리세린 5g,
쟁탄검 1g,
애플계면활성제 100g,
코나코파 30g,
카모마일로만 에센셜오일 10방울

KEY POINT

점도를 높이기 위해 쟁탄검을 사용했어요.
레시피에서 쟁탄검을 빼고
거품용기에 담아 사용해도 좋아요.

INGREDIENT POINT

애플계면활성제 사과에서 얻은 저자극
계면활성제에요. 순하기 때문에 피부에
자극을 주지 않아요. 또한 미생물에 의해
완전 분해되므로 환경 친화적이에요.
코나코파 옥수수, 코코넛, 팜커넬오일 등에서
추출하는 액상의 식물성 저자극 계면활성제에요.
베이비 샴푸나 식물성 샴푸에 애플계면활성제와
함께 사용하면 거품을 더 부드럽게 하고
세정력을 높여줘요.

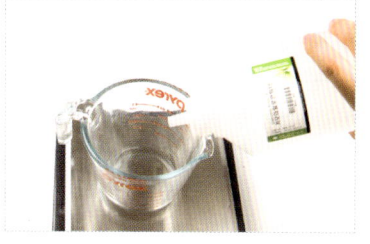

01 카모마일로만워터를 비커에 계량해요.

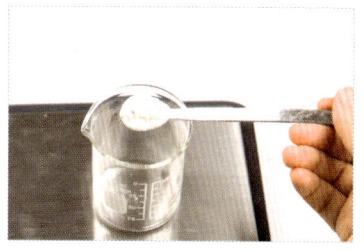

02 다른 용기에 글리세린과 쟁탄검을 넣고 섞어요. 덩어리가 생기지 않도록 골고루 섞어요.

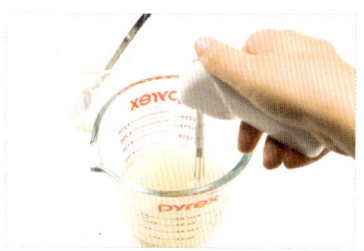

03 카모마일로만워터를 계량한 용기에 글리세린에 푼 쟁탄검을 조금씩 첨가하면서 블렌더로 섞어요.

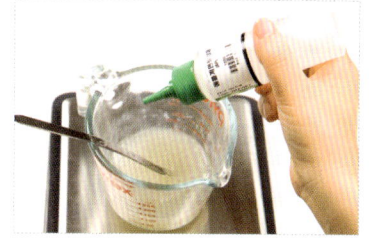

04 점도가 균일해지면 애플계면활성제와 코나코파를 넣고 가볍게 섞어요. **tip_**계면활성제는 블렌더로 섞으면 거품이 많이 생기기 때문에 주걱으로만 살짝 저어주세요.

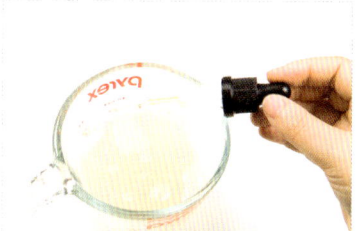

05 내추럴베타인, 천연한방방부제, 카모마일로만 에센셜오일을 넣고 골고루 섞은 후 준비한 용기에 담아요.

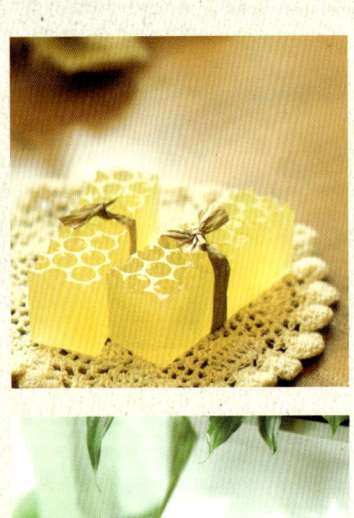
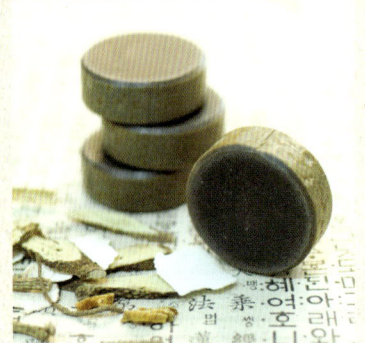
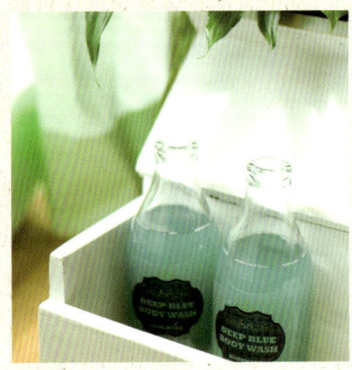
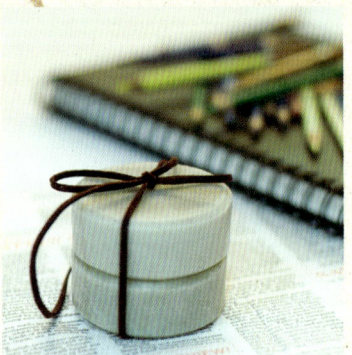

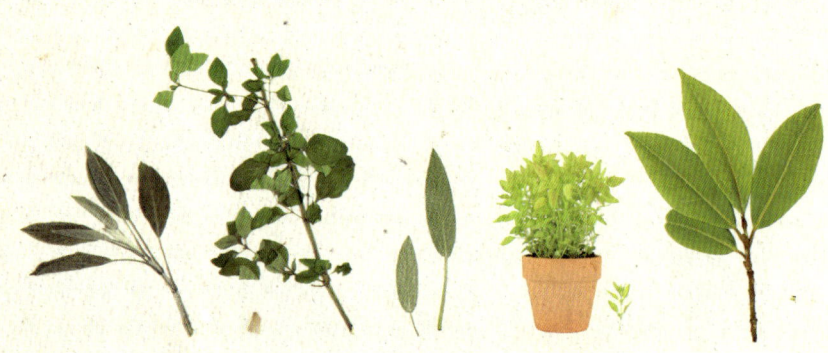

SKIN TYPE

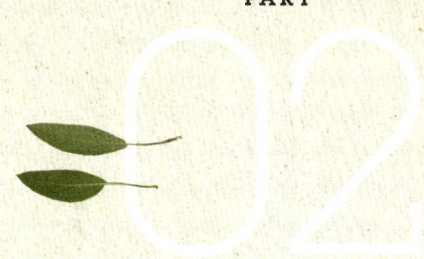

PART

02

건성, 민감성 피부를 위한 천연비누

노화, 손상 피부를 위한 천연비누

지성, 여드름 피부를 위한 천연비누

피부 타입별
맞춤형 천연비누

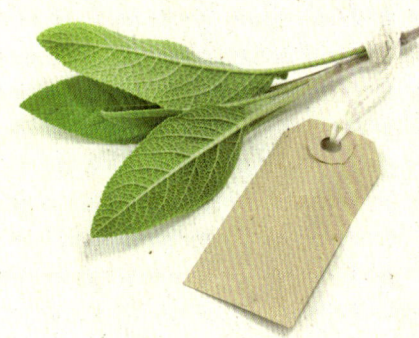

공장에서 일률적으로 만들어내는 일반비누와 달리 천연비누는 내 피부에 맞게 내가 직접 디자인할 수 있다는 큰 장점이 있어요. 건성 피부라면 촉촉함을 유지시켜주는 보습 효과가 뛰어난 재료, 노화된 피부엔 피부 탄력에 효과적인 재료, 지성이나 여드름 피부엔 피지 조절 효과가 있고 항균 작용을 하는 재료를 골라서 넣는 식으로 세상에서 하나뿐인 나만의 맞춤형 비누를 만들 수 있답니다.

호박 비누

호박 분말은 각종 비타민이 풍부해서 보습 효과가 탁월하고
피부를 윤택하게 해줘요. 여기에 꿀을 첨가하여 보습력을 더욱 높였어요.
보기만 해도 피부가 촉촉해질 것 같은 비누랍니다.

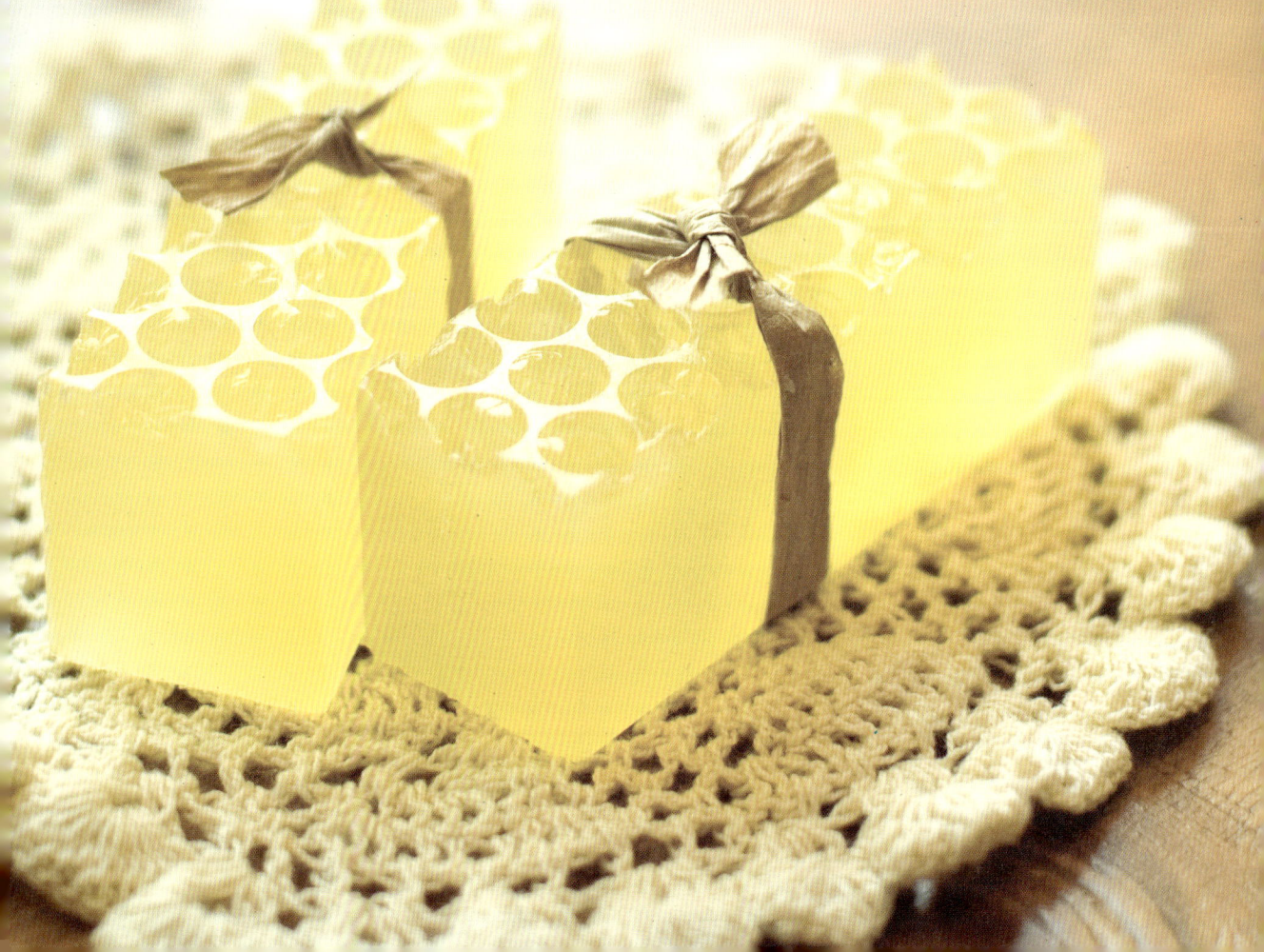

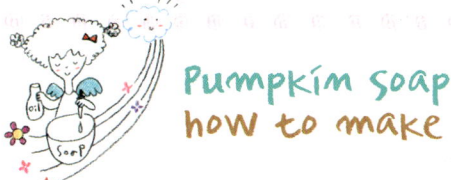

Pumpkim soap how to make

난이도 ★☆☆☆
거품 ★★☆☆
보습력 ★★★☆

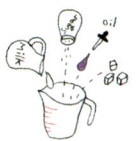

재료 _ 200g
투명 비누베이스 200g,
호박 분말 2g,
꿀 3g,
네롤리 에센셜오일 20방울

INGREDIENT POINT

호박 분말 베타카로틴과 비타민 E를 함유해
피부 재생을 돕고 노화 및 주름 방지 효과가
있어요. 또한 풍부한 비타민 C가 콜라겐 형성을
도와 노화를 방지하며 멜라닌 색소의 생성을
억제해 미백에도 효과적이에요.
탄력을 주는 마그네슘, 보습에 좋은 비타민 B1,
트러블 완화에 좋은 비타민 B2 등도 풍부하게
함유되어 있어요.

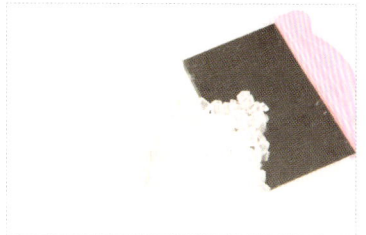

01 투명 비누베이스를 적당한 크기
로 잘라요.

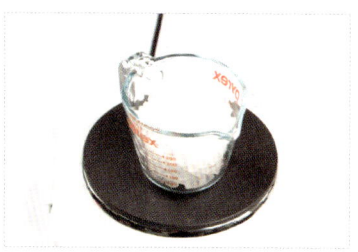

02 핫플레이트에 올려 중간불로 천
천히 녹여요.

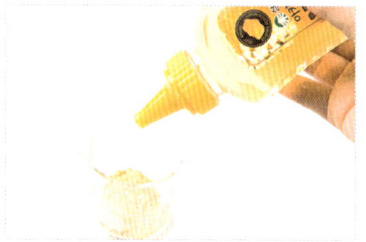

03 다른 용기에 꿀과 호박 분말을
넣은 뒤 미리 섞어두어요. **tip_**호박 분
말은 비누베이스와 섞였을 때 잘 풀리지 않고 뭉
치기 때문에 미리 꿀에 섞어두는 것이 좋아요.

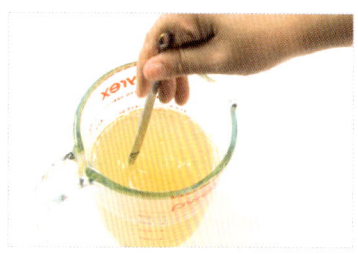

04 비누베이스가 다 녹으면 ③과
에센셜오일을 넣어 잘 섞어요.

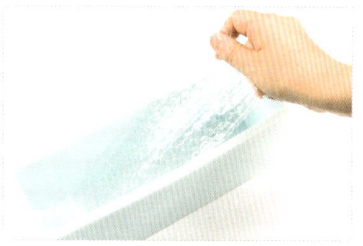

05 벌집 모양을 내주는 버블랩을
적당한 크기로 잘라 몰드에 깔아요.

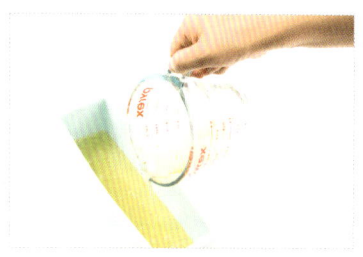

06 몰드에 비누액을 천천히 부은
후 굳혀요.

오트밀 비누

오트밀 분말은 비타민과 미네랄이 풍부하여 피부에 수분을 공급해주고
피부 탄력을 증가시켜준답니다. 자극없이 각질을 제거해주기 때문에
모든 피부 타입에 사용이 가능해요. 민감성 피부에 사용하면 더욱 효과적이랍니다.

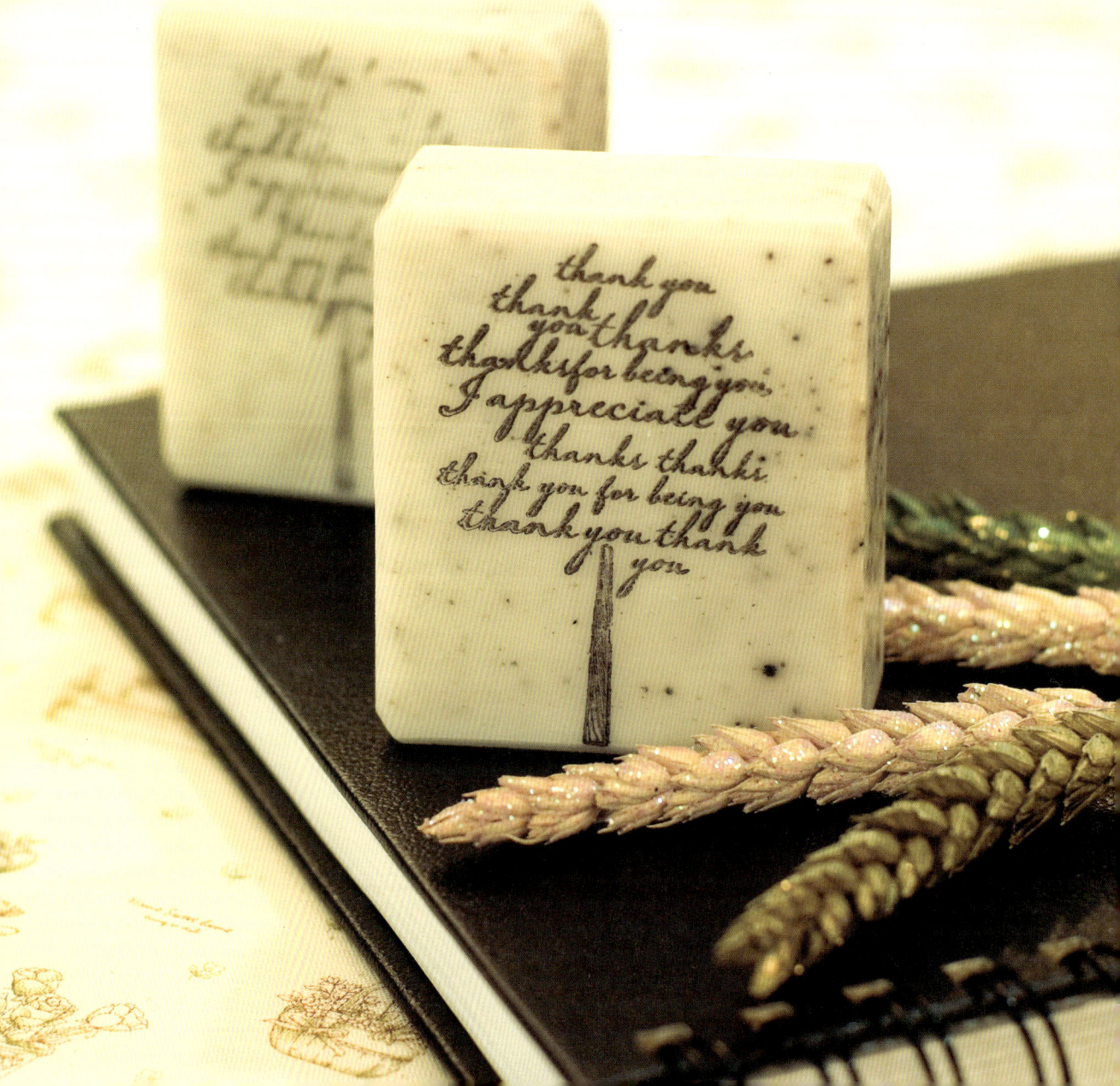

MP

난이도 ★☆☆☆
거품 ★★☆☆
보습력 ★★★☆

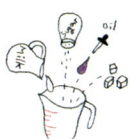

재료 _ 510g
화이트 비누베이스 500g,
오트밀 분말 5g,
흑임자 분말 1g,
호호바오일 3g,
비타민 E 2g,
글리세린 5g,
제라늄 에센셜오일 30방울

KEY POINT

전자레인지를 이용하여 비누베이스를 녹일 때는
전자레인지용 내열용기나 종이컵을 이용하시면 돼요.
순식간에 온도가 올라가 끓어 넘칠 수 있으므로
10~30초 단위로 짧게 작동시켜야 해요.

plus recipe

오트밀팩

건조하고 푸석푸석한 피부에 효과적인
오트밀팩을 간편하게 만들어보세요.

재료 _ 115g
오트밀 분말 30g, 밀가루 30g, 우유
50ml, 꿀 5ml

우유의 양은 점도에 따라 조절해주시면
됩니다. 재료를 잘 섞어서 얼굴에 넓게
펴 바르고 10~20분 후에 씻어냅니다.

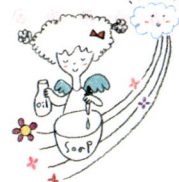

Oatmeal soap
how to make

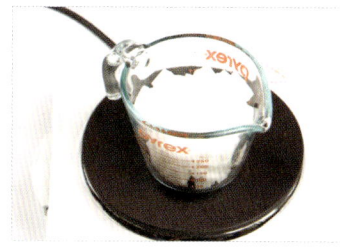

01 화이트 비누베이스를 적당한 크
기로 잘라 핫플레이트로 천천히 녹
여요.

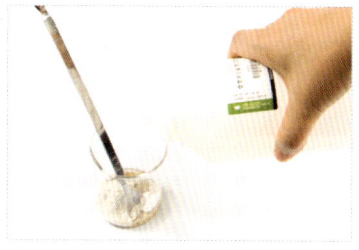

02 호호바오일과 비타민 E에 오트
밀 분말을 섞어요. **tip_**분말을 미리 섞어
두면 나중에 비누베이스액에 넣었을 때 뭉치지
않아요.

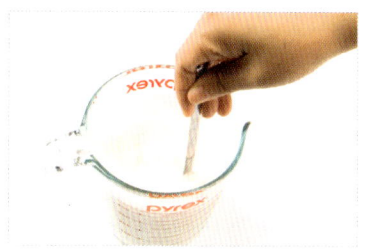

03 비누베이스가 완전히 녹으면 ②
를 넣고 섞어요.

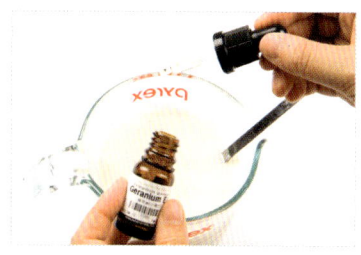

04 글리세린과 제라늄 에센셜오일
을 넣고 가볍게 저어요.

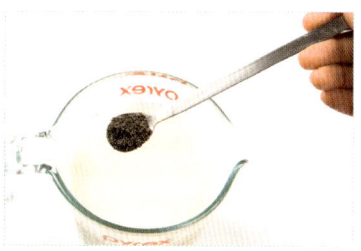

05 작은 점이 중간중간 섞인 모양
을 만들기 위해 흑임자 분말을 한
스푼 정도 넣어요. **tip_**흑임자 분말은 빼
고 만드셔도 무방해요.

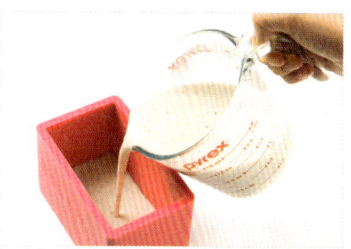

06 몰드에 비누액을 천천히 부은
후 굳혀요.

오렌지 블러—섬 비누

오렌지나무에서 추출한 네롤리, 페티그레인, 스윗오렌지 에센셜오일을
첨가하고 진피 분말을 넣은 비누예요.
자연스러운 노란색의 비누가 피부에 촉촉한 기운을 듬뿍 선사할 거예요.

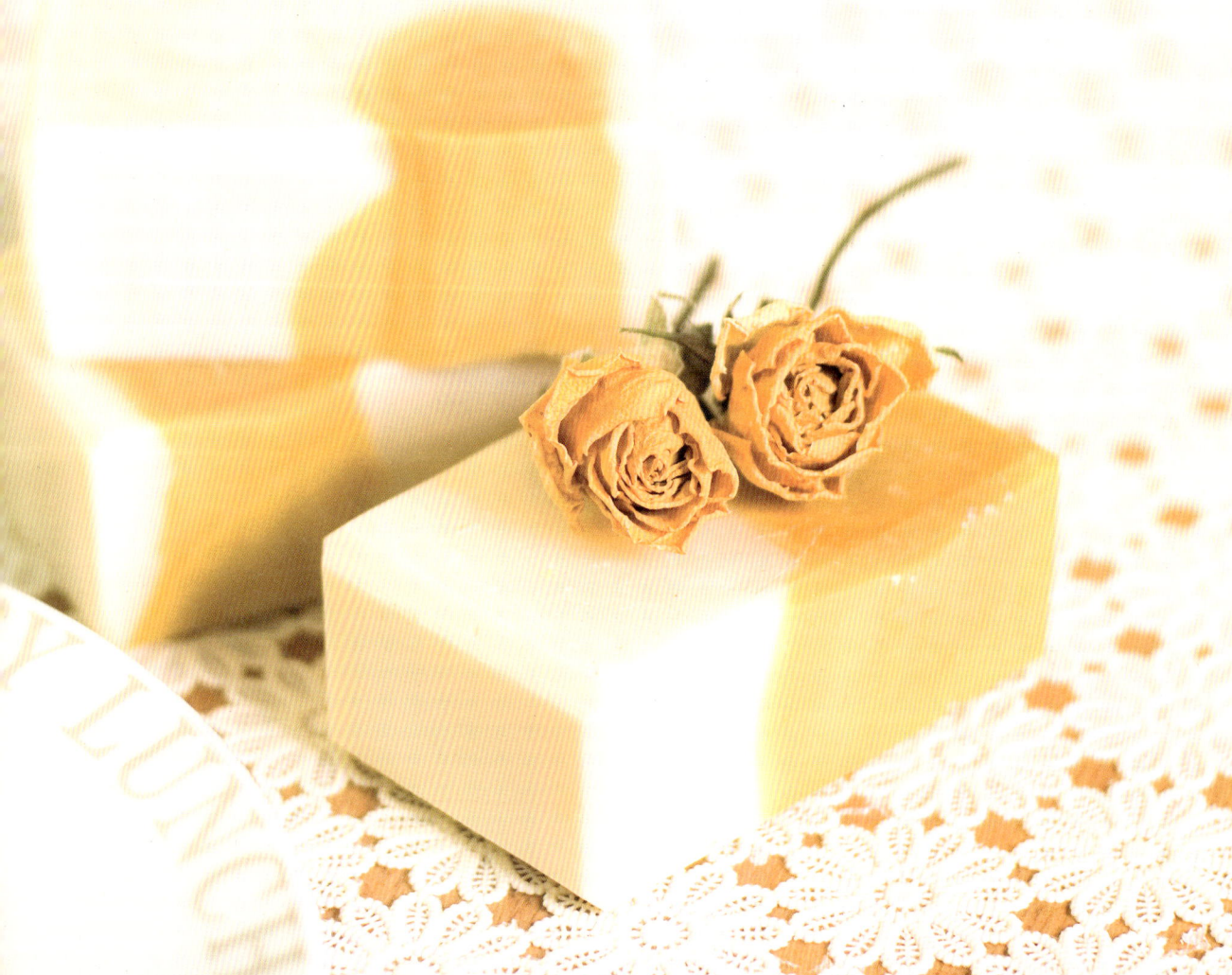

CP

난이도 ★★☆☆
거품 ★★☆☆
보습력 ★★★★

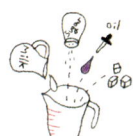

재료 _ 1kg

오일류 _ 코코넛오일 180g, 팜유 180g,
스윗아몬드오일 160g, 아르간오일 30g,
올리브오일 80g, 해바라기씨오일 70g
가성소다 수용액 _
가성소다(5% 디스카운트) 100g,
네롤리워터(워터 33%) 231g
첨가물 _ 진피 분말 5g
에센셜오일 _ 네롤리 1ml,
페티그레인 4ml, 스윗오렌지 15ml

KEY POINT

천연비누는 합성경화제가 들어있지 않아
습기에 약해요. 비누가 물러지는 것을 방지하기
위해서는 물 빠짐이 좋은 비누받침대나
벽에 부착하는 비누홀더를 사용하는 것이 좋아요.

INGREDIENT POINT

네롤리 에센셜오일 오렌지꽃에서 추출한
에센셜오일로 건성이나 노화 피부에 효과적이에요.
페티그레인 에센셜오일 오렌지잎에서
추출한 것으로 효능이 비슷해서 고가의 네롤리
에센셜오일 대용으로 사용해요.
스윗오렌지 에센셜오일 오렌지 열매에서 추출한
것으로 진정 효과가 있고 숙면에 도움이 돼요.

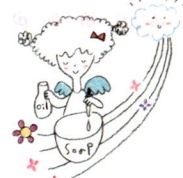

Orangeblossom soap
how to make

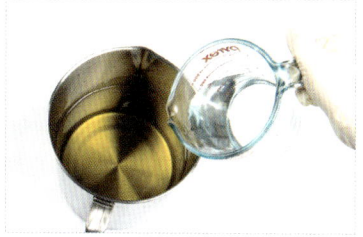

01 오일류를 40~50도로 가열해요.
가성소다를 네롤리워터에 녹인 후
40~50도로 식혀 오일류와 섞어요.
tip_오일류 가열 후 가성소다 수용액을 넣기 전
에 블렌더나 주걱으로 저어주면 오일들이 잘 섞
여 비누의 품질이 더 좋아진답니다.

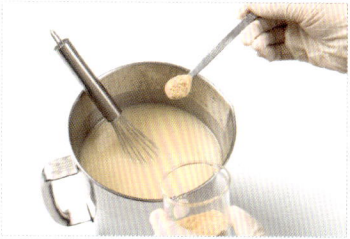

02 거품기와 블렌더를 번갈아 사용
하면서 한 방향으로 저어 트레이스
를 내요. 진피 분말을 2g 넣고 섞어
주세요.

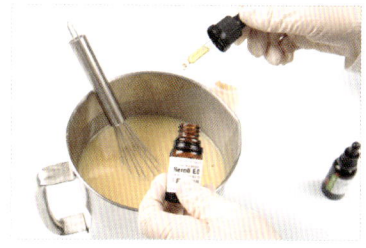

03 에센셜오일을 넣고 저어요.

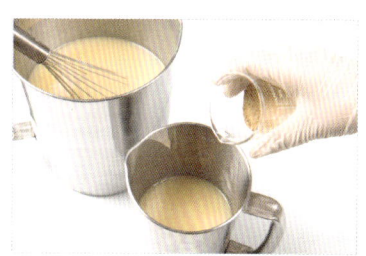

04 비누액 200g을 덜어낸 후 진피
분말 3g을 마저 넣어요.

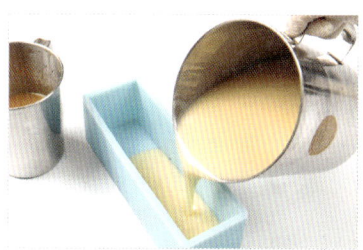

05 진피 분말을 한 번만 넣은 옅은
색의 비누액을 몰드에 부어요.

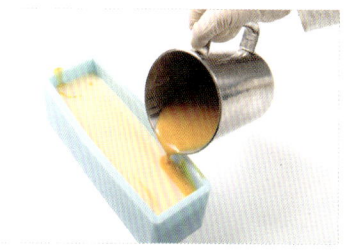

06 따로 덜어내 진피 분말을 추가
로 넣은 짙은 색의 비누액을 한 줄
로 부어주어요. **tip_**비누액을 높이 부으면
비누 안쪽에 마블이 생기고, 낮게 부으면 비누 표
면에 마블이 생긴답니다.

시어버터 비누

보습 효과가 뛰어난 시어버터를 듬뿍 첨가한 비누예요.
건성이나 손상 피부가 아니더라도 보습이 필요한
겨울철에 사용하면 매끈하고 촉촉한 피부로 가꿀 수 있어요.

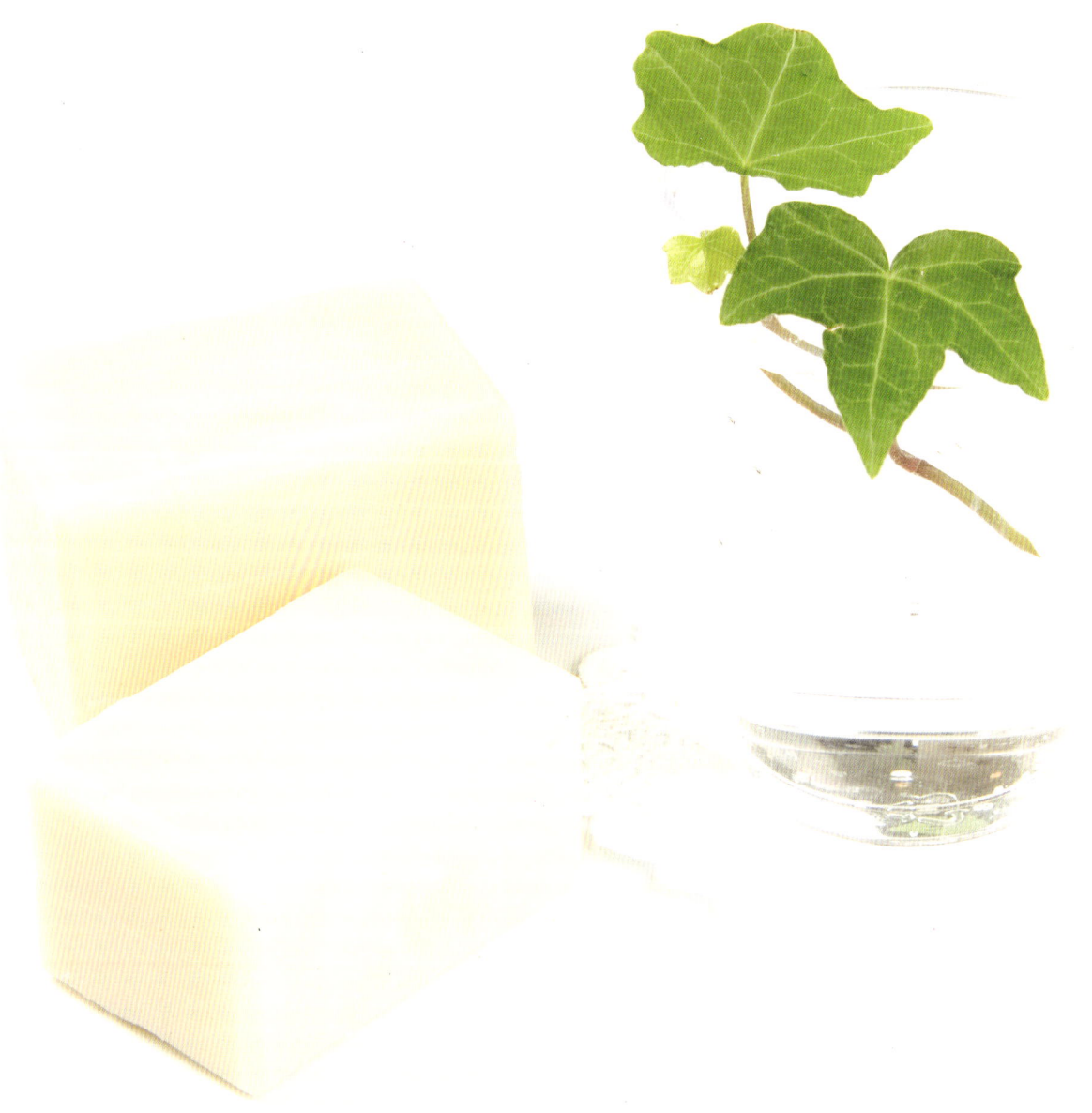

난이도 ★★☆☆
거품 ★★☆☆
보습력 ★★★★

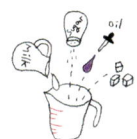

재료 _ 1kg
오일류 _ 코코넛오일 150g,
팜유 150g, 시어버터 300g,
달맞이꽃 종자유 60g, 캐놀라오일 40g
가성소다 수용액 _
가성소다(5% 디스카운트) 96g,
정제수(워터 35%) 245g
에센셜오일 _ 라벤더 8ml,
제라늄 4ml, 패출리 1ml

INGREDIENT POINT

시어버터 아프리카에서 수백 년 전부터
'100%의 효험을 가진 마법의 나무' 또는
'영생의 나무'라고 불리는 카리테나무 열매로부터
추출돼요. 놀라운 보습력과 함께 피부에 탄력을
주며 상처를 재생하는 효능이 높은 천연 식물성
버터로 화장품과 비누에 모두 이용돼요. 또한
천연 자외선 차단 효과가 있으며 단백질이 풍부하여
피부 보습 및 유연 효과가 아주 뛰어나답니다.

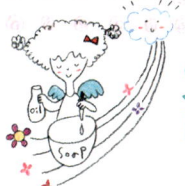

Sheabutter Soap
how to make

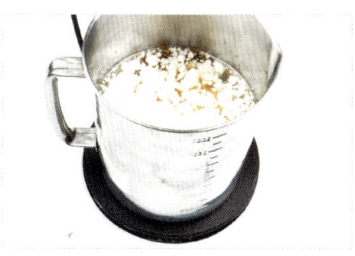

01 오일류를 가열하여 시어버터를 녹인 후 40~50도로 온도를 낮춰요. **tip_**시어버터는 녹는점이 60도예요.

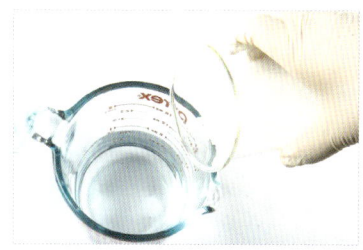

02 가성소다를 정제수에 녹인 후 40~50도로 식혀요.

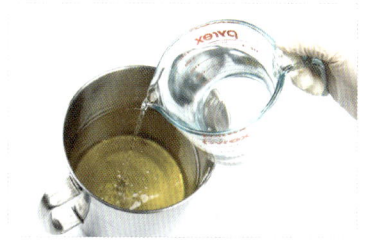

03 양쪽의 온도가 40~50도로 비슷해지면 오일에 가성소다 수용액을 섞어요.

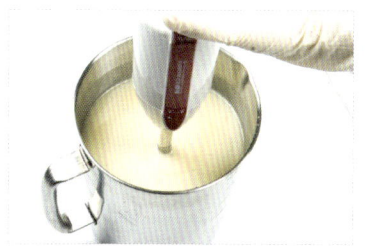

04 거품기와 블렌더를 사용해 크림스프 정도의 트레이스를 내요.

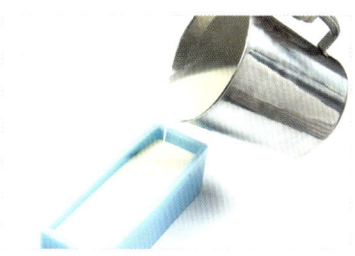

05 에센셜오일을 첨가한 후에 몰드에 부어요.

맥주 비누

클레오파트라도 맥주 거품으로 매일 세안을 하고 맥주로 목욕을 해서 피부를 아름답게
가꿨다고 해요. 맥주는 피부 트러블을 진정시키고 노화 방지에도 좋아요.
또한 보습력이 높고 사용감이 부드럽기로도 유명하죠. 남은 맥주로 비누를 만들어보세요.

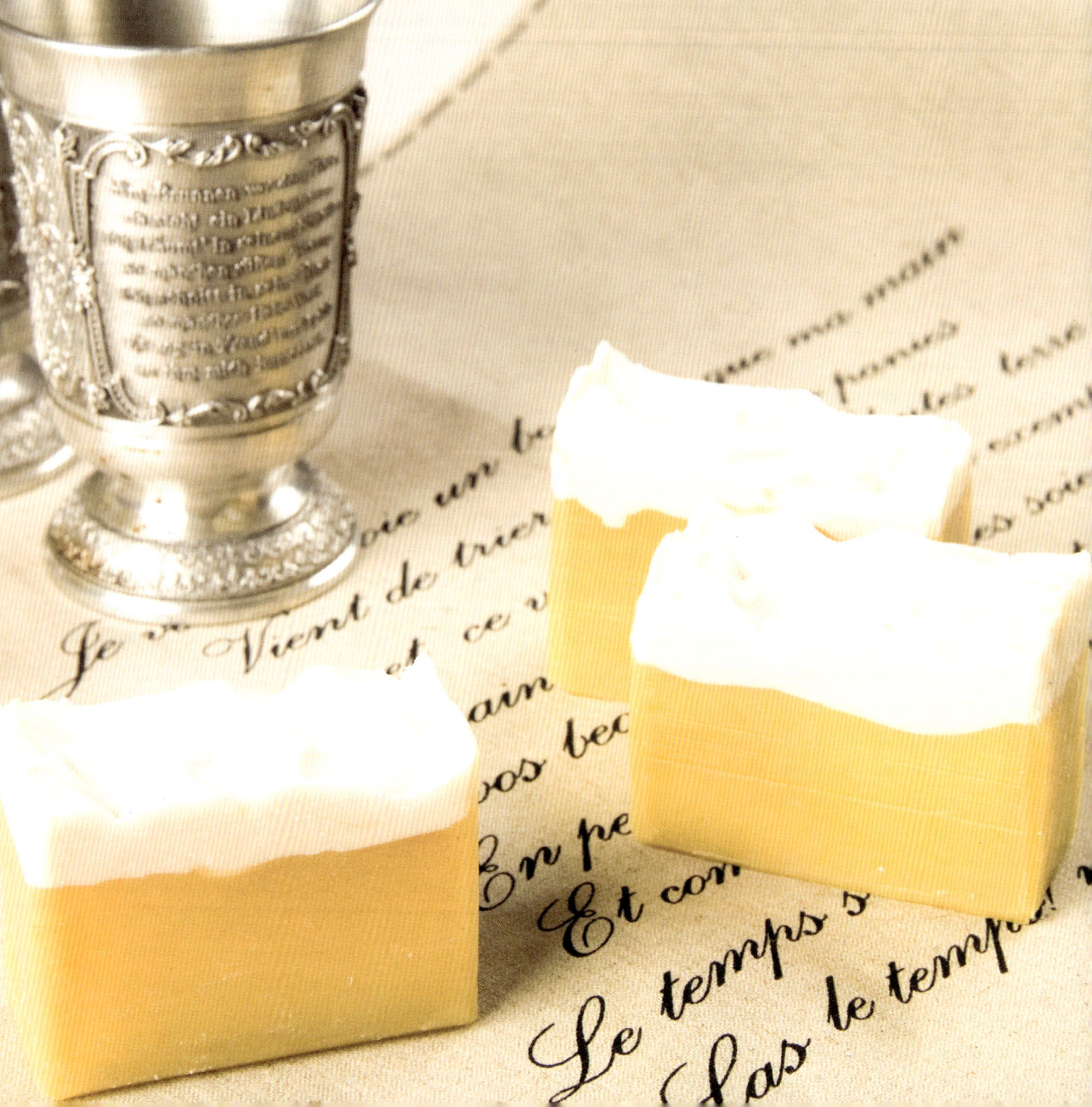

CP

난이도 ★★☆☆
거품 ★★☆☆
보습력 ★★★★

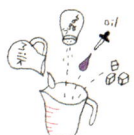

재료 _ 1kg

오일류 _ 코코넛오일 180g, 팜유 180g,
올리브오일 160g, 피마자유 120g,
메도우폼씨드오일 40g, 포도씨유 40g
가성소다 수용액 _
가성소다(5% 디스카운트) 101g,
맥주(워터 35%) 252g
첨가물 _ 치자 분말 2g,
티타늄디옥사이드(분말) 1g
에센셜오일 _ 라벤더 8ml, 제라늄 5ml

KEY POINT

알콜이 가성소다와 만나면 격렬한 반응이
일어나 위험하답니다. 비누를 만들기 전 맥주를
넓은 볼 용기에 부어 며칠간 방치하거나 약한 불로
가열해서 알콜을 휘발시키세요. 전자레인지에 짧게
여러 번 돌려서 휘발시키는 방법도 있어요.
스푼이나 거품기로 저었을 때 하얀 거품이
생기지 않으면 알콜이 휘발된 상태랍니다.

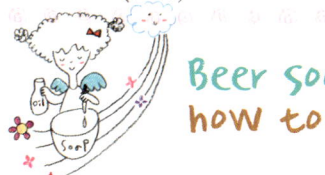

Beer soap
how to make

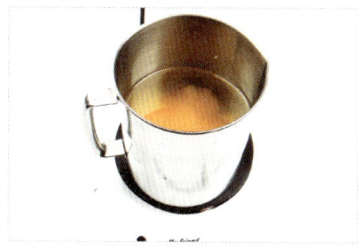

01 오일류를 40~50도로 가열하
고, 맥주에 가성소다를 녹여서 40~
50도로 식혀요.

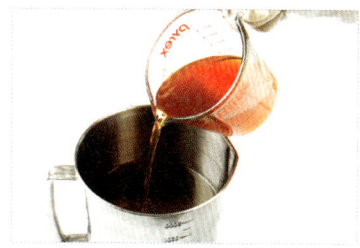

02 오일류에 가성소다 수용액을 천
천히 부어요.

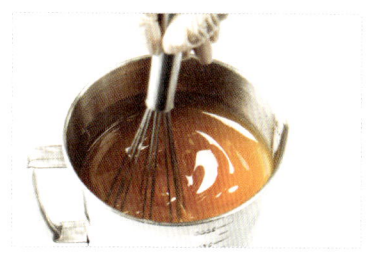

03 거품기를 사용하여 약한 트레
이스를 낸 후 에센셜오일을 넣어요.
tip_ 맥주를 넣으면 트레이스가 빨리 난답니다.
에센셜오일과 첨가물을 미리 준비해두세요.

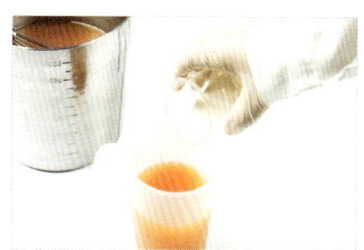

04 비누액 200g을 덜어내서 티타
늄디옥사이드 1g을 넣고, 나머지 비
누액에는 치자 분말을 넣고 섞어요.
tip_ 맥주의 느낌을 살리기 위해 첨가했어요. 기
능성과는 큰 상관이 없으니 이 과정은 생략해도
돼요.

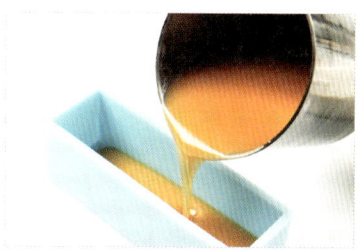

05 크림스프 정도의 점도가 나면
치자 분말을 넣은 노란색 비누액을
먼저 부어요.

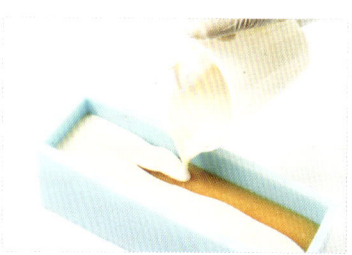

06 그 위에 티타늄디옥사이드를 넣
은 맥주 거품과 같은 하얀색 비누액
을 부어요.

슈가스크럽 비누

유기농 흑설탕을 넣어 민감한 피부에도 자극을 주지 않고 사용감이 부드러워요.
흑설탕은 비타민과 미네랄 성분을 많이 함유하고 있어
피부가 건조해지는 것을 막아주고 희고 윤기 있게 해주는 효과가 있답니다.

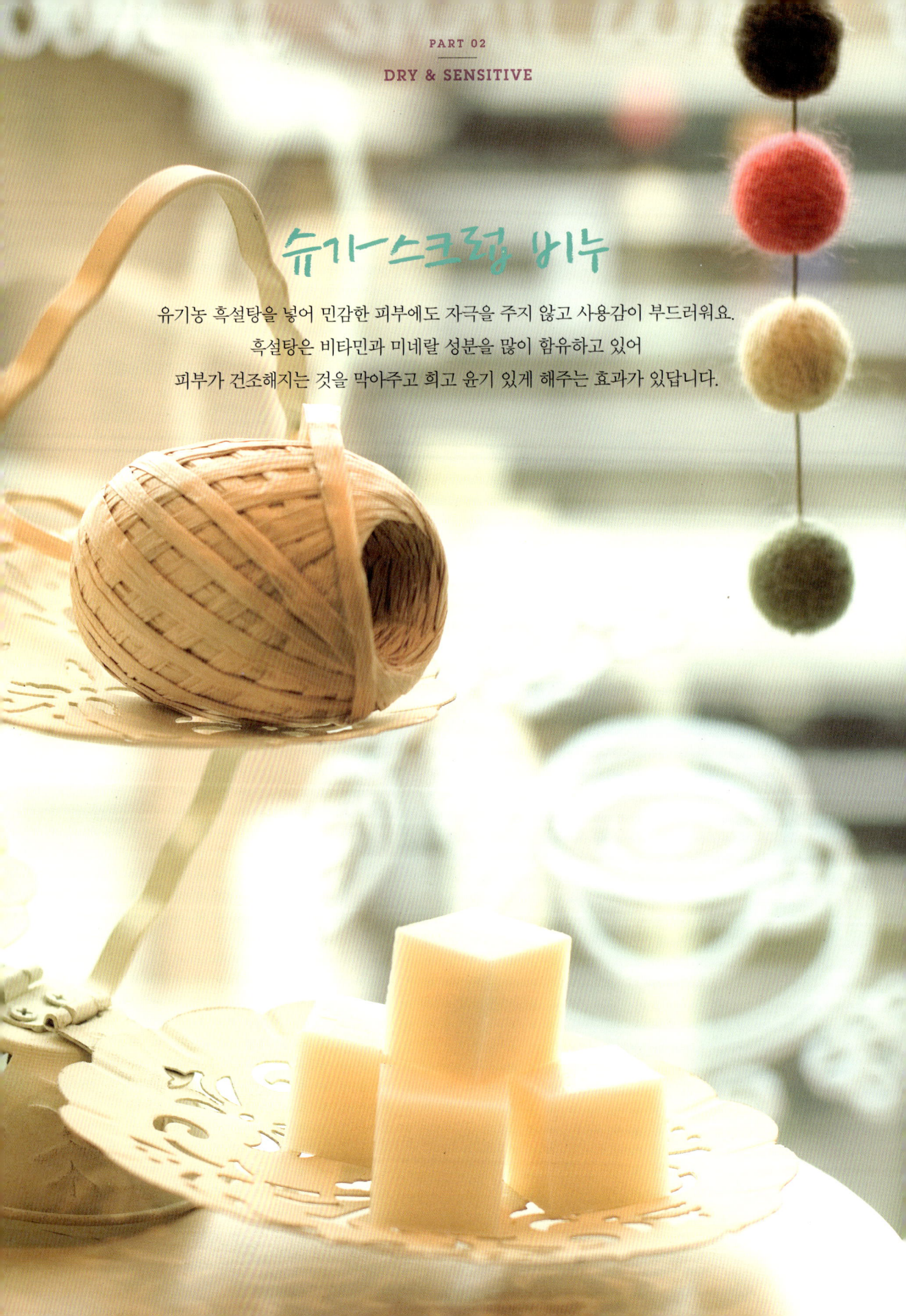

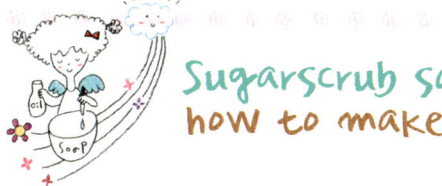

Sugarscrub soap
how to make

CP

난이도 ★★☆☆
거품 ★★☆☆
보습력 ★★★★

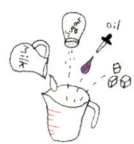

재료 _ 1kg
오일류 _ 코코넛오일 250g,
팜유 200g, 동백유 80g,
살구씨오일 120g, 해바라기씨오일 60g
가성소다 수용액 _
가성소다(5% 디스카운트) 105g,
흑설탕 30g, 정제수(워터 33%) 234g
에센셜오일 _ 라벤더 6ml, 팔마로사 4ml

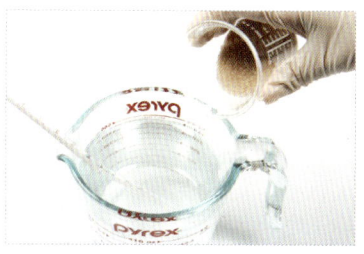

01 오일류를 40~50도로 가열해요. 정제수에 흑설탕을 넣은 후 가성소다를 넣어 녹여요. **tip_**정제수에 흑설탕을 첨가한 후 가성소다를 녹이면 그 열에 의해 흑설탕이 모두 녹아요.

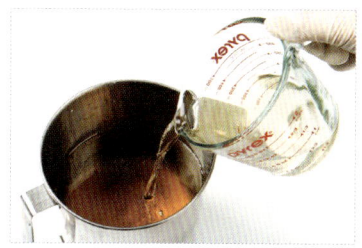

02 가성소다 수용액의 온도가 40~50도로 식으면 오일류에 부어요.

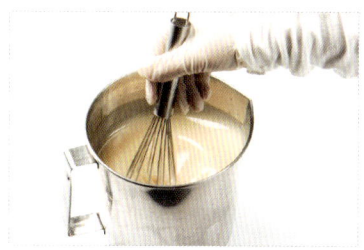

03 거품기와 블렌더를 사용하여 트레이스를 내주세요.

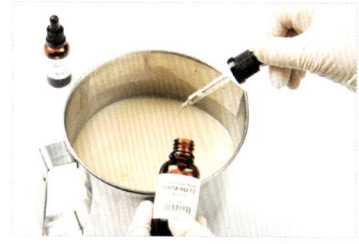

04 에센셜오일을 넣고 섞어요. **tip_**이 단계에서 흑설탕을 넣으면 스크럽 효과는 높아지지만 잘 풀리지 않고 뭉칠 수 있어요.

plus recipe

흑설탕 스크럽
거칠어진 피부와 블랙헤드가 고민이시라면 노폐물과 각질 제거 효과가 뛰어난 흑설탕 스크럽을 만들어보세요.

재료 _50g
흑설탕 40g, 호호바오일 10g, 올리브리퀴드 5g, 자몽씨추출물 5방울,
레몬 에센셜오일 3방울

오일과 올리브리퀴드를 섞은 후 곱게 간 흑설탕과 자몽씨추출물을 넣어요.

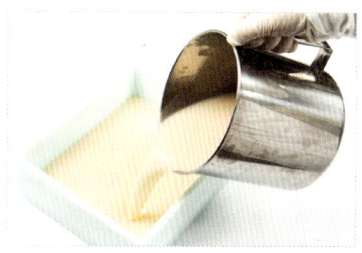

05 크림스프 정도의 점도가 나면 몰드에 부어요. 하루 정도 보온 후 군으면 적당한 크기로 잘라서 4~6주간 숙성시켜요.

알로에 비누

알로에는 고대로부터 '신비의 물질', '하늘의 축복'이라 불리던
인류 최초의 약초라 할 수 있어요. 알로에 비누는
피부 균형을 회복하는 데 도움을 주며 보습력이 좋아요.

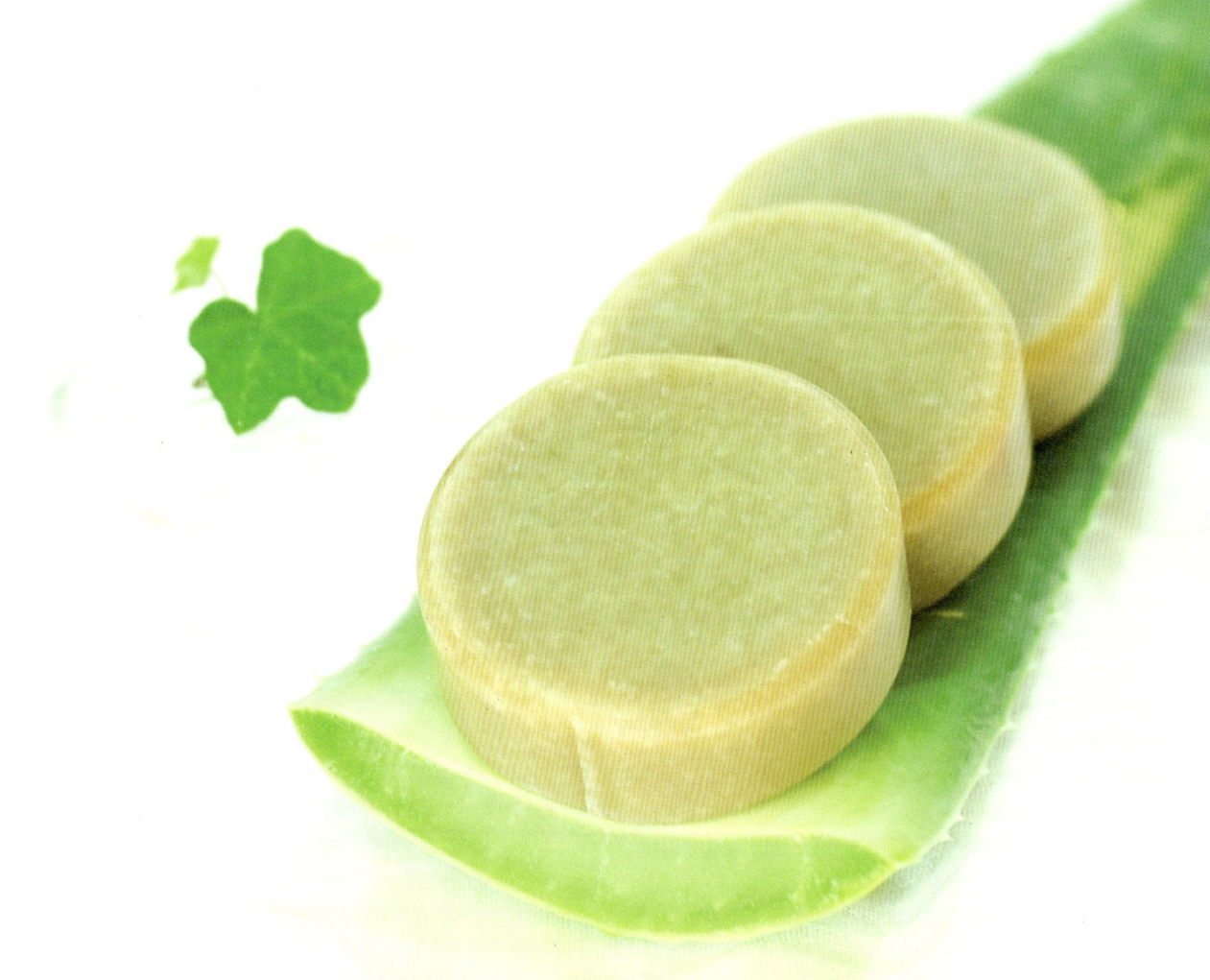

난이도 ★★☆☆
거품 ★★☆☆
보습력 ★★★★

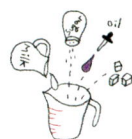

재료 _ 1kg

오일류 _ 코코넛오일 200g,
팜유 200g, 올리브오일 130g,
아보카도오일 120g, 달맞이꽃 종자유 50g
가성소다 수용액 _
가성소다(5% 디스카운트) 101g,
알로에베라워터(워터 32%) 224g
첨가물 _ 알로에 분말 10g
에센셜오일 _ 라벤더 8ml,
시더우드 5ml, 패츌리 1ml

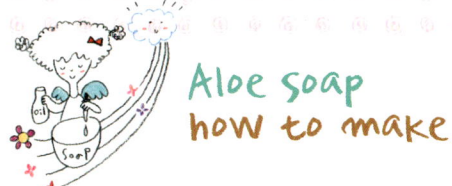

Aloe soap
how to make

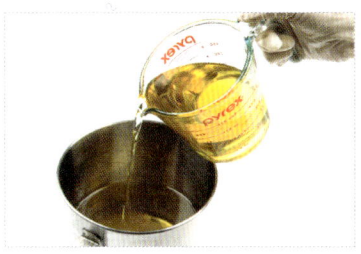

01 오일류를 40~50도로 가열해
요. 가성소다를 알로에베라워터에
녹인 후 40~50도로 식혀 오일류와
섞어요.

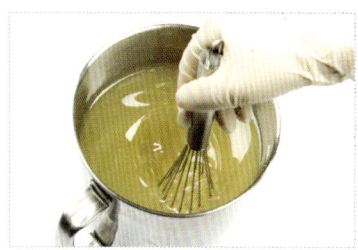

02 거품기와 블렌더를 사용하여 트
레이스를 내주어요. **tip_**트레이스가 빨
리 나기 때문에 블렌더는 짧게 사용하세요.

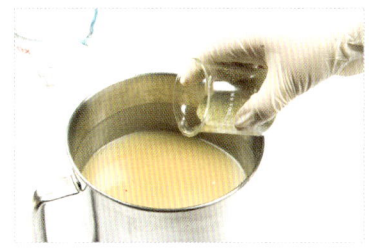

03 알로에 분말을 넣고 골고루 섞
어요.

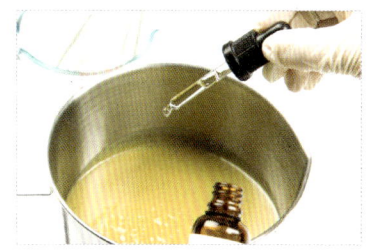

04 에센셜오일을 넣고 저어요.

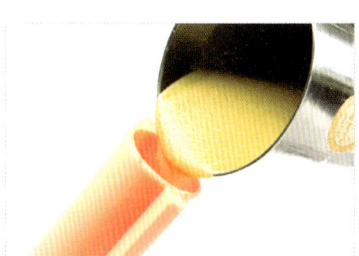

05 크림스프 정도의 점도가 나면
몰드에 부어요. 하루 정도 보온 후
굳으면 적당한 크기로 잘라서 4~6
주간 숙성시켜 사용하세요.

plus recipe

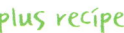

알로에베라워터

시중에 판매하는 것을 사용하지 않고
생알로에베라를 이용해 직접 알로에베
라워터를 만들 수 있어요.

재료 _ 400g
알로에베라 200g, 정제수 200g

알로에베라의 껍질을 벗기면 젤리 상태
가 돼요. 같은 양의 정제수를 넣고 블렌
더로 곱게 간 후, 20~30분 중탕해주어
요. 마지막으로 고운체로 걸러줍니다.

밀크 바디워시

옛날부터 미인들은 욕조에 우유를 가득 채우고 목욕을 즐겼다고 해요.
우유는 지방과 수분의 밸런스가 잘 이루어진 상태로
각종 비타민이 풍부해서 피부를 윤기 있고 건강하게 가꾸는 데 도움을 줍니다.

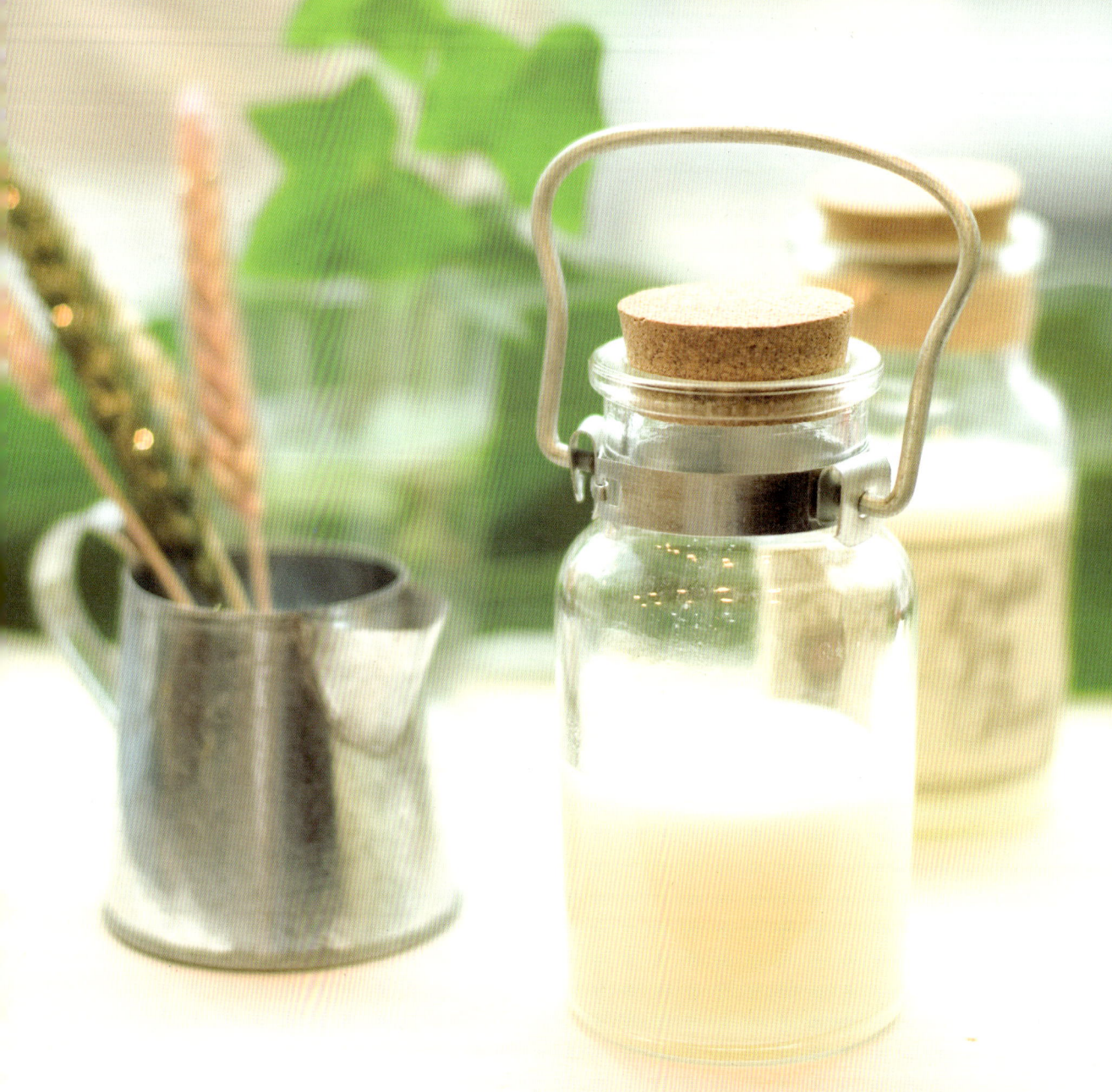

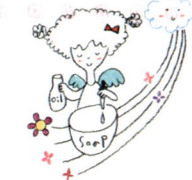

Milk bodywash how to make

난이도 ★★★☆
거품 ★★★☆
보습력 ★★★☆

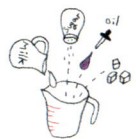

재료
페이스트 만들기 _ 1kg
오일류 _ 코코넛오일 230g,
피마자오일 160g, 호호바오일 80g,
윗점오일 30g
가성가리 수용액 _
가성가리(2% 디스카운트) 101g,
정제수(가성가리량과 동일) 101g
설탕 용액 _ 설탕(오일량의 9%) 45g,
설탕 희석용 정제수(설탕량의 6배) 270g
물비누 만들기 _ 200g
페이스트 100g, 희석용 정제수 80g
첨가물 _ 글리세린 15g, 내추럴베타인 5g,
당근추출물 3g, 탈지분유 3g
에센셜오일 _ 라벤더 18방울,
팔마로사 12방울

KEY POINT
물비누는 첨가물과 에센셜오일을 섞은 후
마지막에 pH테스트를 해주세요. 7~9 사이가
적당한 pH값이에요. 만약 9 이상이면
뜨거운 정제수 10g에 2g의 구연산을 녹인 후
조금씩 첨가하여 pH값을 낮추세요.

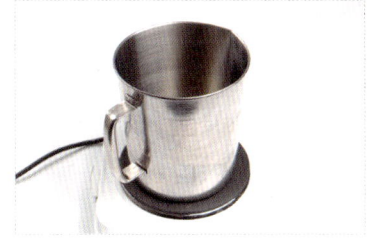

01 오일류를 핫플레이트에 올려 70~80도로 가열해요.

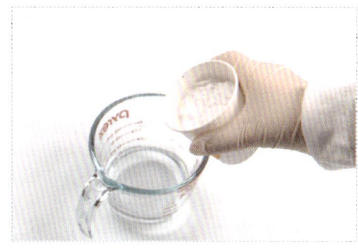

02 정제수에 가성가리를 녹여 70~80도로 맞춰요.

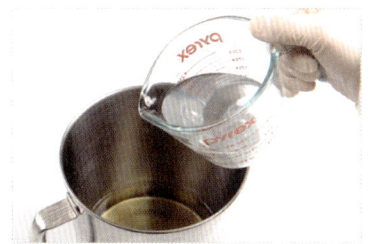

03 오일류와 가성가리 수용액을 섞어요.

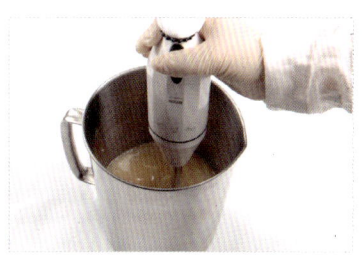

04 거품기와 블렌더를 번갈아 사용하여 과트레이스를 내요.

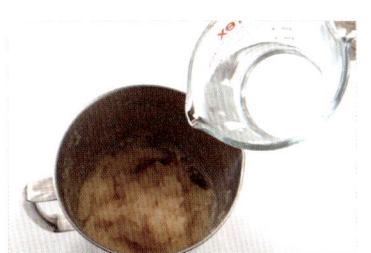

05 정제수와 설탕을 계량하여 70~80도로 가열한 설탕 용액을 과트레이스가 난 비누액에 부어 잘 섞어요. 페이스트 상태가 되면 지퍼백에 담아 2주간 숙성시켜요.

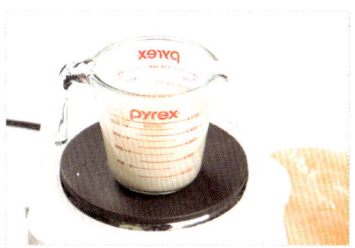

06 페이스트를 희석할 때는 적당량을 용기에 덜어 탈지분유를 녹인 정제수를 넣고 약한 불로 가열해요. 페이스트가 다 녹으면 나머지 첨가물과 에센셜오일을 넣어요.

바디 샤워젤

피부를 탄력 있게 만들어주는 젤라틴과 자극이 적은 애플계면활성제로 만든
샤워젤이에요. 샤워할 때 마사지하듯 문질러주면 부드러운 거품과 함께
피부가 촉촉해진답니다. 실온에 두면 점도가 낮아지니 반드시 냉장 보관하세요.

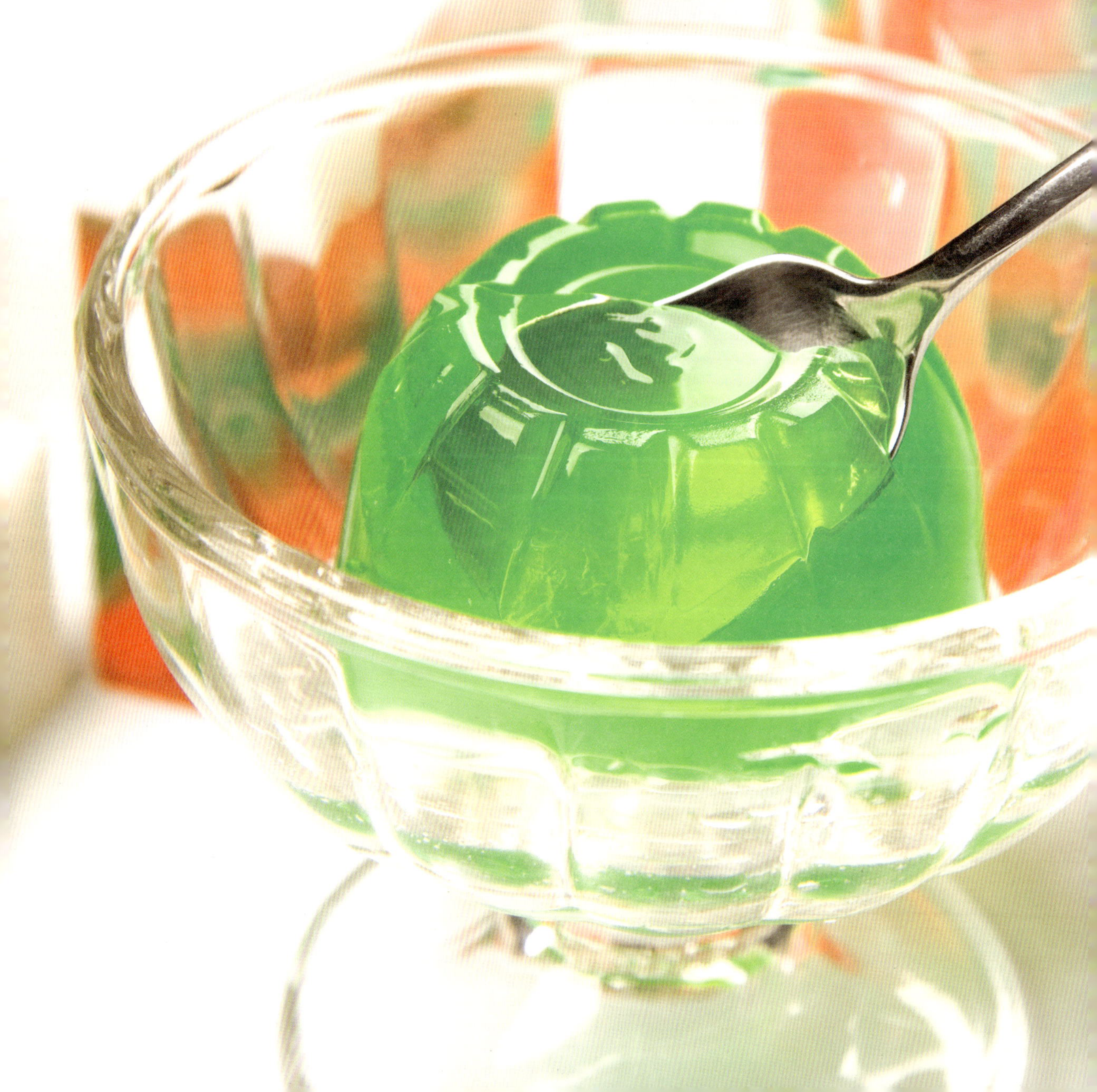

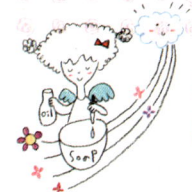

Body showergel how to make

난이도 ★★☆☆

거품 ★☆☆☆

보습력 ★★★☆

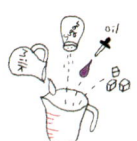

재료 _ 100g

정제수 65g,
젤라틴 2g,
일본입욕제 1g,
애플계면활성제 20g,
글리세린 10g,
라벤더 에센셜오일 15방울

KEY POINT

다 먹은 젤리 용기에 담아 굳혀두었다가
아이들이 목욕할 때 하나씩 꺼내주어도 되고,
밀폐용기에 만들어두었다가 샤워할 때마다 조금씩
덜어 사용해도 좋아요. 더운 여름철 잦은 샤워로
인해 건조해질 수 있는 피부에 수분을 공급해주고
시원한 사용감으로 더위를 식힐 수 있어요.

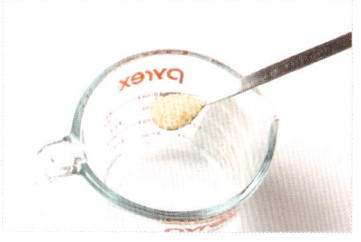

01 적당한 용기에 정제수를 붓고
60~70도로 가열한 후 젤라틴을 넣
고 깨끗하게 녹여요.

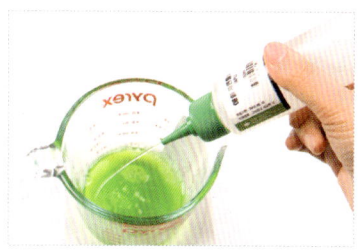

02 일본입욕제와 애플계면활성제
를 넣고 섞어요.

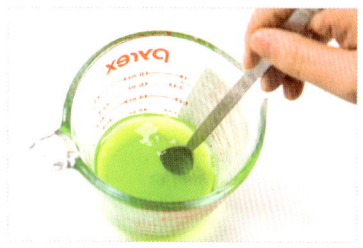

03 라벤더 에센셜오일과 글리세린
을 넣고 저어요.

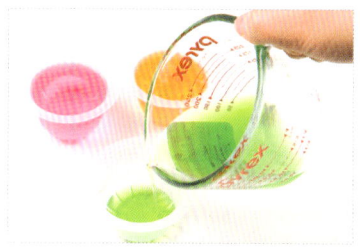

04 준비한 용기에 담아 냉장고에
넣고 굳혀요. **tip_**시중에 판매하는 젤리포
용기를 몰드로 활용할 경우 2~3개 정도를 만들
수 있어요.

초코칩 쿠키 비누

코코아 분말을 이용해 만든 리배칭 비누예요. '신이 먹는 음식'이란 별칭답게 코코아 분말에는
풍부한 영양성분이 함유되어 있답니다. 특히 피부를 촉촉하게 해주면서 세포활동을
촉진시키는 폴리페놀 성분이 다량 함유되어 있어 건성 피부와 노화 피부에도 효과적이에요.

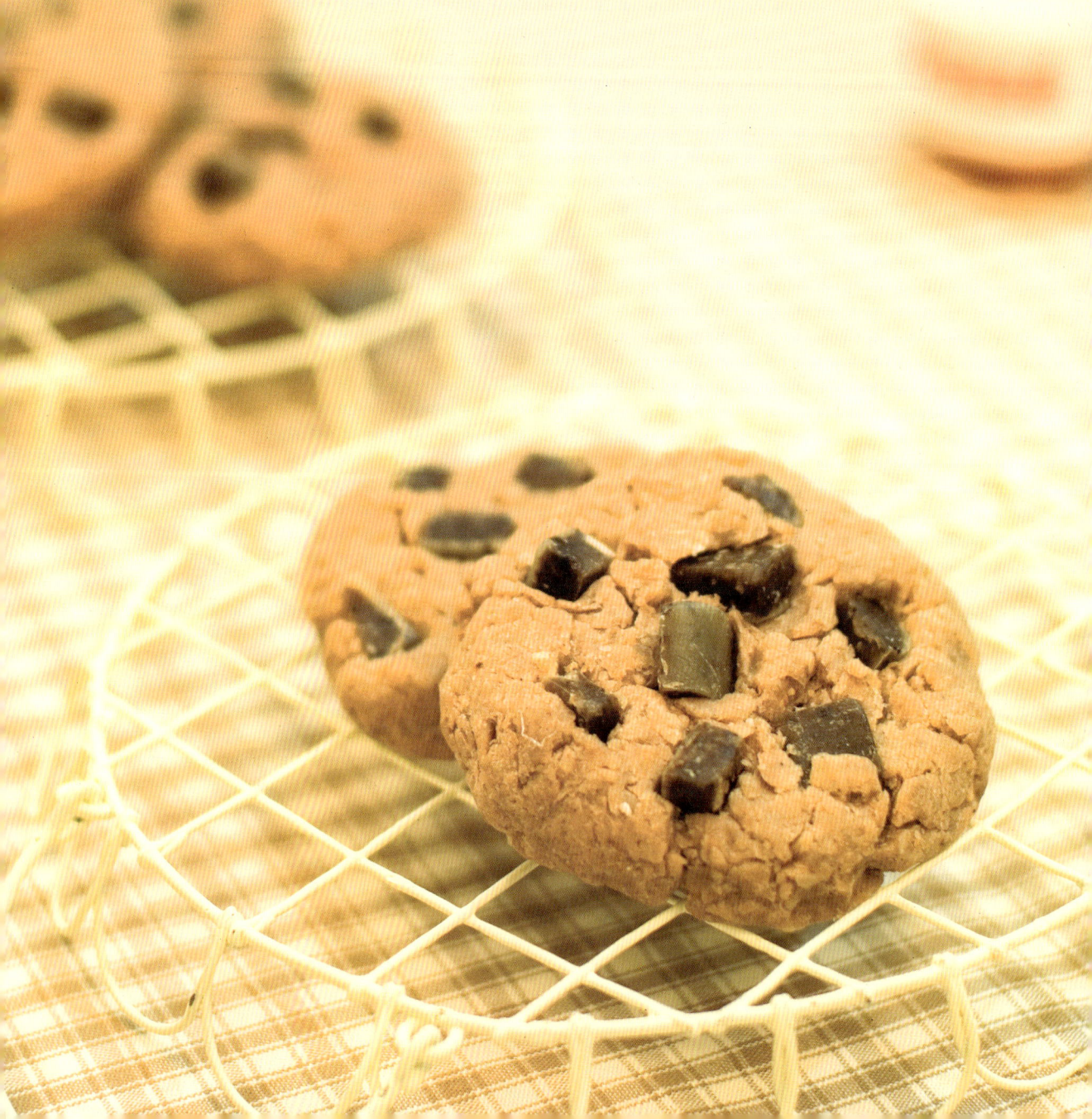

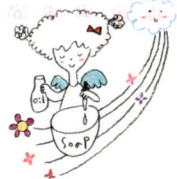

chocochip cookie soap how to make

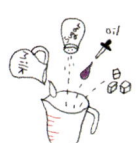

Rebatching

난이도 ★☆☆☆
거품 ★★☆☆
보습력 ★★★★

재료 _ 220g
비누 자투리 200g,
정제수 20g,
코코아 분말 2g,
초코플레이버오일 10방울

KEY POINT

숙성이 끝난 비누의 자투리를 이용해서
리배칭했을 때는 바로 사용해도 되지만 숙성이
덜 된 비누자투리를 이용했을 때는 리배칭 후에
나머지 숙성기간을 채운 후 사용하세요.

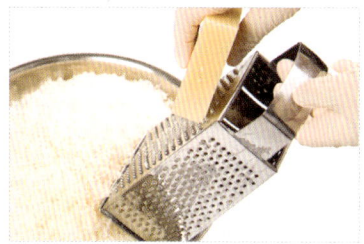

01 비누 자투리를 강판에 갈아요.

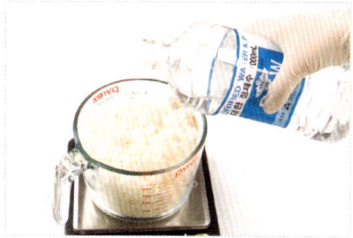

02 곱게 간 비누 자투리에 정제수
를 넣어요.

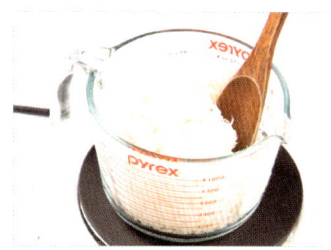

03 핫플레이트에 올려 젤 상태가
되도록 중간불로 가열해요. **tip_** 랩을
씌운 후 전자레인지로 가열해도 돼요.

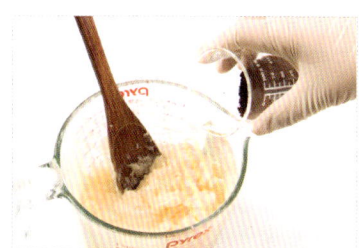

04 젤 상태가 되면 코코아 분말과
초코플레이버오일을 넣고 주걱으로
섞어요. **tip_** 초코칩 쿠키에 어울리는 초코플
레이버오일을 첨가했어요. 다른 향을 사용해도
좋아요.

plus recipe

건성 피부용 보습 오일

건조한 피부에 즉각적인 보습 효과를
주는 오일이에요. 또한 건조함으로 인
한 피부의 가려움을 진정시켜줘요.

재료 _ 30ml
스윗아몬드오일 18g, 아르간오일 8g,
비타민 E 1g, 네롤리 에센셜오일 3방울

가열과정 없이 모든 재료를 섞어주세
요. 세안 후 기초화장 마지막 단계에서
손바닥에 소량 덜어 얼굴을 감싸듯 바
르세요.

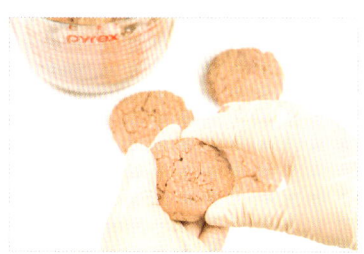

05 동그랗게 빚은 후 꾹 눌러 쿠키
모양으로 만들어요.

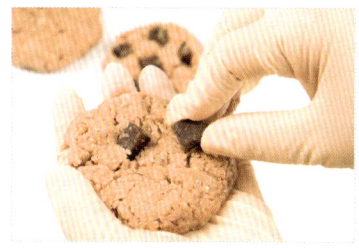

06 진한 색의 CP 비누를 작게 잘라
비누에 올려요. 1~2일 정도 굳힌 후
사용하거나 랩으로 싸서 보관해요.

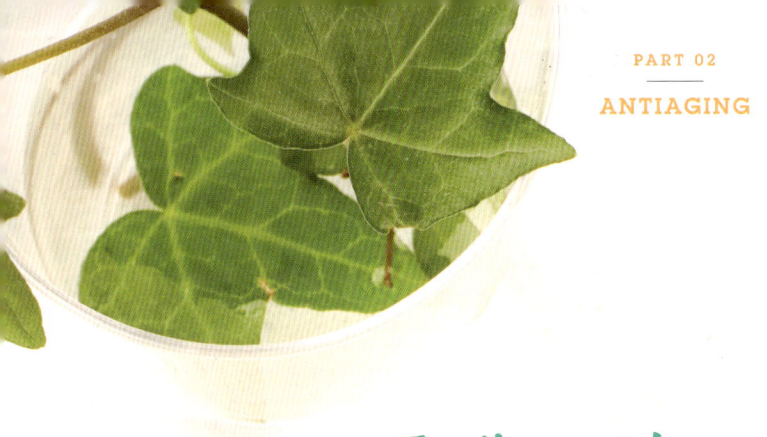

코엔자임Q10 비누

코엔자임Q10을 이용해서 노란색의 작은 장미를 만들어 비누 안에 넣었어요.
코엔자임Q10은 노화와 질병의 원인인
활성산소를 잡아주고 피부를 탄력 있게 가꿔주는 필수성분이랍니다.

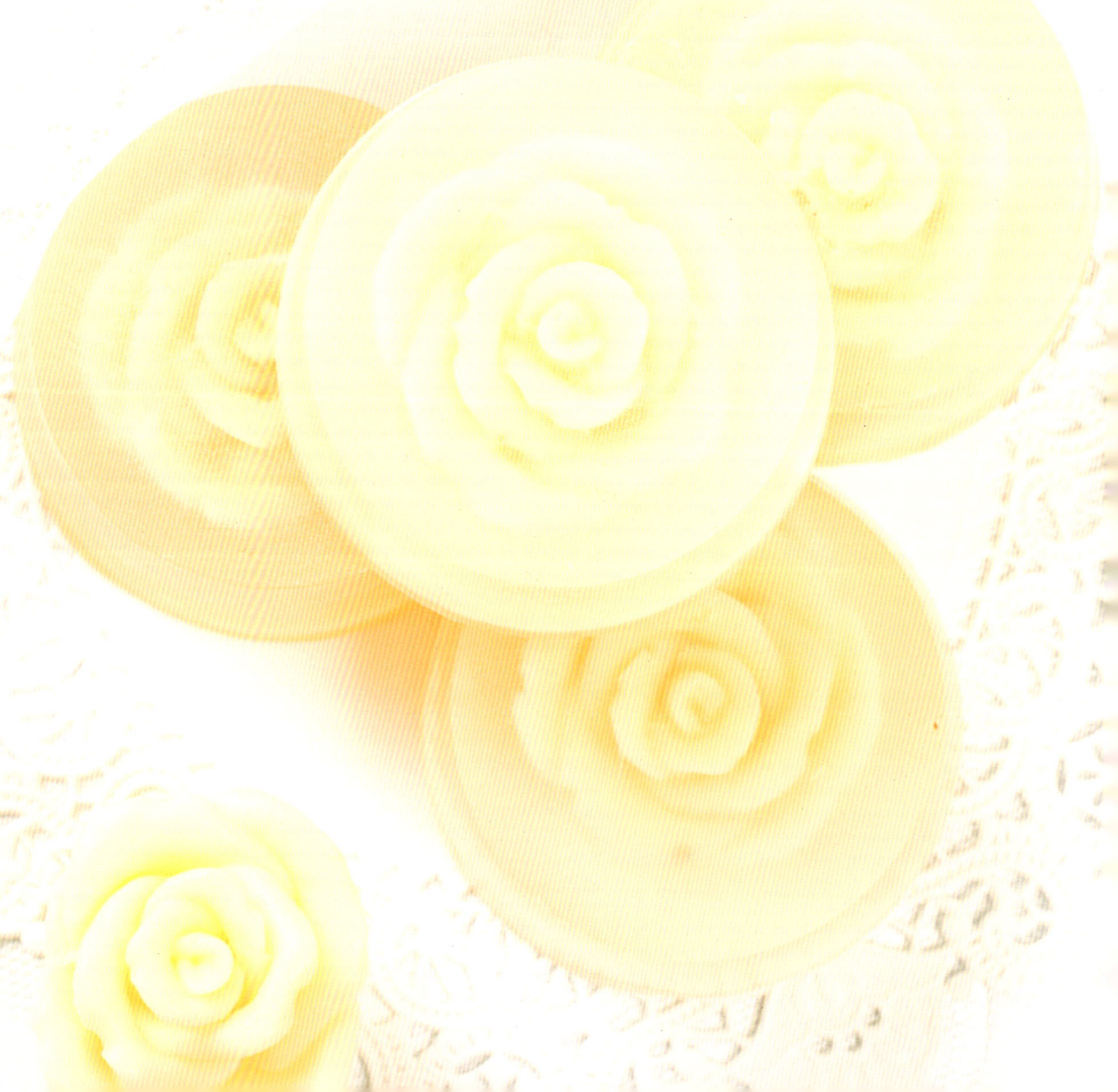

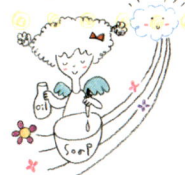

coenzyme Q10 soap
how to make

난이도 ★☆☆☆
거품 ★★☆☆
보습력 ★★★☆

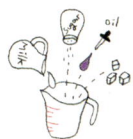

재료 _ 100g
투명 비누베이스 70g,
로즈제라늄 에센셜오일 7방울
장미 속비누
화이트 비누베이스 30g,
코엔자임Q10(수용성) 1g,
로즈제라늄 에센셜오일 3방울
레시피는 1개 몰드에 해당하는
양이니 만드는 개수에 따라 비누베이스의
양을 조절해주세요.

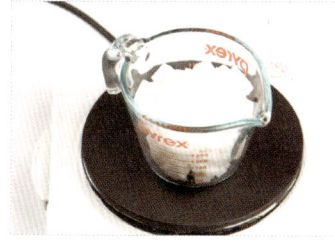

01 화이트 비누베이스를 적당한 크기로 잘라서 녹여요. **tip**_6개의 장미 속비누를 만들기 위해 화이트 비누베이스 180g을 녹였어요.

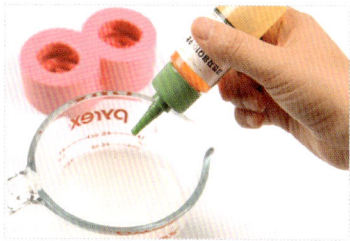

02 비누베이스가 녹으면 코엔자임Q10을 넣어요. **tip**_코엔자임Q10은 수용성을 사용하세요. 비드 타입의 지용성을 사용하면 덩어리가 생겨 깨끗하게 녹지 않아요.

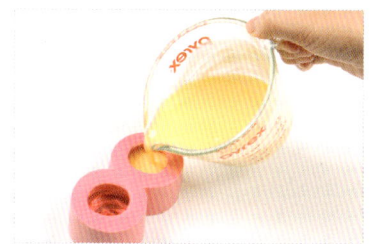

03 에센셜오일을 3방울 넣고 섞은 후 장미 몰드에 부어 굳혀요.

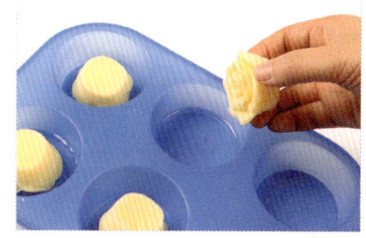

04 작은 장미 비누가 굳으면 원형 몰드에 거꾸로 놓아요.

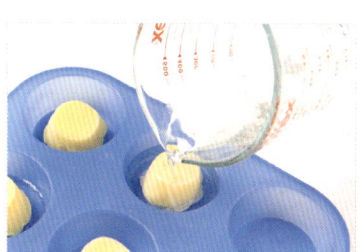

05 투명 비누베이스를 녹인 후 에센셜오일을 7방울 넣고 원형 몰드에 부어 실온에서 서서히 굳혀주세요. **tip**_투명 비누베이스의 온도가 너무 높으면 장미 비누가 녹을 수 있으니 조금 식힌 후 부어요.

plus recipe

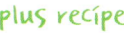

코엔자임Q10 에센스
코엔자임 비누와 함께 사용하면 더 효과적인 노화 예방 에센스예요.
재료 _ 50ml
알로에베라겔 20g, 로즈워터 25g, 코엔자임Q10(수용성) 3g, 히아루론산 2g, 나트로틱스 1g
알로에베라겔에 코엔자임Q10과 히아루론산, 나트로틱스를 차례대로 넣고 골고루 섞은 후에 로즈워터를 넣고 다시 섞으면 완성.

레드와인 비누

와인이 여자 피부에 좋다는 건 아시죠? 레드와인에 들어있는 AHA 성분은
각질 제거를 돕고 혈액순환을 촉진해 피부를 윤기 있게 가꿔줘요. 또한 폴리페놀 성분은
세포 생성을 촉진해 노화 방지는 물론 건강한 피부를 유지하도록 해준답니다.

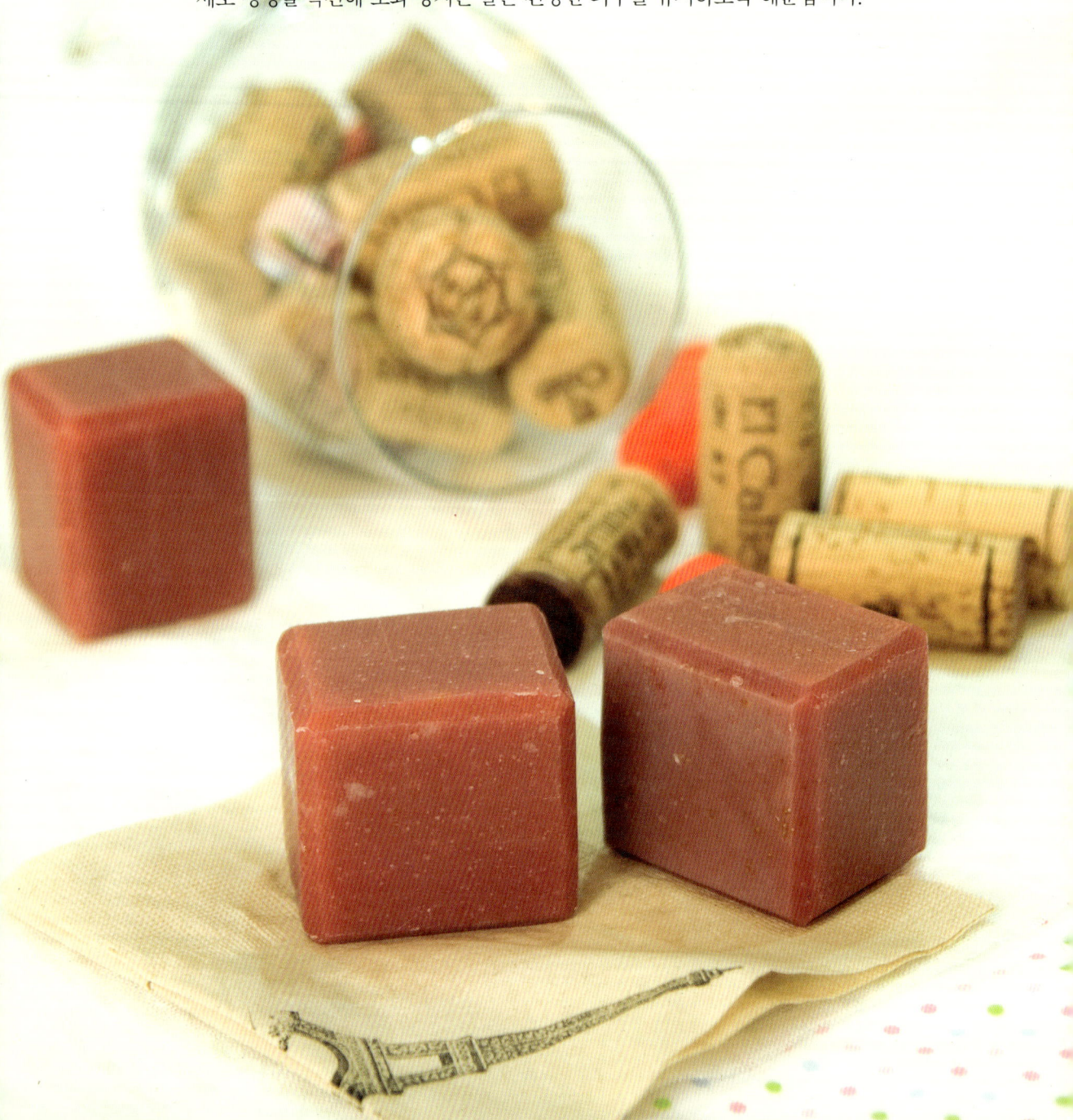

CP

난이도 ★★☆☆
거품 ★★☆☆
보습력 ★★★☆

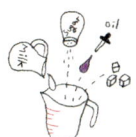

재료 _ 1kg

오일류 _ 코코넛오일 180g,
팜유 150g, 올리브오일 160g,
호호바오일 100g, 시어버터 60g,
포도씨유 50g
가성소다 수용액 _
가성소다(5% 디스카운트) 92g,
정제수 131g, 레드와인 100g(워터 33%)
첨가물 _ 포도 분말 10g, 코치닐 분말 2g
에센셜오일 _ 메이창 6ml,
스윗오렌지 6ml, 패출리 1ml

KEY POINT

레드와인의 느낌을 좀 더 살리기 위해
코치닐 분말을 첨가했어요.
코치닐 분말은 딸기우유의 붉은 색을 내는 재료로,
민감한 피부라면 빼고 만들어도 무방해요.

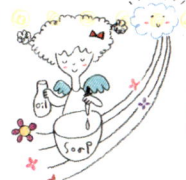

Redwine soap how to make

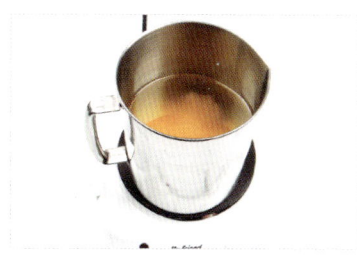

01 오일류를 가열하여 시어버터를 완전히 녹인 후 40~50도로 식혀요.

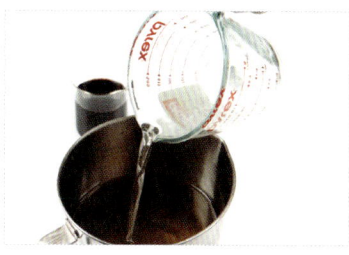

02 정제수에 가성소다를 녹여서 40~50도로 식힌 후 오일류에 천천히 부어요.

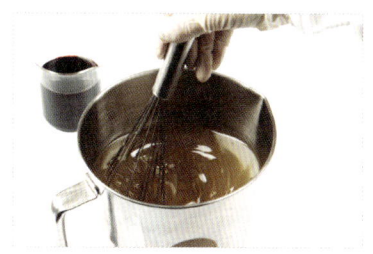

03 거품기와 블렌더를 사용하여 골고루 섞어요.

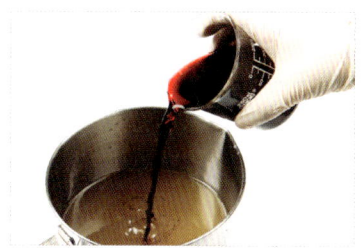

04 알콜을 뺀 레드와인을 넣고 트레이스를 내주세요. **tip_**반드시 알콜을 뺀 후 첨가하세요. 알콜 휘발법은 p.73 맥주 비누 참고.

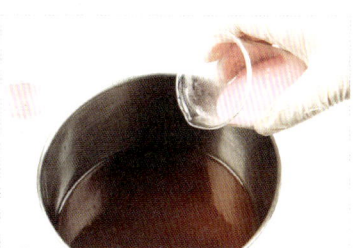

05 비누액에 포도 분말과 코치닐 분말, 에센셜오일을 넣고 섞어요.

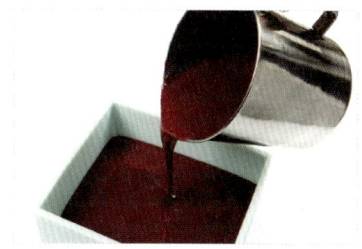

06 크림스프 정도의 점도가 나면 몰드에 부어요. 하루 정도 굳힌 후 단단해지면 적당한 크기로 잘라 4~6주간 숙성시켜요.

서시옥용산 비누

중국의 절세미인 서시(西施)의 얼굴처럼 옥같이 만들어준다는 '서시옥용산'.
서시옥용산은 동의보감에 피부를 좋게 하는 비방으로 소개되었어요.
노화뿐만 아니라 피부 트러블이나 기미 등의 잡티에도 좋다고 해요.

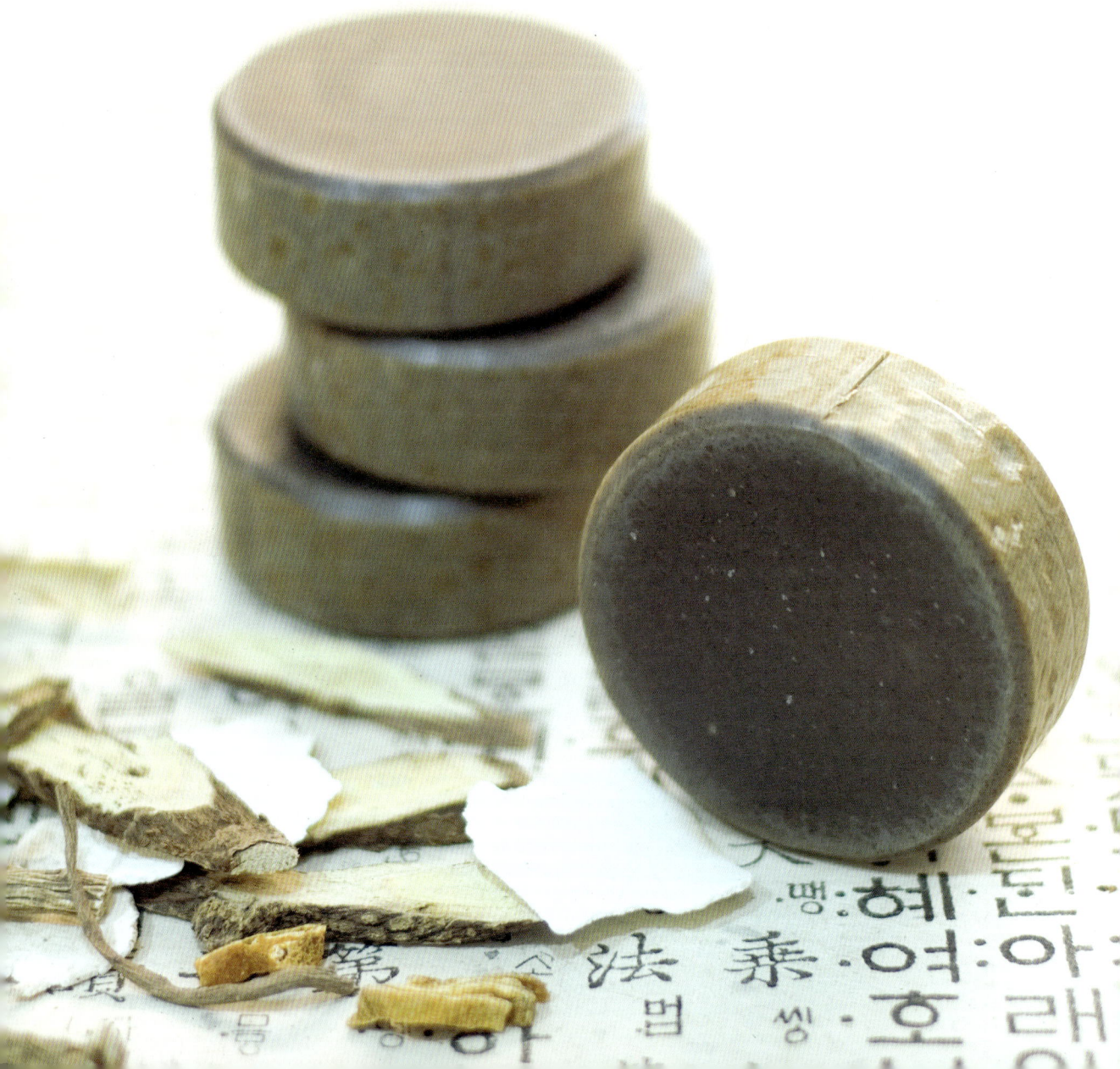

CP

난이도 ★★☆☆
거품 ★★☆☆
보습력 ★★★☆

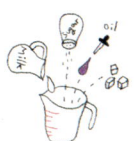

재료 _ 1kg

오일류 _ 코코넛오일 180g,
팜유 180g, 올리브오일 120g,
호호바오일 70g, 메도우폼씨드오일 50g,
시어버터 60g, 윗점오일 50g
가성소다 수용액 _
가성소다(5% 디스카운트) 96g,
정제수(워터 33%) 234g
첨가물 _ 서시옥용산 분말 20g, 콜라겐 5g
에센셜오일 _ 라벤더 14ml, 프랑킨센스 2ml

INGREDIENT POINT
———

서시옥용산 녹두, 백지, 백급, 백렴,
백강잠, 백부자, 천화분, 감송향, 삼내자,
곽향, 영릉향, 방풍, 고본, 조각자 등의
14가지 한약재를 이용한 처방으로 기미나
주근깨 등의 잡티 제거에 좋다고 알려져 있어요.

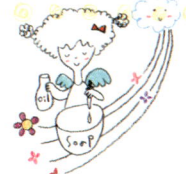

Chinese powder soap
how to make

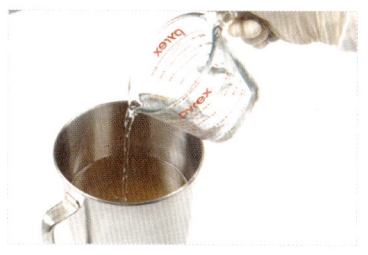

01 오일류를 가열해서 시어버터를
완전히 녹인 후 40~50도로 식혀요.
정제수에 가성소다를 녹여 40~50도
로 식힌 후 오일류에 부어요.

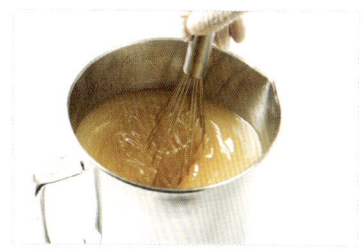

02 거품기와 블렌더를 사용하여 트
레이스를 내주세요.

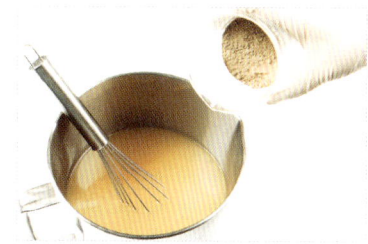

03 서시옥용산 분말을 넣고 골고루
섞어요.

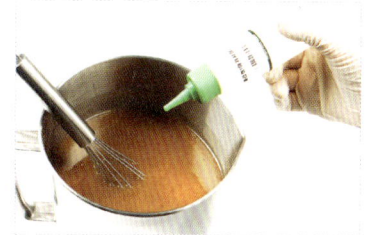

04 콜라겐을 넣어요. **tip_**아카시아콜
라겐 또는 마린콜라겐 모두 사용이 가능해요.

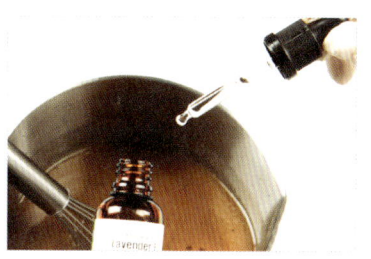

05 에센셜오일을 넣고 섞어요.

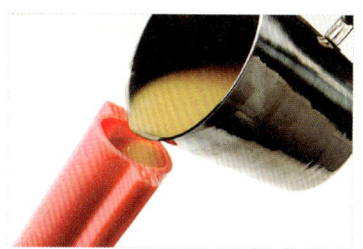

06 몰드에 부어 하루 정도 건조시
킨 후 단단해지면 적당한 크기로 잘
라서 숙성시켜요.

인삼 비누

인삼은 피부의 신진대사를 촉진시키고 혈액의 흐름을 좋게 해주며
보습력을 높여줘요. 또한 거친 피부를 매끈하고 윤기 있게 해준답니다.
여기에 꿀을 첨가하면 보습력을 더 향상시킬 수 있어요.

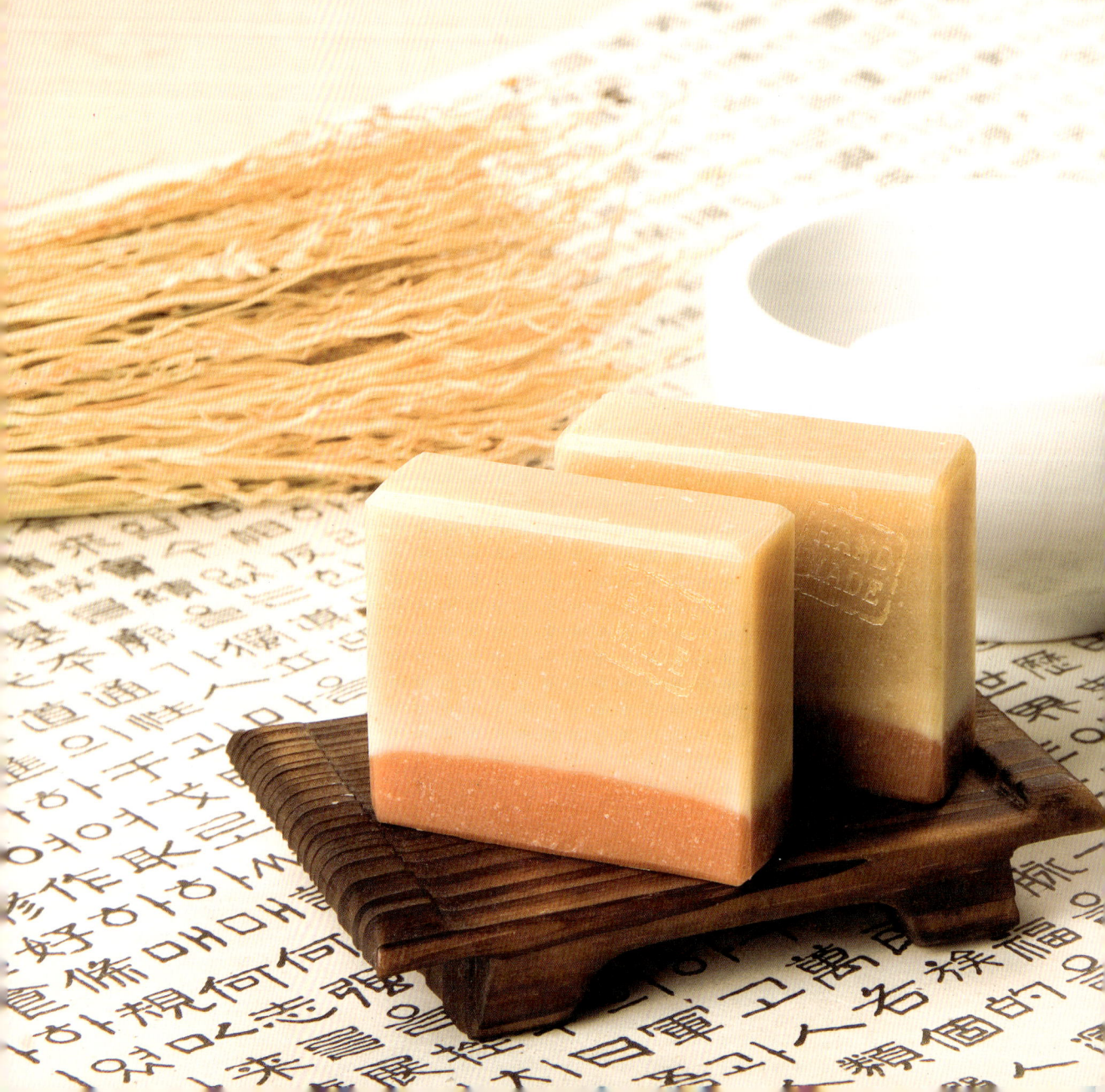

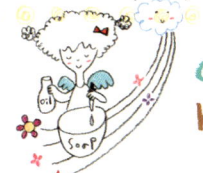

Ginseng soap
how to make

난이도 ★★☆☆
거품 ★★☆☆
보습력 ★★★★

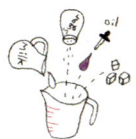

재료 _ 1kg
오일류 _ 코코넛오일 200g, 팜유 200g,
스윗아몬드오일 150g, 보리지오일 60g,
호호바오일 40g, 윗점오일 50g
가성소다 수용액 _
가성소다(7% 디스카운트) 96g,
정제수(워터 33%) 231g
첨가물 _ 인삼 분말 15g, 꿀 3g,
레드클레이 1g
에센셜오일 _ 로즈마리 4ml,
파인 3ml, 시더우드 1ml

KEY POINT

CP 비누의 기능에 따른 오일 선택
❶ 단단함 팜유, 라드유, 시어버터, 밀랍
❷ 세정력, 거품 코코넛오일, 팜커넬유
❸ 보습력 올리브오일, 스윗아몬드오일, 아보카도오일
❹ 비누화 반응 촉진 미강유, 팜유, 버터류, 밀랍
❺ 천연 항산화 작용 포도씨유, 윗점오일,
비타민 E, 호호바오일

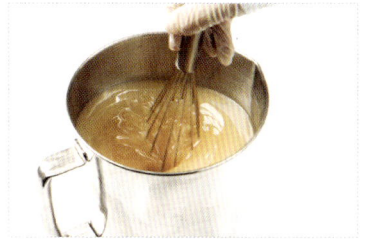

01 오일류를 40~50도로 가열해
요. 정제수에 가성소다를 녹여서
40~50도로 식힌 후에 오일류에 섞
어요. **tip_**정제수 대신 인삼 우린 물을 사용
하면 더 효과적이에요.

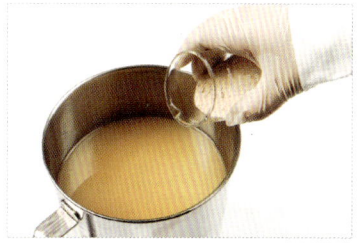

02 인삼 분말을 넣고 골고루 섞어
주어요.

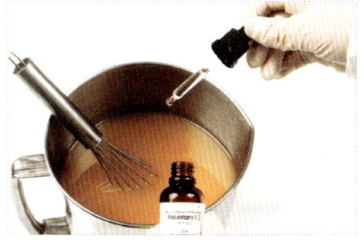

03 에센셜오일을 넣고 가볍게 저어
주어요.

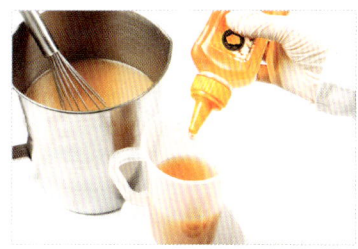

04 비누액을 200g 정도 덜어내어
레드클레이와 꿀을 넣고 섞어요.

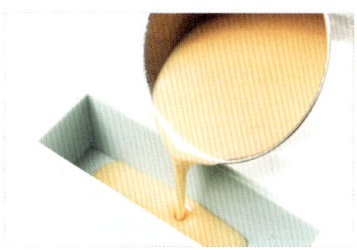

05 레드클레이와 꿀을 넣지 않은
비누액을 몰드에 천천히 붓고 잠시
굳혀요.

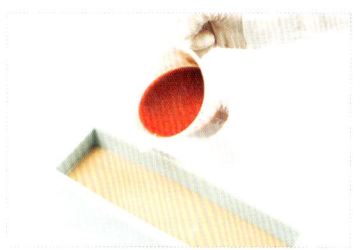

06 비누액이 살짝 굳으면 ④의 비
누액을 조심스럽게 부어요. 하루 정
도 건조시킨 후 적당한 크기로 잘라
숙성시켜요.

댓잎 비누

싱그러운 초록색이 예쁜 댓잎 비누예요. 댓잎 분말과 대나무 수액을 첨가하고 대나무통을 몰드로
이용해서 만들었어요. 댓잎 분말은 말린 대나무잎을 고운 분말로 만든 것으로,
피부 노화나 손상 등을 예방해주어요. 자외선 노출에 의한 피부 홍반에도 효과적이랍니다.

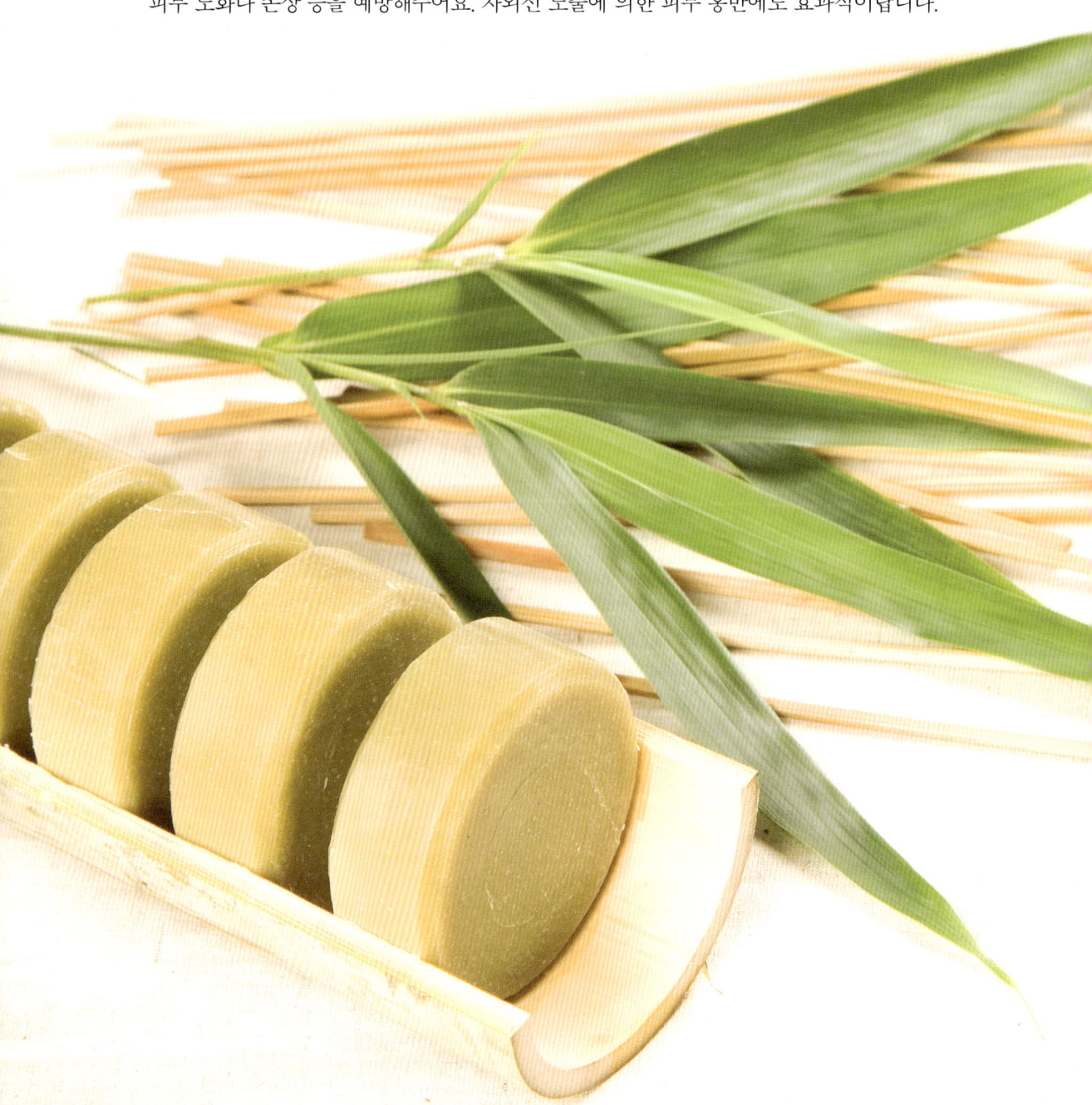

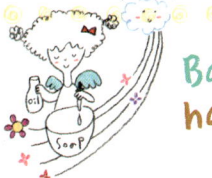

Bamboo Soap how to make

난이도 ★★☆☆
거품 ★★☆☆
보습력 ★★★☆

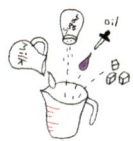

재료 _ 1kg

오일류 _ 코코넛오일 200g,
팜유 190g, 스윗아몬드오일 160g,
올리브오일 70g, 윗점오일 50g,
아르간오일 30g
가성소다 수용액 _
가성소다(5% 디스카운트) 101g,
정제수 131g,
대나무 수액 100g(워터 33%)
첨가물 _ 댓잎 분말 15g
에센셜오일 _ 라벤더 12ml,
에버레스팅 1ml, 패츌리 1ml
라벤더 10ml, 일랑일랑 2ml,
패츌리 2ml로 대체 가능.

KEY POINT

대나무통에 비누액을 부어 1~2일 후
꺼내 실온에서 숙성시켜도 되지만,
대나무통에서 2개월 정도 건조시킨 후 사용하면
비누의 효능이 더 높아져요.

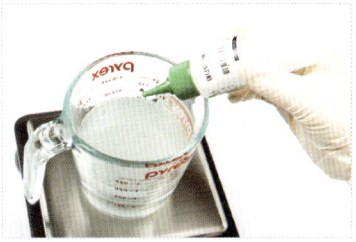

01 정제수에 가성소다를 녹인 후
40~50도로 식혀 대나무 수액을 넣
어요. **tip_**대나무 수액은 노화된 피부나 보습
이 필요한 피부에 좋아요.

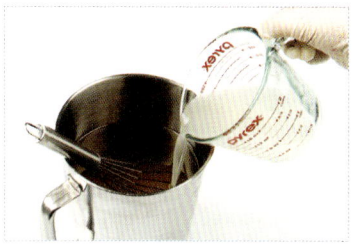

02 40~50도로 가열한 오일류에
가성소다 수용액을 넣어요.

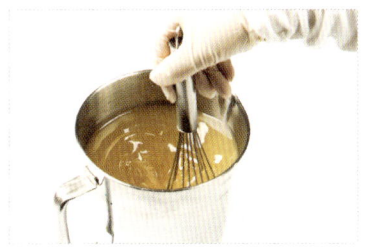

03 블렌더와 거품기를 번갈아 이용
해서 트레이스를 내주어요. **tip_**대나
무 수액이 들어가면 트레이스를 내는 데 시간이
오래 걸린답니다.

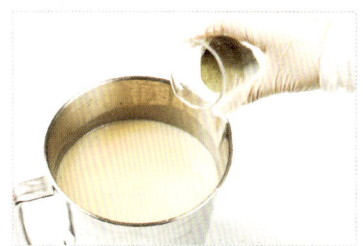

04 댓잎 분말을 넣고 섞어요.

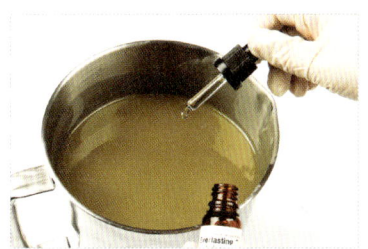

05 에센셜오일을 넣고 가볍게 저어
주어요.

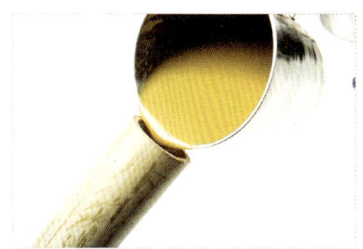

06 크림스프 정도의 점도가 나면
준비한 대나무통에 부어요. **tip_**대나
무통을 미리 반으로 잘라서 테이프로 붙인 후 비
누액을 부으면 비누를 꺼내기가 쉬워요.

오리엔탈 비누

항염증과 진정 효과가 있는 샌달우드 분말과 세포 재생 효과가 뛰어난 프랑킨센스 분말,
항산화 효과로 노화 예방에 좋은 코코아 분말로 만든 삼층 비누예요. 독성물질을 중화시켜주는
연꽃오일을 슈퍼팻으로 사용하여 동양적인 향이 물씬 풍기는 매력적인 비누랍니다.

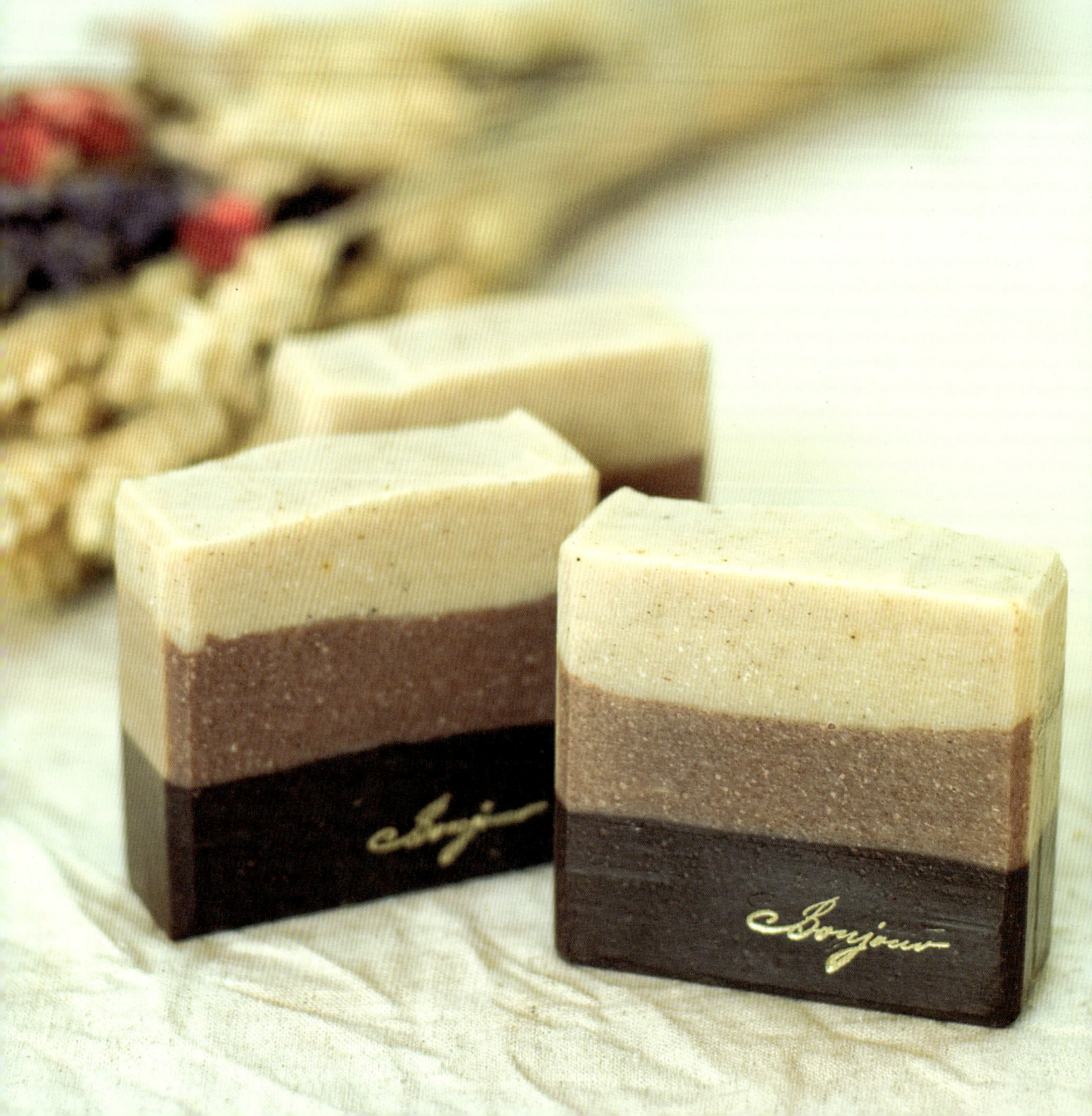

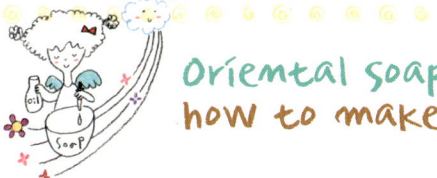

Oriental soap how to make

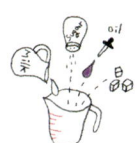

난이도 ★★☆☆
거품 ★★☆☆
보습력 ★★★☆

재료 _ 1kg
오일류 _ 코코넛오일 200g,
팜유 200g, 아보카도오일 140g,
캐놀라오일 60g, 미강유 60g,
달맞이꽃 종자유 50g
가성소다 수용액 _
가성소다(5% 디스카운트) 101g.
정제수(워터 33%) 234g
첨가물 _ 샌달우드 분말 5g,
프랑킨센스 분말 5g, 코코아 분말 2g
슈퍼팻 _ 연꽃오일 10g, 비타민 E 5g
에센셜오일 _ 스윗오렌지 9ml,
일랑일랑 3ml, 샌달우드 2ml, 패출리 1ml

INGREDIENT POINT

샌달우드 분말 화이트 분말과 레드 분말이
있어요. 화이트 분말은 샌달우드 나무의 심재에서
추출한 분말이고, 레드 분말은 나무껍질에서
추출한 분말이에요.
프랑킨센스 분말 프랑킨센스 나무에서 나오는 진액을
굳힌 덩어리를 곱게 갈아서 만든 분말이랍니다.
코코아 분말 피부에 활력을 불어넣어주고 촉촉하게
해주면서 세포 활동을 촉진시키는 역할을 해요. 건성
피부에 좋고 보습과 영양 공급에 효과적이랍니다.

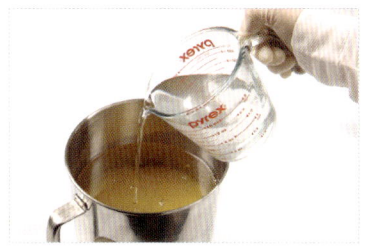

01 오일류를 40~50도로 가열해
요. 정제수에 가성소다를 녹인 후
40~50도로 식혀서 오일류에 부어
줍니다.

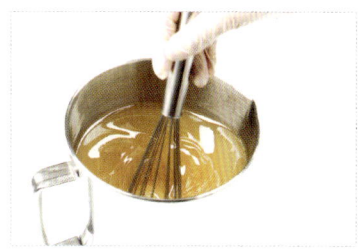

02 거품기를 사용하여 묽은 트레이
스를 내주어요. **tip_**다음 과정에서 에센셜
오일과 분말류가 들어가면 트레이스가 빨라지니
거품기로만 약하게 트레이스를 내주세요.

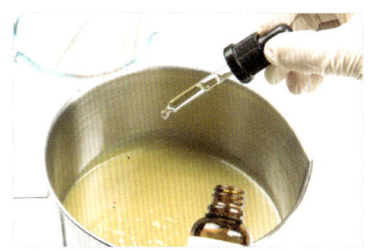

03 연꽃오일과 비타민 E, 에센셜오
일을 넣고 가볍게 저어요.

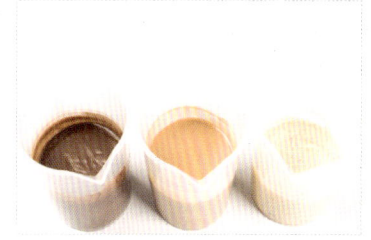

04 비누액을 세 개의 용기에 1/3씩
나누어 담고 각각의 첨가물(샌달우
드, 프랑킨센스, 코코아 분말)을 넣
은 뒤 골고루 섞어요.

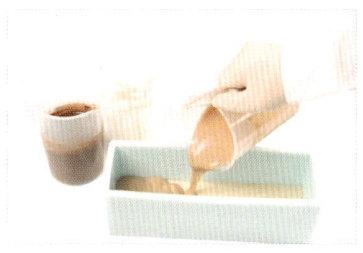

05 준비한 몰드에 차례대로 부어서
굳혀요. 하루 정도 보온하여 건조시
킨 후 잘라서 4~6주간 숙성합니다.
tip_트레이스가 너무 약하게 나면 층으로 나뉘
지 않고 비누액이 섞일 수 있어요.

로즈가든 비누

은은한 장미향이 로맨틱한 분위기를 만들어주는
로즈가든 비누예요. 욕실에 들어갈 때마다
아름다운 정원을 산책하는 듯한 나만의 작은 사치를 누려보세요.

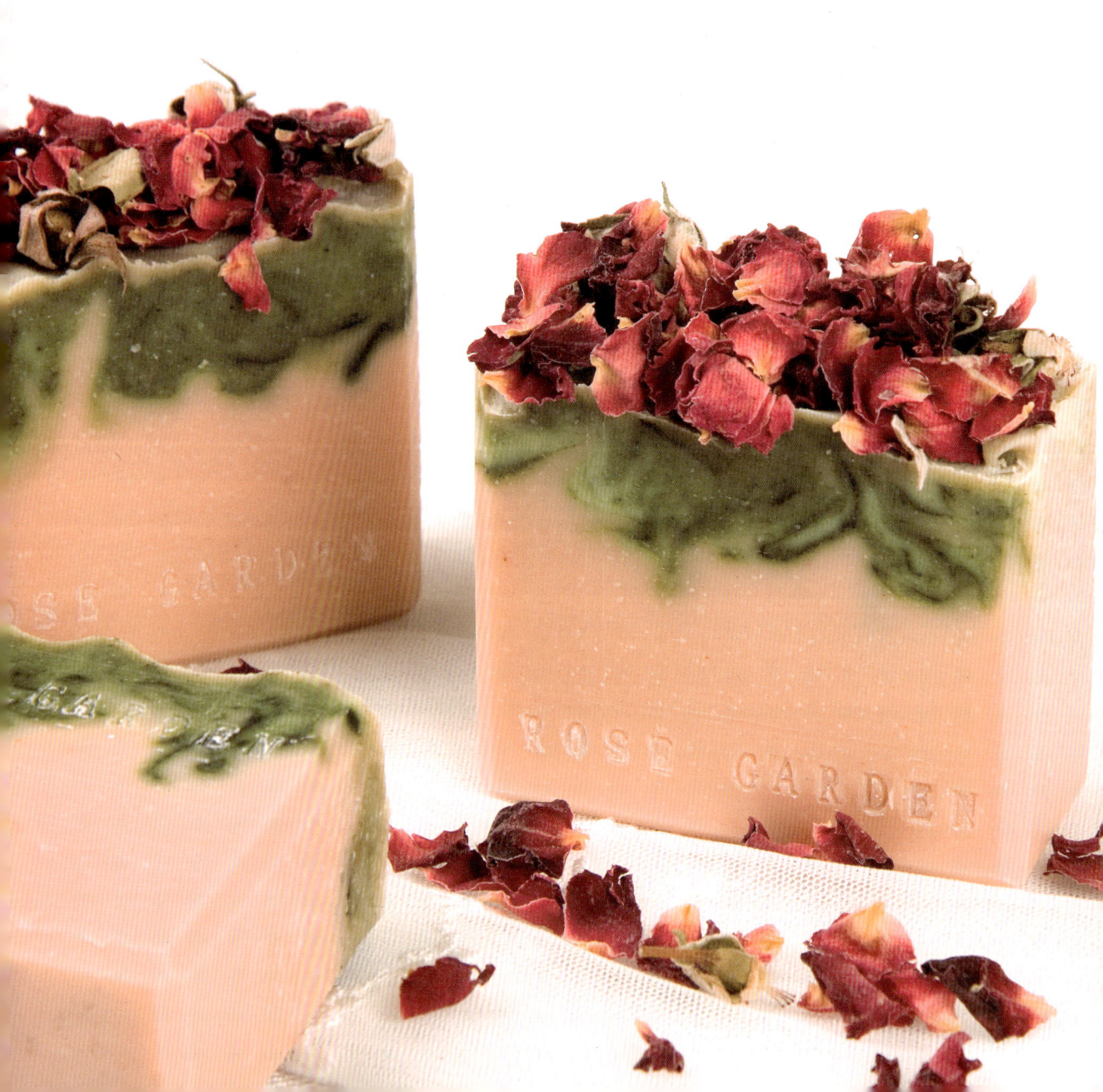

CP

난이도 ★★☆☆
거품 ★★☆☆
보습력 ★★★☆

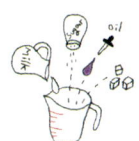

재료 _ 1kg

오일류 _ 코코넛오일 180g,
팜유 200g, 동백유 90g, 로즈힙오일 50g,
아보카도오일 120g, 코코아버터 60g
가성소다 수용액 _
가성소다(5% 디스카운트) 100g,
로즈워터(워터 32%) 224g
첨가물 _ 핑크클레이 5g, 클로렐라 1g
에센셜오일 _ 로즈제라늄 4ml,
팔마로사 4ml, 로즈우드 1ml

KEY POINT

버터가 들어간 오일류를 녹일 때는
가열하면서 거품기나 주걱으로 천천히 저으세요.
그냥 두면 나중에 버터가 다시 작은 덩어리를
형성한 후 그대로 굳어버리는 경우가 생겨요.

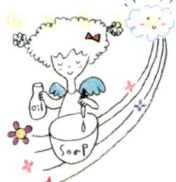

Rosegardern soap how to make

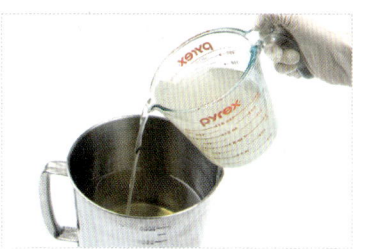

01 오일류를 가열해서 코코아버터를 모두 녹이고, 로즈워터에 가성소다를 녹여요. 둘 모두 40~50도로 식힌 후에 섞어요. **tip_** 로즈워터에 가성소다를 녹이면 검은 색의 침전물이 생기기도 하는데, 비누화과정에서 모두 없어지니 걱정마세요.

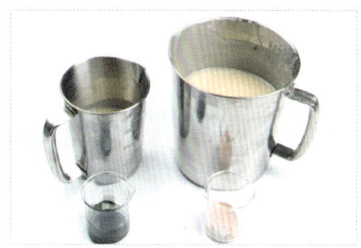

02 비누액 200g을 덜어내어 클로렐라 분말을 1g 섞고, 나머지 비누액에는 핑크클레이를 섞어요.

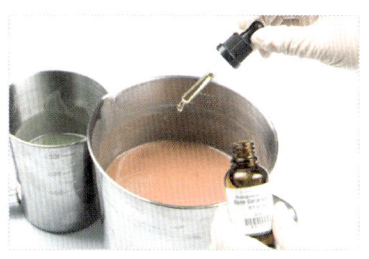

03 핑크클레이를 섞은 비누액에 에센셜오일을 넣어요. **tip_** 에센셜오일은 2번 과정 전에 첨가해도 괜찮아요.

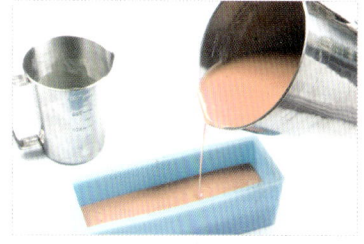

04 ③을 저어 트레이스를 낸 후 몰드에 부어요.

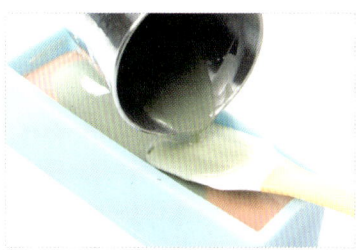

05 클로렐라 분말을 섞은 비누액을 저어 묽은 트레이스를 낸 후 주걱을 이용해서 몰드에 조심스럽게 부어요. **tip_** 묽은 트레이스를 내면 자연스럽게 물결 모양의 마블이 생긴답니다.

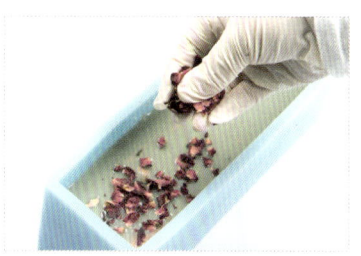

06 장미 꽃잎을 골고루 뿌려주세요. 하루 정도 보온한 후 굳으면 적당한 크기로 잘라 4~6주간 숙성시켜요.

그린 투명 비누

시금치즙을 이용하여 만든 비누예요. 색소를 넣지 않은 자연스런 그린색을 보는 것만으로도
피부가 편안해지는 듯해요. 시금치에는 베타카로틴 성분이 풍부해 피부 세포의
재생력을 높여주고 보습력을 강화시켜준답니다. 또한 비타민 C가 풍부해 미백에도 효과적이에요.

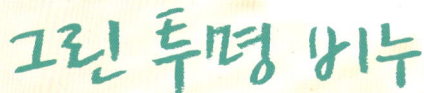

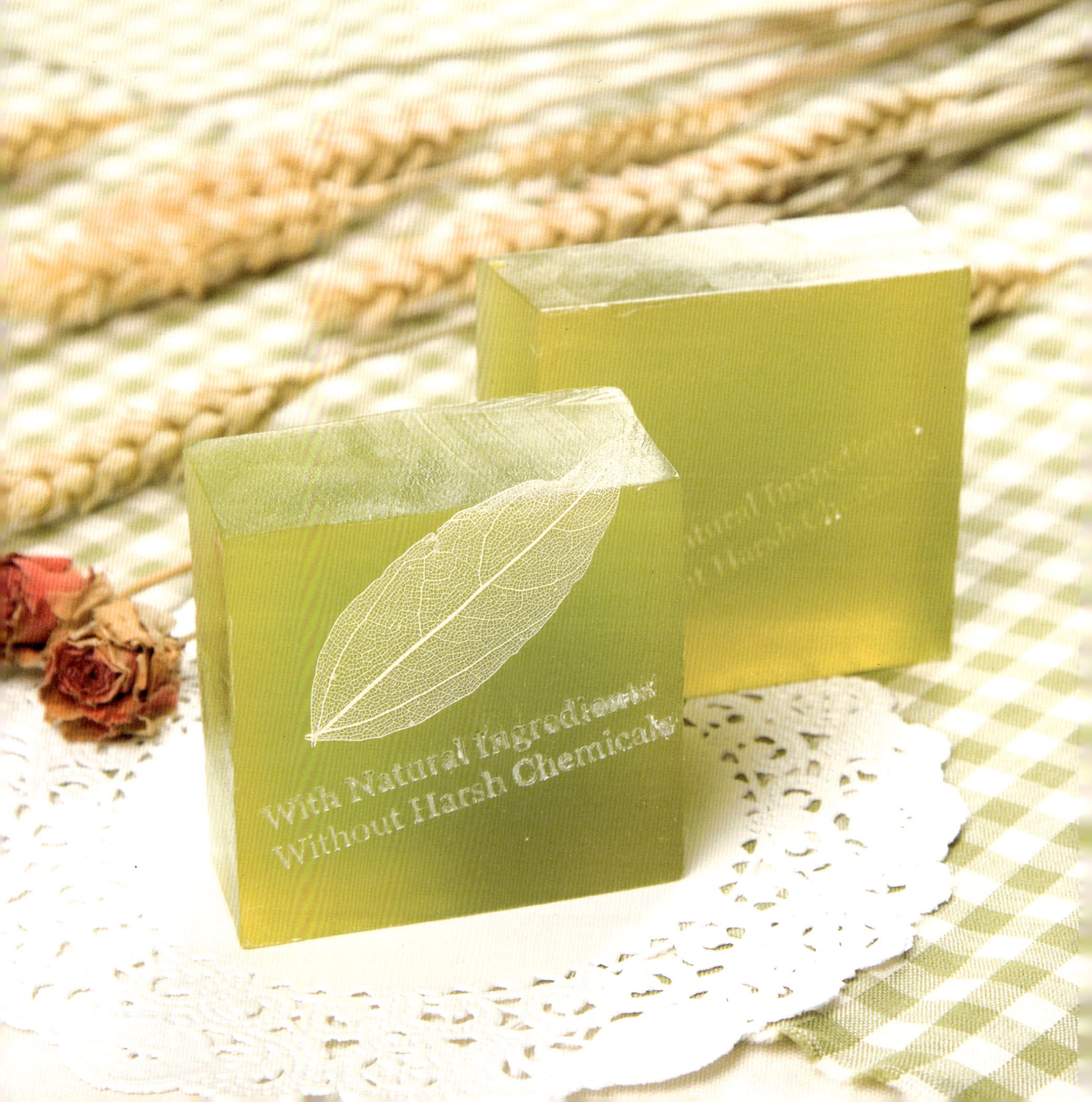

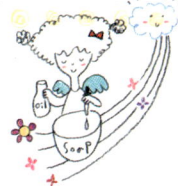

green clear soap
how to make

비중탕법
난이도 ★★★☆
거품 ★★★☆
보습력 ★★☆☆

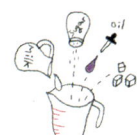

재료 _ 1kg
오일류 _ 피마자오일 120g,
팜유 200g, 코코넛오일 80g
가성소다 수용액 _
가성소다(0% 디스카운트) 58g,
정제수 112g, 시금치즙 20g(워터 33%)
첨가물 _ 글리세린 81g,
설탕 67g, 설탕 희석용 정제수 67g,
에탄올 138g
에센셜오일 _ 파인 10ml

KEY POINT

시금치즙은 시금치잎 50g과 정제수 100g을
믹서기에 갈아 걸러낸 후 그중 20g을 사용했어요.
시금치즙의 양은 기호에 따라 조절하시면 돼요.
시금치즙을 비누에 넣으면 시간이 지남에 따라
그린색이 점점 옅어진답니다.

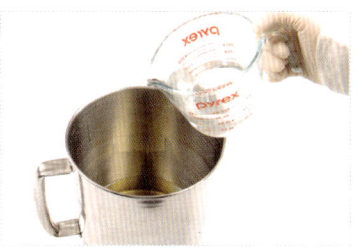

01 가성소다를 정제수에 녹이고,
오일류를 가열해서 70~75도가 되면
가성소다 수용액을 부어요. tip_가성
소다가 정제수에 완전히 녹으면 투명해져요.

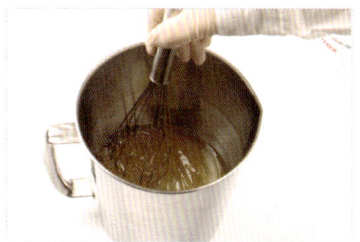

02 거품기와 블렌더를 이용해서 최
대한 점도가 높아지도록 트레이스
를 내주세요.

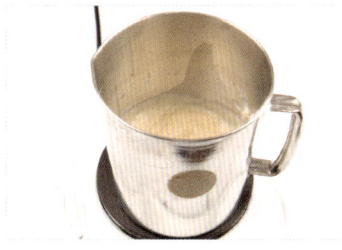

03 랩이나 비닐을 씌워 20분 정도
두면서 중간중간 잘 섞어요. 비누액
이 투명해지면 글리세린과 에탄올
을 넣고 덩어리지지 않도록 블렌더
로 섞어요.

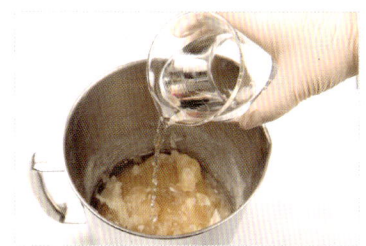

04 다시 랩이나 비닐을 씌워 10분
정도 둔 후에 80도로 가열한 설탕
용액을 부어 주걱으로 골고루 섞어
요. tip_입자가 덜 녹으면 투명도가 떨어지니
설탕을 완전히 녹여야 해요.

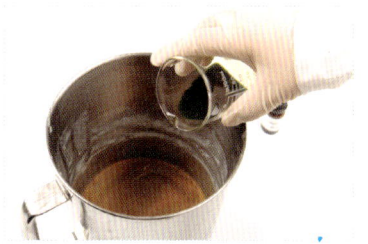

05 비누액의 온도가 45도 정도 되
면 시금치즙과 에센셜오일을 넣고
골고루 섞어요.

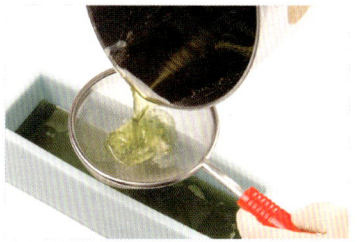

06 체에 밭쳐 몰드에 천천히 부어
요. 상온에서 굳힌 후 2주 동안 숙성
시켜요. tip_고온에서 진행했기 때문에 보온
은 생략해도 돼요.

밍크 바디워시

밍크는 유일하게 피부병이 없으며 피부의 1/3 이상이 손상되어도
자체 치유가 가능하답니다. 밍크오일은 보습 작용이 우수하고
피부 재생 효과가 뛰어나 노화에 좋고 튼살이나 화상, 흉터에 효과적이에요.

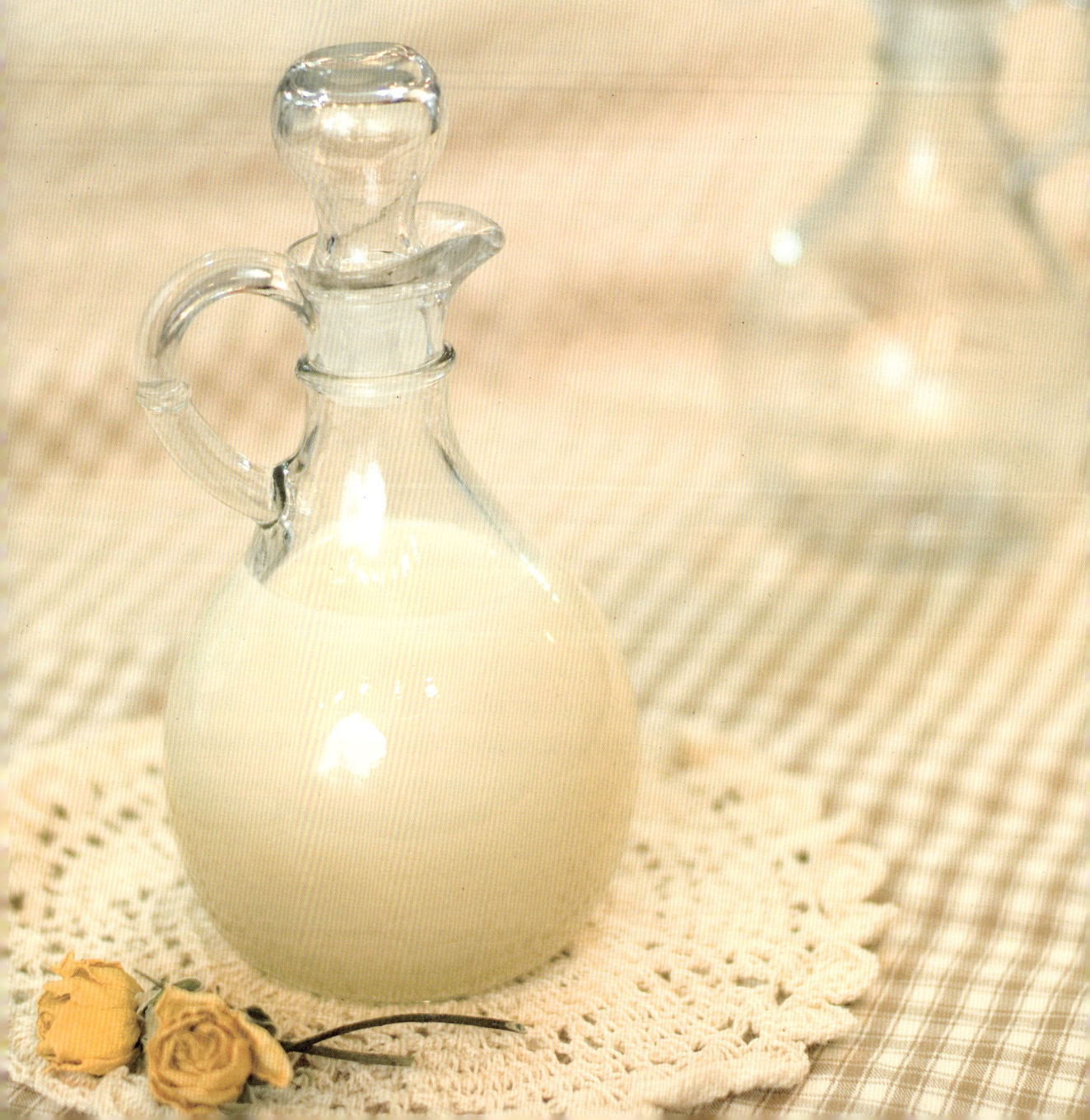

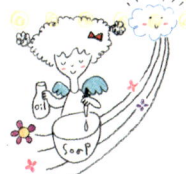

Mimk bodywash how to make

난이도 ★★★☆
거품 ★★★☆
보습력 ★★★☆

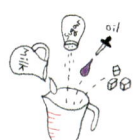

재료
페이스트 만들기 _ 1kg
오일류 _ 코코넛오일 250g,
밍크오일 60g, 로즈힙오일 40g,
피마자오일 150g
가성가리 수용액 _
가성가리(2% 디스카운트) 110g,
정제수(가성가리량과 동일) 110g
설탕 용액 _ 설탕(오일량의 9%) 45g,
설탕 희석용 정제수(설탕량의 6배) 270g
물비누 만들기 _ 200g
페이스트 100g, 희석용 정제수 80g
첨가물 _ 글리세린 10g,
내추럴베타인 5g, 황금추출물 3g
에센셜오일 _ 일랑일랑 5방울,
시더우드 10방울

plus recipe

로즈 마사지오일

주름 예방 효과가 있는 로즈힙오일을
활용해 노화 피부나 손상 피부, 흉터 재
생에 좋은 마사지 오일을 만들어봐요.

재료 _ 50ml
로즈힙오일 25ml, 호호바오일 20ml,
윗점오일 5ml, 로즈 에센셜오일 3방
울, 프랑킨센스 에센셜오일 3방울

별도의 가열 없이 모든 오일을 용기에
담고 천천히 흔들어 섞어요. 오일을 손
의 온기로 따뜻하게 한 뒤 얼굴에 발라
흡수시켜요.

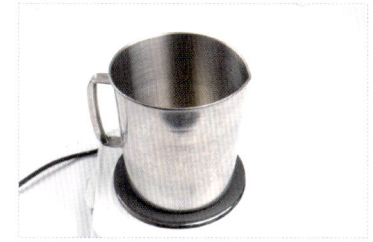

01 오일류를 70~80도로 가열해요.

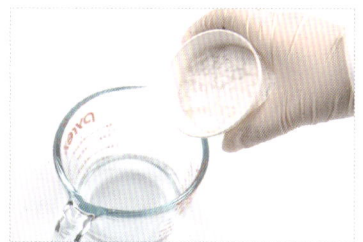

02 정제수에 가성가리를 녹여 70~
80도로 맞춰요.

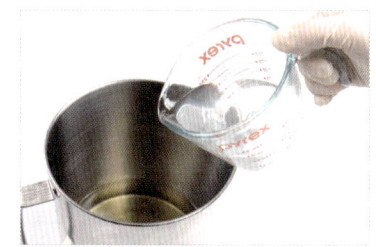

03 오일류에 온도가 비슷해진 가성
가리 수용액을 섞어요.

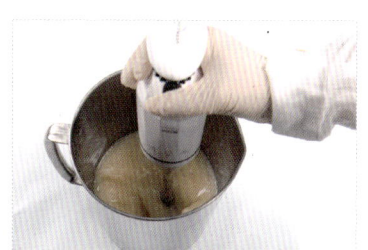

04 거품기와 블렌더를 번갈아 사용
하여 과트레이스를 내요.

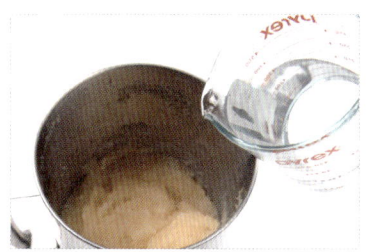

05 정제수에 설탕을 녹여 70~80도
로 가열한 용액을 과트레이스가 난
비누액에 부어 잘 섞어요. 페이스트
상태가 되면 지퍼백에 담아 2주간
숙성시켜요.

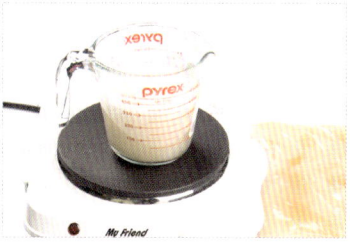

06 페이스트를 덜어 정제수에 넣고
약한 불로 가열해요. 페이스트가 다
녹으면 첨가물과 에센셜오일을 넣
어요.

바나나 비누

바나나를 갈아 넣은 비누예요. 바나나는 비타민 A와
단백질이 풍부해서 피부를 촉촉하고 부드럽게 가꾸어준답니다.
보습 효과가 뛰어나 잔주름 예방에도 좋아요.

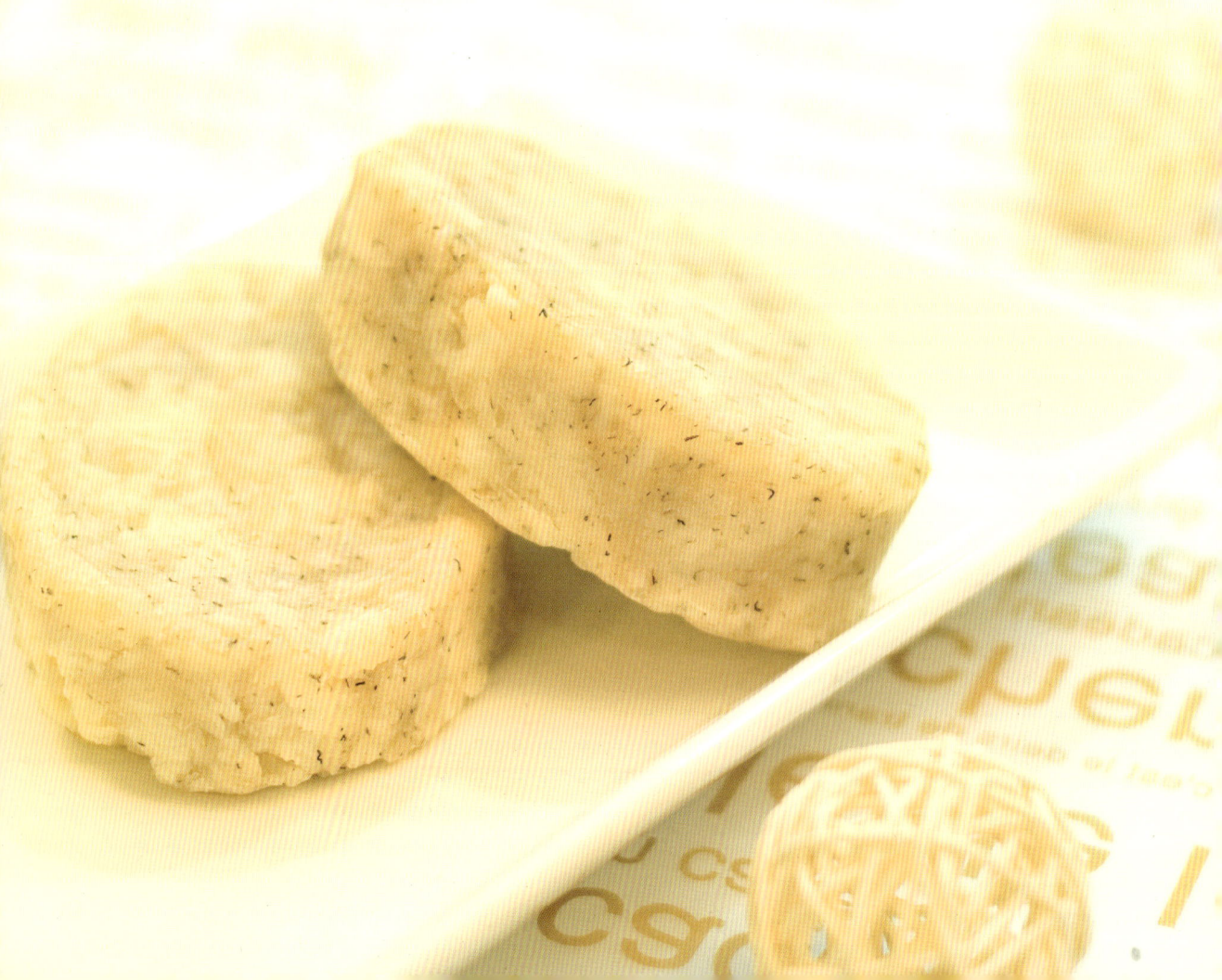

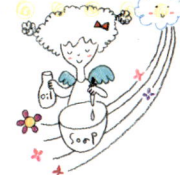

Banana soap how to make

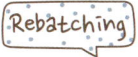
난이도 ★☆☆☆
거품 ★★☆☆
보습력 ★★★☆

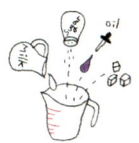

재료 _ 220g
비누 자투리 200g,
로즈워터 20g,
바나나 1/4개,
비타민 E 1g,
자몽씨추출물 1g,
바닐라플레이버오일 10방울

KEY POINT

비누화과정을 거치지 않는 리배칭 비누에는
생과일이나 야채를 갈아 넣을 수 있답니다.
단 보존기간이 다른 비누에 비해 짧으므로
되도록 빠른 시간 안에 사용하는 것이 좋아요.

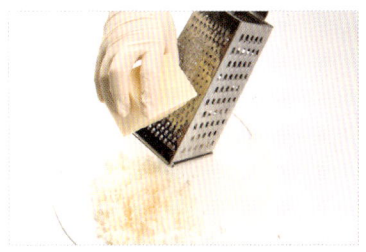

01 비누 자투리를 강판에 곱게 갈
아요.

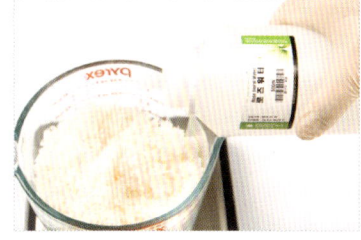

02 곱게 간 비누 자투리에 로즈워
터를 넣어요. **tip_**로즈워터 대신 네롤리워
터나 쟈스민워터를 넣어도 좋아요.

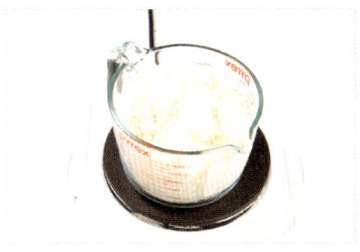

03 핫플레이트에 올려서 젤 상태가
되도록 가열해요.

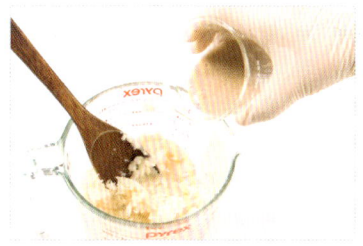

04 바나나 간 것과 비타민 E, 자몽
씨추출물, 플레이버오일을 섞어요.
tip_피부가 민감하면 플레이버오일을 빼고 만들
어도 돼요.

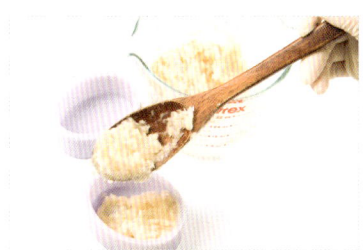

05 몰드에 꾹꾹 눌러 담아요. 1~2
일 정도 굳히면 사용할 수 있어요.

어성초 비누

어성초 분말과 감초 분말을 사용해 피부 트러블 완화에 좋은 비누예요.
어성초 분말은 해독과 항균 작용이 뛰어나 트러블이나 염증성 질환에 효과적이고
감초 분말은 어성초의 효능을 높여주고 피부 재생과 진정 효과가 있답니다.

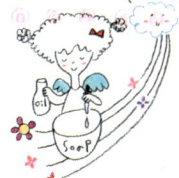

Houttuynia soap
how to make

난이도 ★☆☆☆
거품 ★★☆☆
보습력 ★★★☆

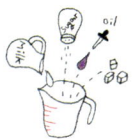

재료 _ 100g

화이트 비누베이스 100g,
감초 분말 1g,
어성초 분말 2g,
호호바오일 2g,
에탄올 소량
에센셜오일 _ 티트리 15방울,
유칼립투스 5방울

KEY POINT

시간 간격을 두고 비누베이스액을 부을 때,
먼저 부은 비누베이스액의 표면이 굳으면
에탄올을 뿌린 후에 다음 비누베이스액을
부어주세요. 그렇게 해야 비누 사이의
접착력이 높아져서 잘 떨어지지 않아요.

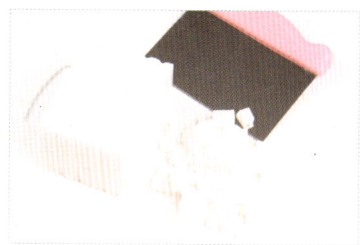

01 화이트 비누베이스를 깍둑썰기
해요.

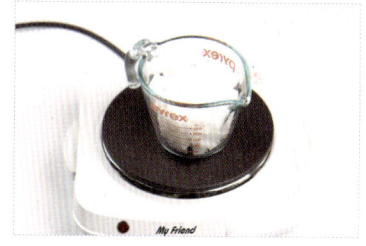

02 핫플레이트로 비누베이스를 천
천히 가열하면서 완전히 녹여요.

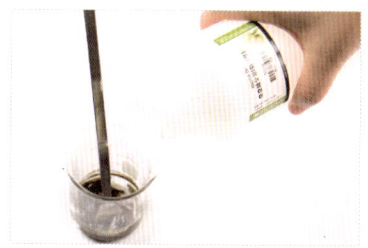

03 비누베이스를 녹이는 동안 호호
바오일에 어성초 분말과 감초 분말,
에센셜오일을 섞어요.

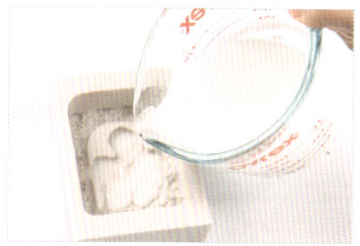

04 녹은 비누베이스액에 첨가물을
넣기 전에 먼저 몰드의 얼굴과 몸체
부분에 부어요. 비누베이스액이 굳
으면 에탄올을 뿌려요.

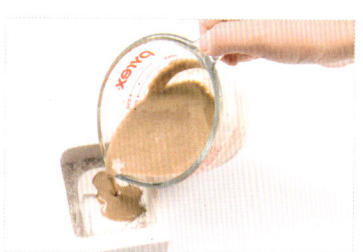

05 미리 준비한 ③의 분말을 남은
비누베이스액에 넣어서 골고루 섞
은 후 몰드의 나머지 부분에 부어서
굳혀요.

클레이 삼층 비누

세 가지 색깔의 클레이를 첨가해 만든 삼단 비누예요.
미네랄 성분이 많이 함유되어 트러블 진정과 함께 피부 탄력에도 효과적인데, 특히
성인 여드름에 좋답니다. 클레이 비누로 트러블 없는 깨끗한 피부를 만들어보세요.

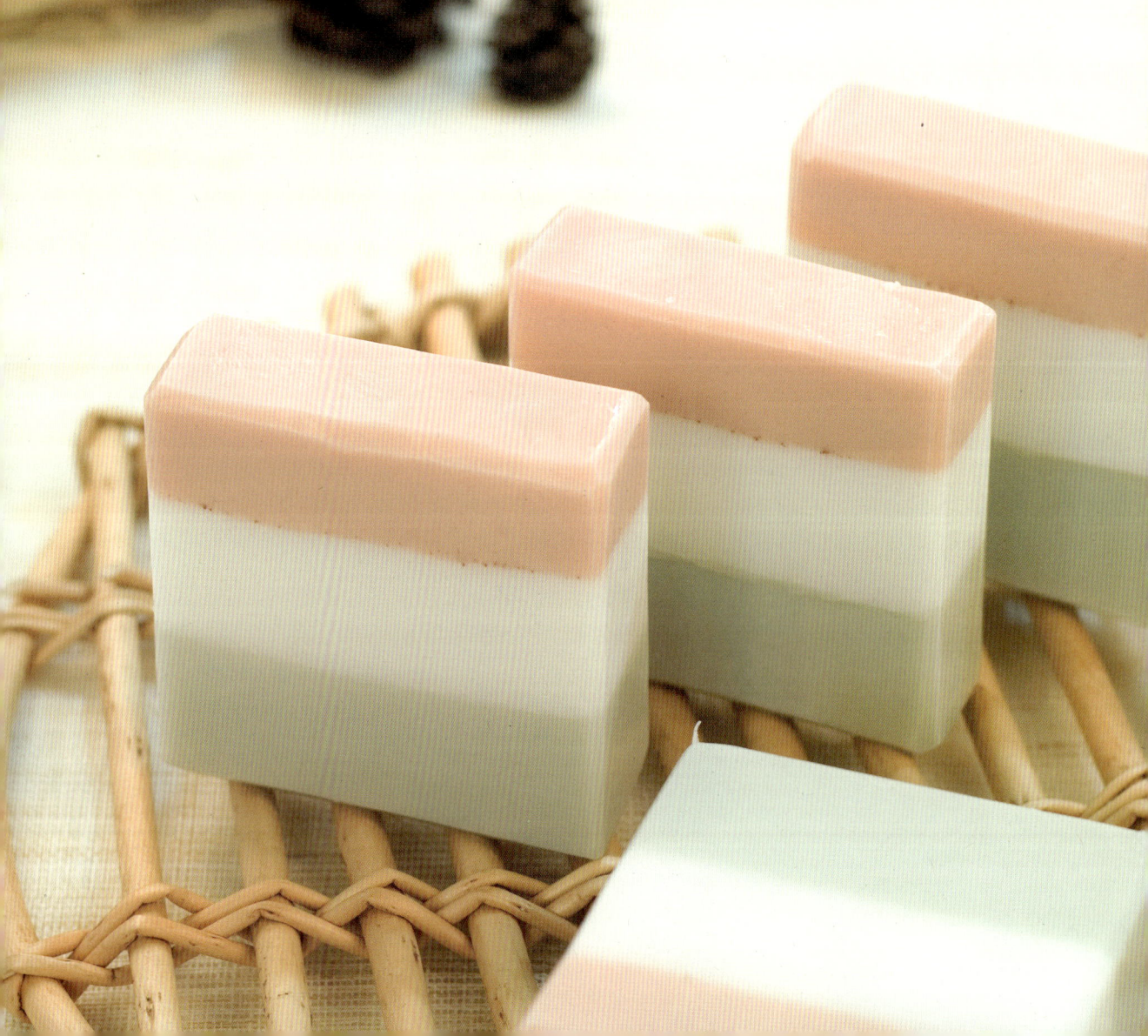

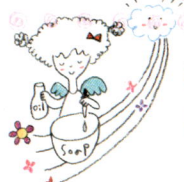

Clay soap
how to make

난이도 ★☆☆☆
거품 ★★☆☆
보습력 ★★★☆

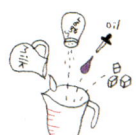

재료 _ 520g

화이트 비누베이스 500g,
핑크클레이 3g,
카올린클레이 3g,
그린클레이 3g,
글리세린 6g,
비타민 E 5g,
에탄올 소량
에센셜오일 _사이프러스 50방울,
제라늄 15방울

INGREDIENT POINT

클레이는 천연 흙을 햇빛에 건조시킨
미용 흙인데, 포함된 미네랄 성분에 따라
색깔이나 효능이 다르답니다.
자신의 피부 타입에 맞는 것으로 선택하세요.
카올린클레이 중국 카올린 지방에서 채취한
흰 색깔의 천연 흙으로 피지 흡착력이 뛰어나
지성 피부에 효과적이에요.
그린클레이 클레이 중에서 흡수력이 가장
뛰어나며 노폐물과 독소 배출에 효과적이랍니다.
여드름 지성 피부를 개선하기 위한
페이스 마스크와 셀룰라이트 분해를 위한
바디 마스크용으로 사용할 수 있어요.
핑크클레이 피지를 제거하고 피부를 조화롭게 하며
조직을 정화시키는 기능이 있어요.

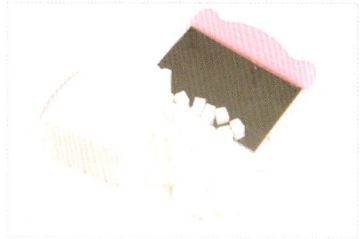

01 화이트 비누베이스를 깍둑썰기
해요.

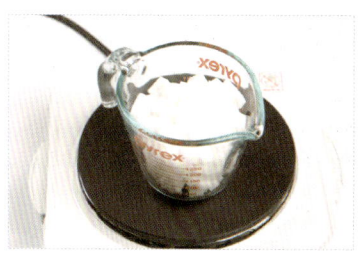

02 핫플레이트로 천천히 가열하면
서 완전히 녹인 후에 에센셜오일과
비타민 E, 글리세린을 넣어요.

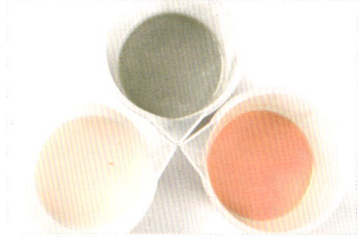

03 비누베이스액을 세 개의 용기에
1/3씩 나눠 담고 각각의 클레이(핑
크, 카올린, 그린 클레이)를 섞어요.

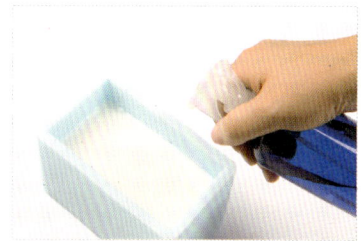

04 비누베이스액을 하나씩 몰드에
부어요. 먼저 부은 비누베이스액이
완전히 굳으면 에탄올을 뿌려요.

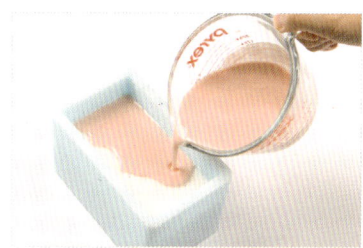

05 같은 방법으로 남은 비누베이스
액을 차례대로 부어서 굳혀요.

님 비누

님(Neem)오일은 친환경 농법에서 천연 항생제로 사용될 정도로 항균 효과가
뛰어나답니다. 예쁜 이름과는 달리 색이 짙고 마늘 또는
유황 냄새가 강하게 나지만 숙성 과정을 거치면서 향이 차츰 부드러워져요.

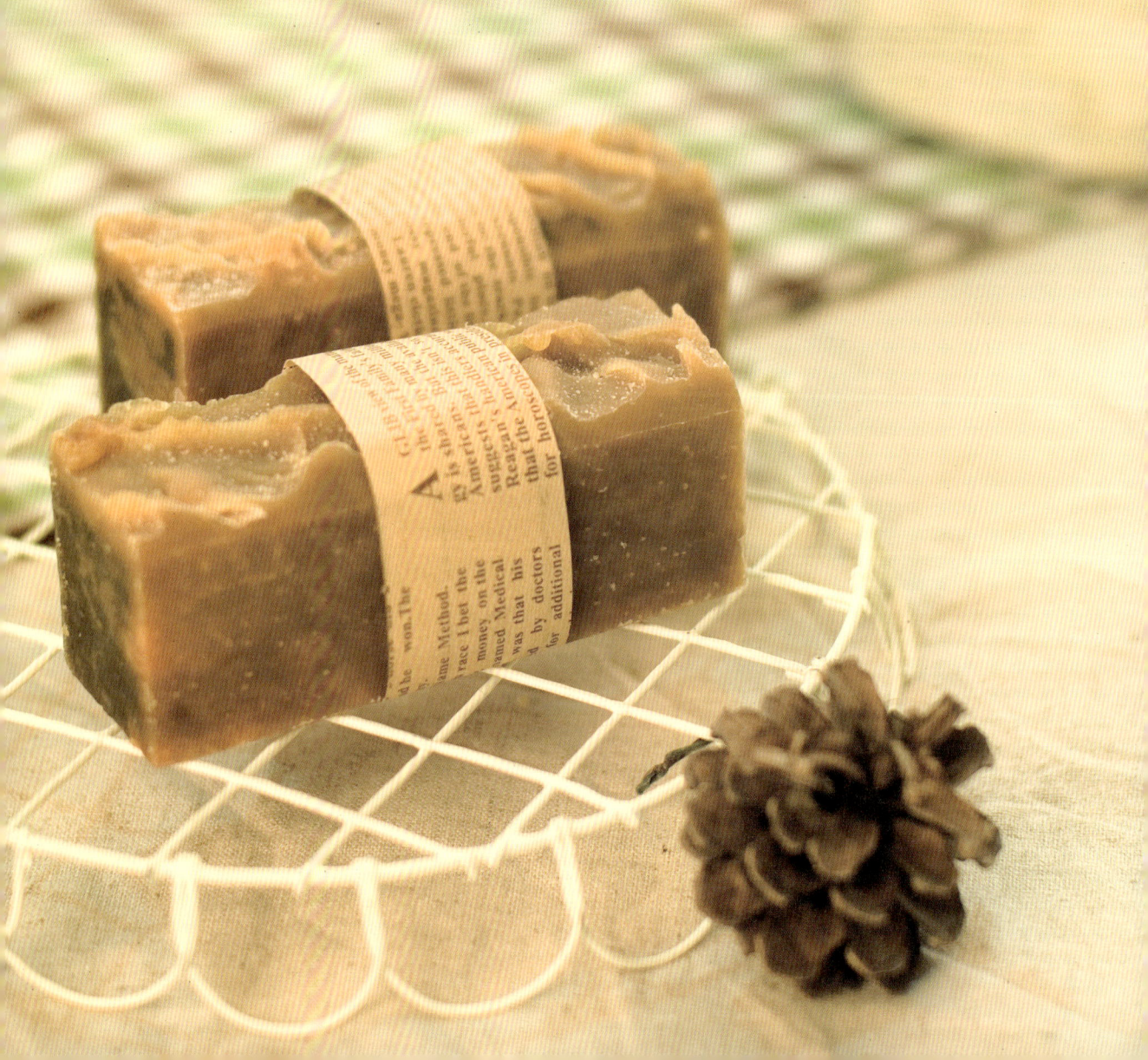

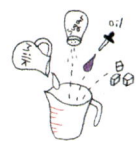

재료 _ 1kg

오일류 _ 코코넛오일 250g, 팜유 250g,
님오일 60g, 호호바오일 50g,
살구씨오일 50g, 캐놀라유 40g
가성소다 수용액 _
가성소다(3% 디스카운트) 103g,
정제수(워터 33%) 231g
첨가물 _ 님 분말 2g, 알란토인 분말 2g
에센셜오일 _ 티트리 10ml,
라벤더 5ml, 버가못 3ml

KEY POINT

님오일이 들어가는 비누는 트레이스가
정말 빨리 난답니다. 오일이나 가성소다 수용액의
온도는 다른 비누에 비해 낮게 하는 것이 좋고,
블렌더는 사용하지 말고 거품기나
주걱을 이용해서 트레이스를 내세요.

INGREDIENT POINT

님오일 인체에 부작용이 거의 없으면서
항균 · 항염증 · 진정 효과가 있어요. 또한 이뇨나
구충 효과로 의약품에도 이용되고 있어요.
특유의 향으로 인해 천연화장품보다는 천연비누의
재료로 쓰이며 포화지방산과 불포화지방산이
잘 조화를 이루어 비누화가 용이해요.
여드름, 아토피, 습진, 건선 등 여러 가지 피부
트러블에 좋아요.

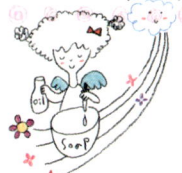

Neem soap
how to make

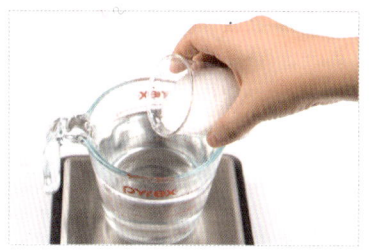

01 가성소다를 정제수에 녹인 후
40도 정도로 식혀요.

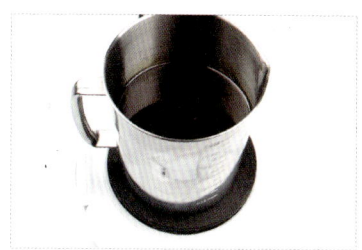

02 오일류를 40도로 가열해요.

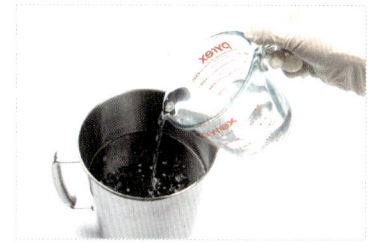

03 오일류에 가성소다 수용액을 부
어요.

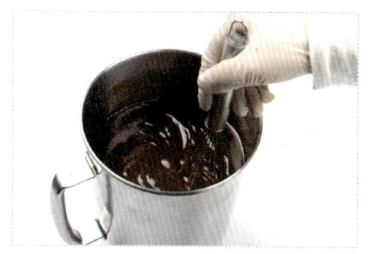

04 거품기로만 트레이스를 내고,
님 분말과 알란토인 분말을 넣고 섞
어요.

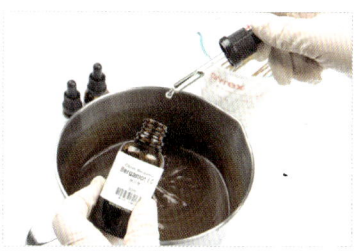

05 에센셜오일을 첨가해서 섞은 후
에 몰드에 부어 하루 동안 보온한
후 굳으면 적당한 크기로 잘라 4~6
주간 숙성시켜요.

토르말린 비누

광물의 일종인 토르말린은 항염 작용이 우수하고 음이온을
발생시켜 피부를 매끈하게 하는 데 효과적이랍니다. 여기에 항균 작용이
뛰어난 마누카 에센셜오일로 피부 트러블 개선까지 기대할 수 있어요.

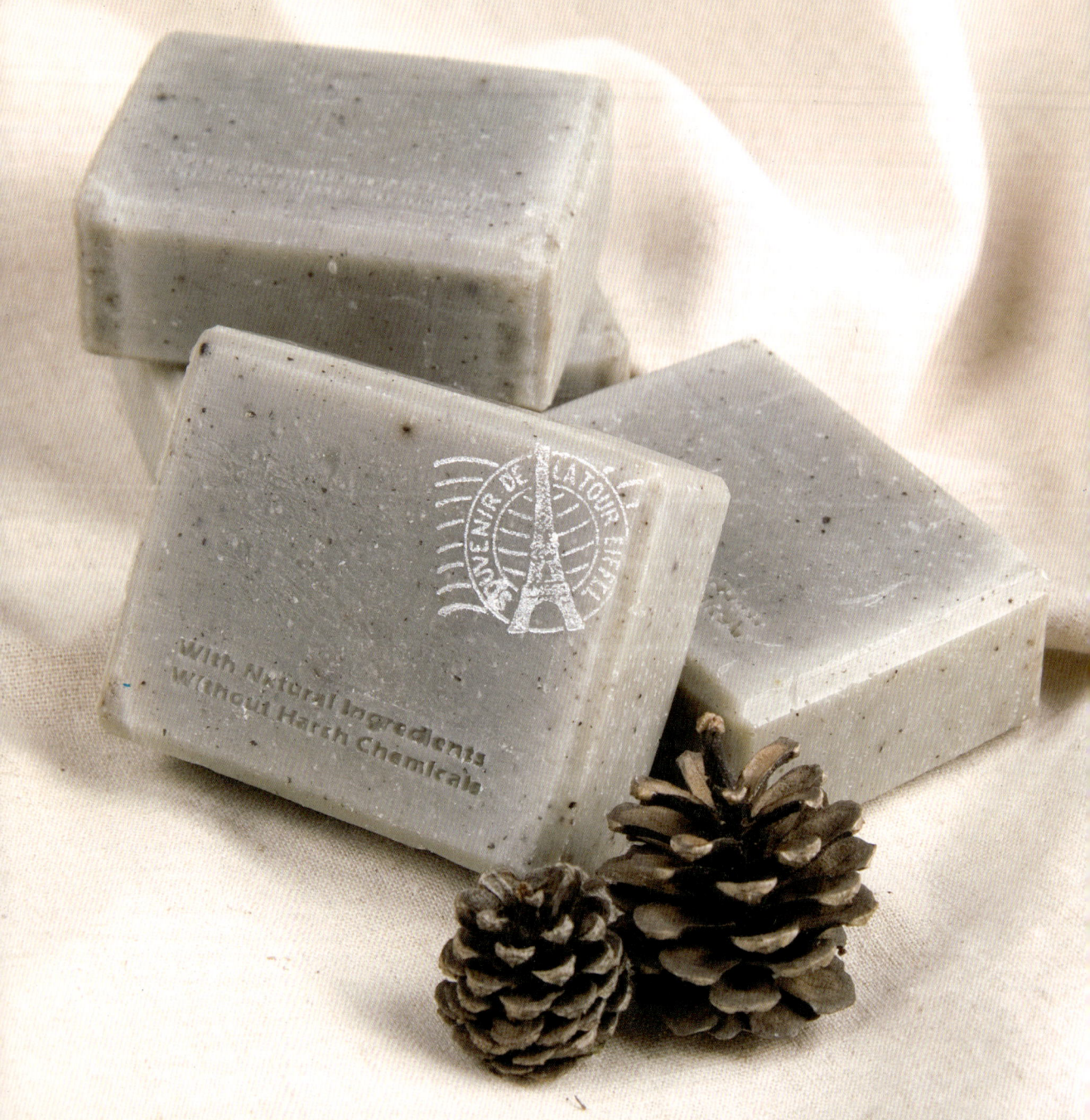

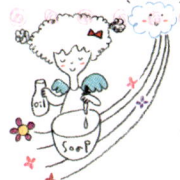

Tourmaline soap how to make

CP

난이도 ★★☆☆
거품 ★★★☆
보습력 ★★☆☆

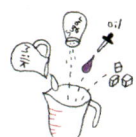

재료 _ 1kg
오일류 _ 코코넛오일 250g,
팜유 220g, 헤이즐넛오일 110g,
호호바오일 50g, 블랙쎄서미오일 80g
가성소다 수용액 _
가성소다(3% 디스카운트) 104g,
정제수(워터 33%) 234g
첨가물 _ 토르말린 분말 7g
에센셜오일 _ 마누카 6ml,
로즈마리 8ml, 파인 2ml

INGREDIENT POINT

마누카 에센셜오일 '뉴질랜드 티트리'로 불리며
항균, 항바이러스, 항진균의 특성을 가지고 있어
광범위 항염증제에 쓰여요. 또한 각종
알레르기로 인한 가려움증을 완화시키는 데 좋아요.
특히 손발톱 무좀에 효과가 뛰어나답니다.

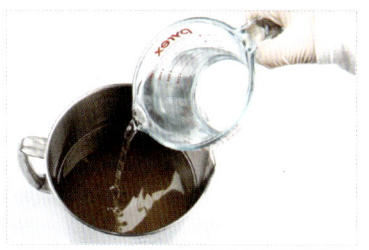

01 오일류를 40~50도로 가열하고,
가성소다를 정제수에 녹여 40~50
도로 식힌 후 오일류에 부어요.

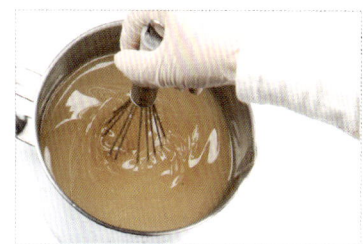

02 거품기와 블렌더로 트레이스를
내요.

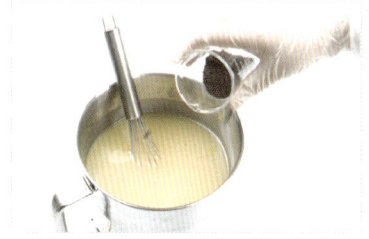

03 토르말린 분말을 넣고 골고루
섞어요. **tip_**좀더 거친 질감을 원할 때는 흑
임자(검은깨) 분말을 소량 첨가하면 돼요.

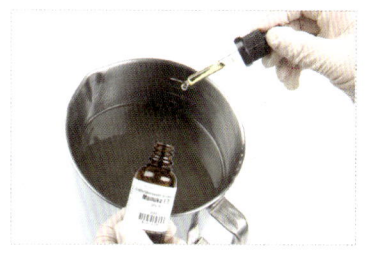

04 에센셜오일을 넣어서 가볍게 섞
어요.

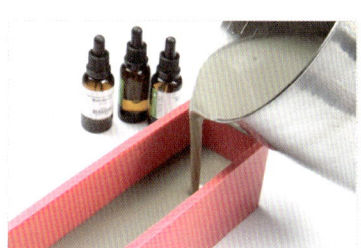

05 몰드에 부어 하루 정도 보온한
후 굳으면 적당한 크기로 잘라요.
4~6주 동안 숙성시킨 후 pH값이
7~9가 되면 사용할 수 있어요.

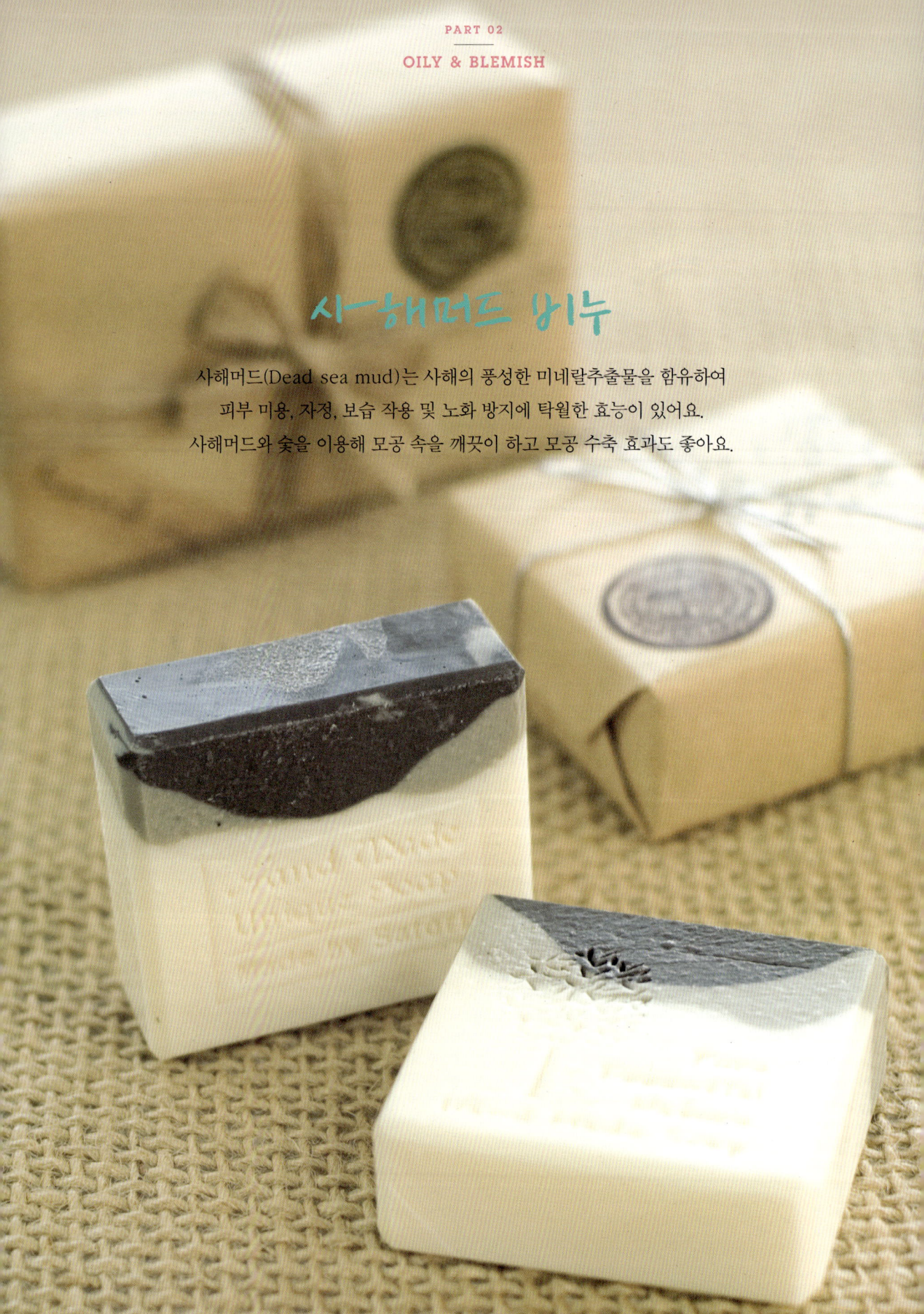

사해머드 비누

사해머드(Dead sea mud)는 사해의 풍성한 미네랄추출물을 함유하여
피부 미용, 자정, 보습 작용 및 노화 방지에 탁월한 효능이 있어요.
사해머드와 숯을 이용해 모공 속을 깨끗이 하고 모공 수축 효과도 좋아요.

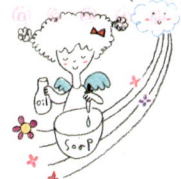

Dead sea mud soap
how to make

CP

난이도 ★★☆☆
거품 ★★★☆
보습력 ★★☆☆

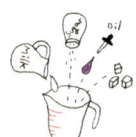

재료 _ 1kg

오일류 _ 코코넛오일 250g,
팜유 250g, 스윗아몬드오일 40g,
메도우폼씨드오일 40g,
미강유 50g, 살구씨오일 80g
가성소다 수용액 _
가성소다(4% 디스카운트) 106g,
정제수(워터 33%) 234g
첨가물 _ 사해머드 분말 8g, 숯 분말 1g
에센셜오일 _ 라벤더 8ml,
유칼립투스 4ml, 파인 2ml

KEY POINT

트레이스가 조금 묽을 때 부으면 부드러운
곡선의 층비누가 되고, 트레이스를 더 진행시키면
경계선이 선명한 층비누가 된답니다.

INGREDIENT POINT

사해머드 '검은 미네랄'로 불리며 인체에 유용한
광물 성분이 함유되어 있어 피부 신진대사 및
건강 유지에 필수적인 미네랄을 공급해줘요. 또한
자연적인 정화 효과로 각질을 제거하고 보다 젊고
재생력 있는 피부로 가꾸는 데 도움을 준답니다.

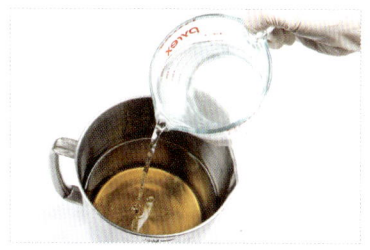

01 오일류를 40~50도로 가열하고,
가성소다를 정제수에 녹여 40~50도
로 식힌 후 오일류에 섞어요.

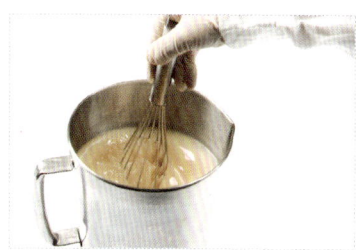

02 거품기와 블렌더로 트레이스를
내요. 트레이스가 빠른 편이라 블렌
더보다는 거품기를 주로 사용하는
것이 좋아요.

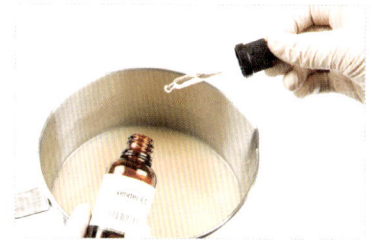

03 에센셜오일을 첨가한 후 골고루
섞어요.

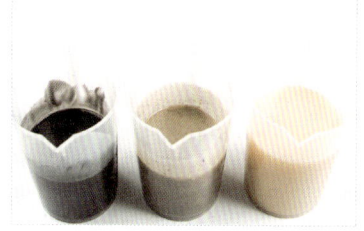

04 비누액을 세 개의 용기에 나눠
담고, 하나는 비누액 그대로 두고 나
머지 용기에는 각각 사해머드 분말
과 숯 분말을 넣고 섞어요.

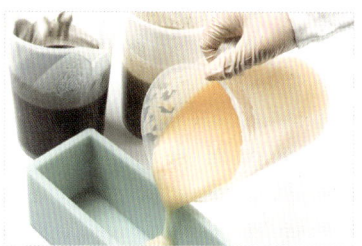

05 분말을 넣지 않은 비누액을 먼
저 몰드에 부어요.

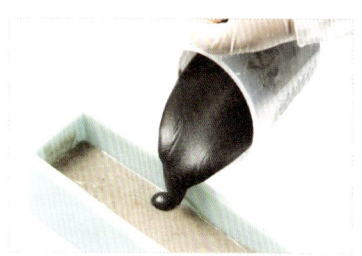

06 나머지 비누액을 차례로 몰드에
부어요. 하루 동안 보온한 후 적당한
크기로 잘라 4~6주간 숙성시켜요.

가슬 비누

가슬클레이는 숯보다 4배 강한 흡착력으로 노폐물이나
유분을 깔끔하게 없애주고 마그네슘, 칼슘 등 풍부한 미네랄의 작용으로
거칠어진 피부를 매끄럽고 촉촉하게 가꾸어준답니다.

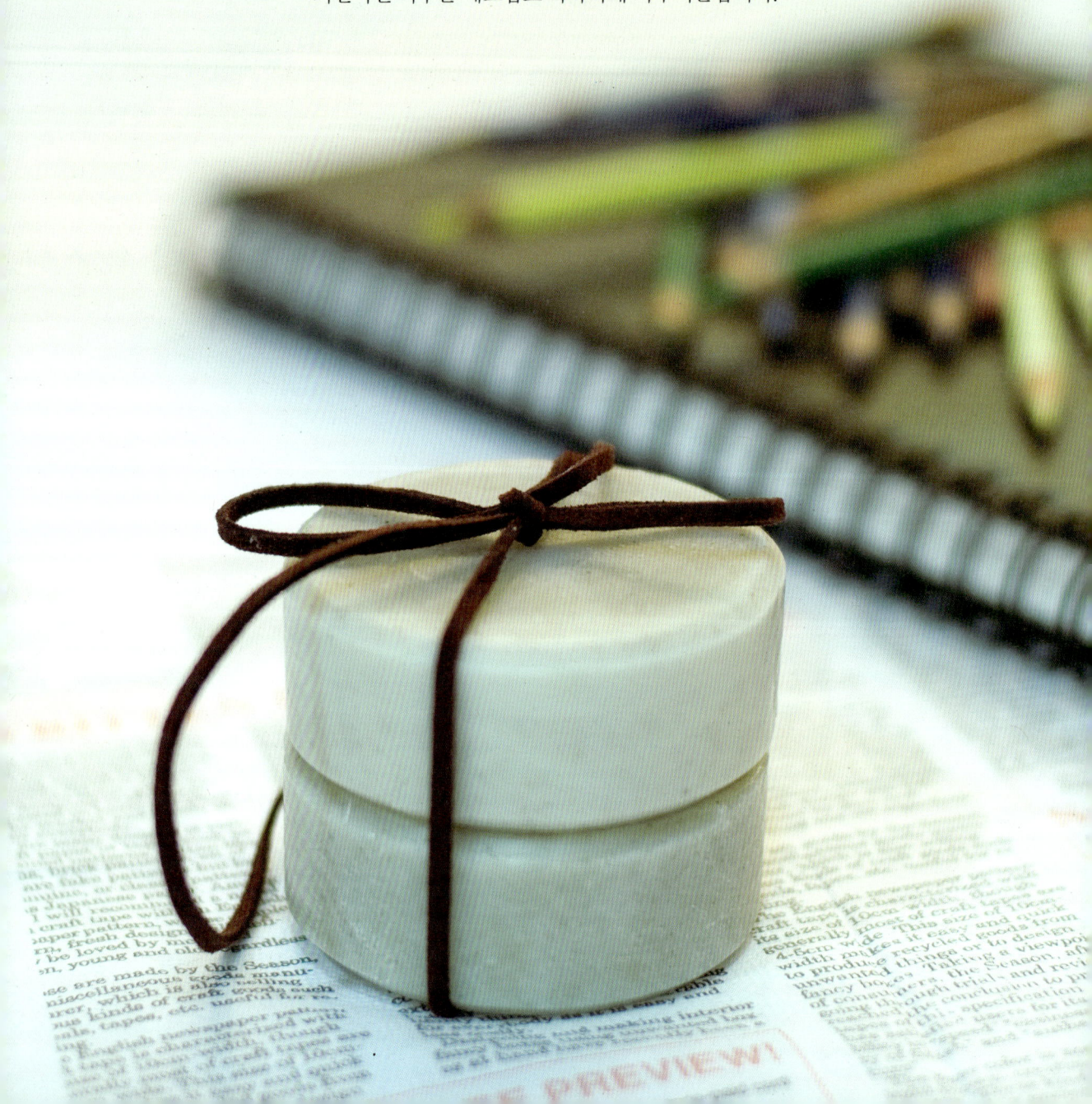

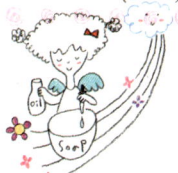

Ghassoul soap how to make

난이도 ★★☆☆
거품 ★★★☆
보습력 ★★☆☆

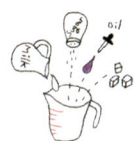

재료 _ 1kg

오일류 _ 코코넛오일 220g, 팜유 220g,
헤이즐넛오일 80g, 호호바오일 70g,
살구씨오일 80g, 스테아르산 30g
가성소다 수용액 _
가성소다(3% 디스카운트) 100g,
정제수(워터 33%) 231g
첨가물 _ 가슬 분말 10g
에센셜오일 _ 마누카 4ml,
티트리 6ml, 레몬그라스 3ml

KEY POINT

코코넛오일이나 팜오일, 호호바오일은 낮은
온도에서 버터처럼 굳어 있답니다. 액체 상태였던
오일이 고체가 되었다고 당황하지 마세요.
온도가 오르면 다시 액체 상태로 돌아온답니다.

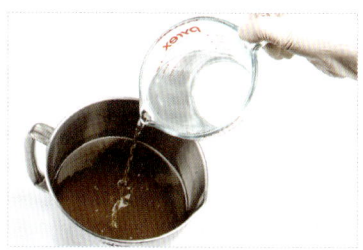

01 오일류를 40~50도로 가열하고,
가성소다를 정제수에 녹여 40~50도
로 식힌 후 오일류에 섞어요. **tip**_세
정력을 높이기 위해 분말 타입의 스테아르산을
첨가했어요.

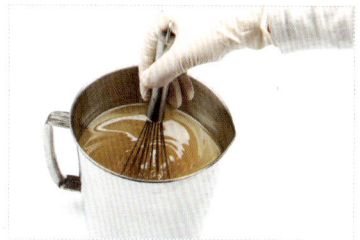

02 거품기와 블렌더로 트레이스를
내요. **tip**_스테아르산 때문에 트레이스가 다
른 비누에 비해 조금 빠른 편이에요.

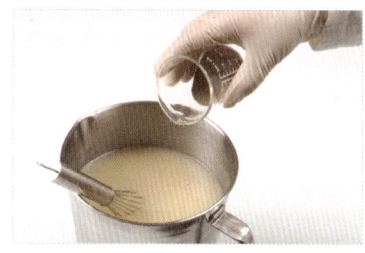

03 가슬 분말을 첨가하고 덩어리가
생기지 않도록 골고루 섞어요.

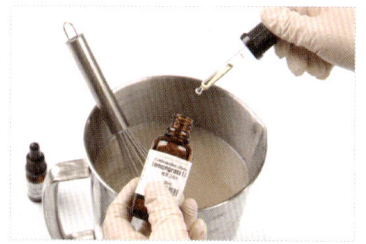

04 에센셜오일을 넣고 가볍게 저어
주어요.

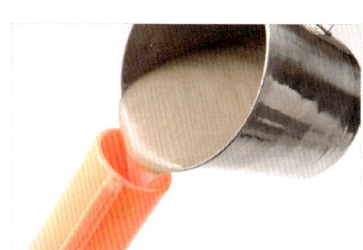

05 준비한 몰드에 부어 하루 동안
보온한 후 굳으면 적당한 크기로 잘
라요. 4~6주 동안 숙성시킨 후 pH
값이 7~9 사이가 되면 사용할 수 있
어요.

에그 비누

계란 흰자를 넣어 만들었어요. 계란 흰자의 단백질은 피지,
노폐물 제거, 모공 축소에 효과적이며 탄력을 주어 매끄러운 피부를 가꾸어준답니다.
또한 각종 영양성분이 풍부하여 피부에 활력을 더해줘요.

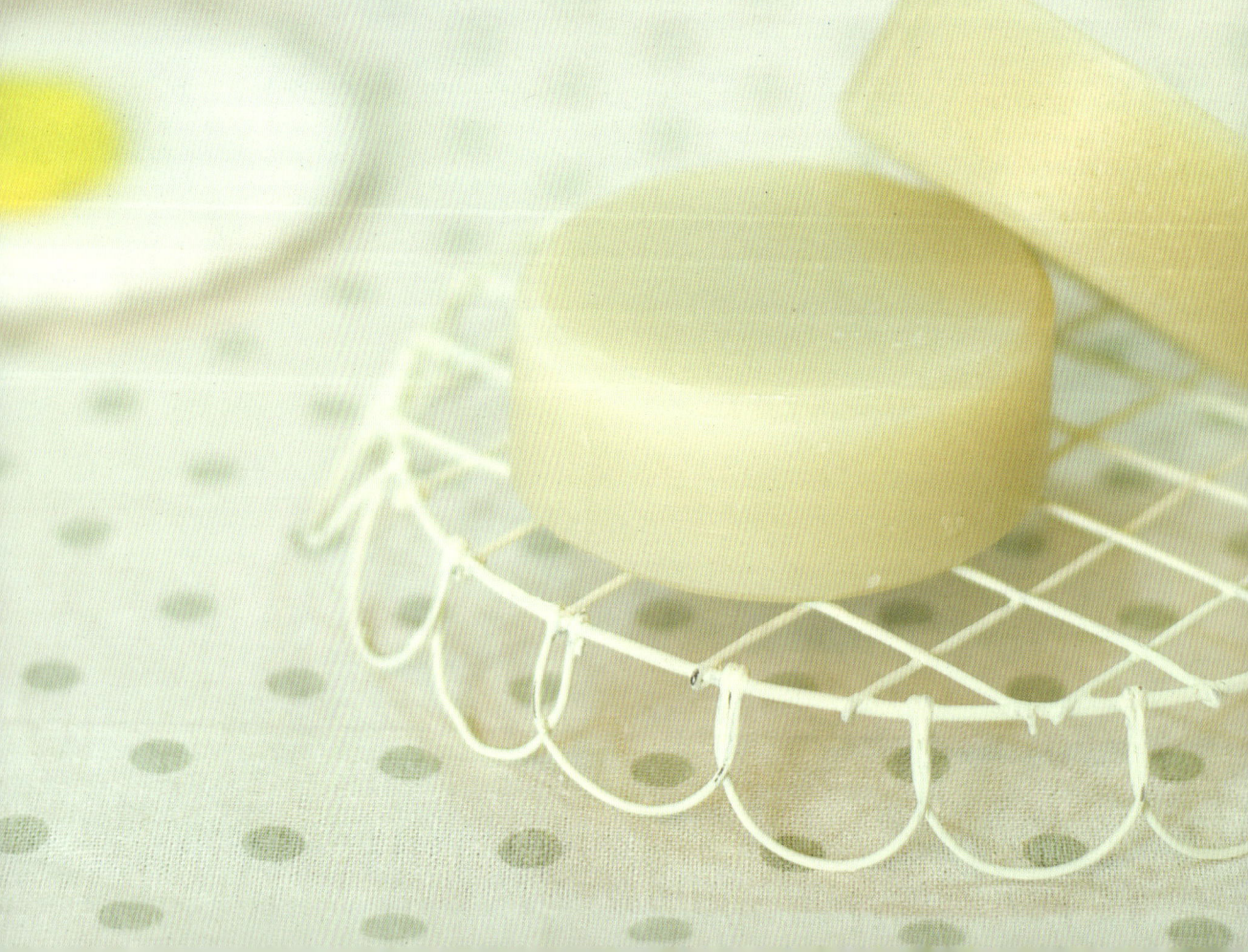

CP

난이도 ★★☆☆
거품 ★★★☆
보습력 ★★☆☆

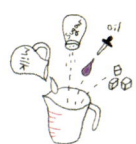

재료 _ 1kg

오일류 _ 코코넛오일 250g,
팜유 200g, 피마자유 120g,
해바라기씨오일 80g, 포도씨유 50g
가성소다 수용액 _
가성소다(3% 디스카운트) 104g,
정제수(워터 30%) 210g
첨가물 _ 계란 흰자 1개
에센셜오일 _ 레몬 4ml,
로즈마리 6ml, 메이창 6ml

KEY POINT

가성소다는 적당한 환경에서 밀폐된 상태로
보관하면 무기한으로 사용이 가능해요.
그러나 개봉한 후에는 시간이 지날수록
공기와 반응하여 순도가 떨어질 수 있어요.
가성소다가 입자 상태가 아니라 녹아 있거나,
정제수에 가성소다를 녹일 때의
반응열이 낮으면 사용하지 않는 것이 좋아요.

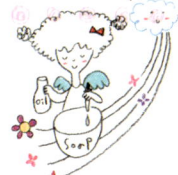

Egg soap how to make

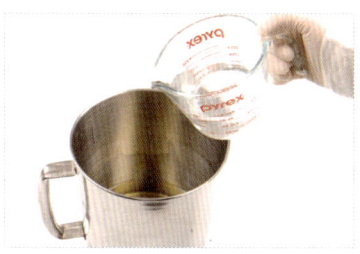

01 오일류를 40~50도로 가열하고,
가성소다를 정제수에 녹여 40~50도
로 식힌 후 오일류에 섞어요.

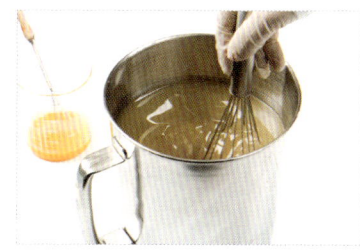

02 트레이스가 많이 나지 않도록
거품기로만 가볍게 섞어요.

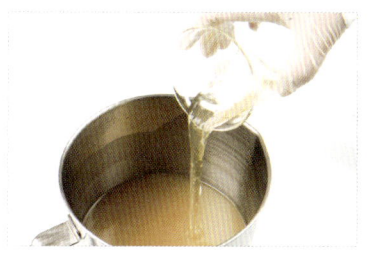

03 계란 흰자를 거품기로 푼 후 비
누액에 넣어요.

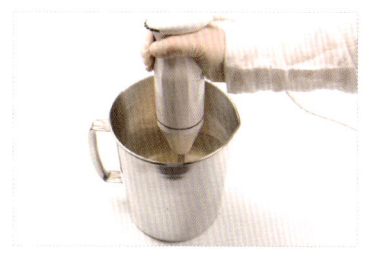

04 거품기와 블렌더를 이용해 트레
이스를 내요.

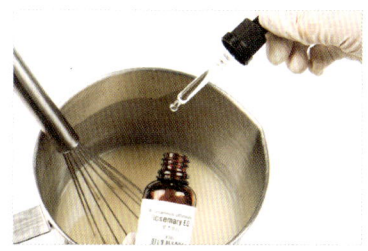

05 에센셜오일을 넣은 후 잘 섞어
주어요.

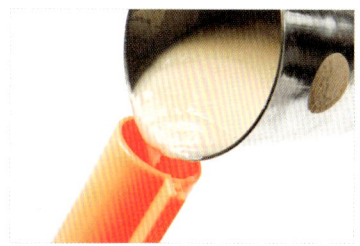

06 준비한 몰드에 부어 하루 동안
보온해요. 굳으면 잘라서 4~6주간
숙성시켜요. **tip_**간혹 비누 안쪽이 푸른색
일 경우가 있어요. 젤화가 잘 일어나면 생기는 현
상이니 걱정하지 않으셔도 돼요.

병풀 비누

병풀은 '고투콜라'라고도 불리는데 흉터 제거, 여드름 , 아토피에 효능이 있어 수천 년간
동양에서 약용식물로서 널리 사용되어 왔어요. 피부 재생 효과로 진행형 여드름뿐만 아니라
오랫동안 여드름이 난 피부의 흉터 제거에 좋고 모공 축소 효과도 뛰어나답니다.

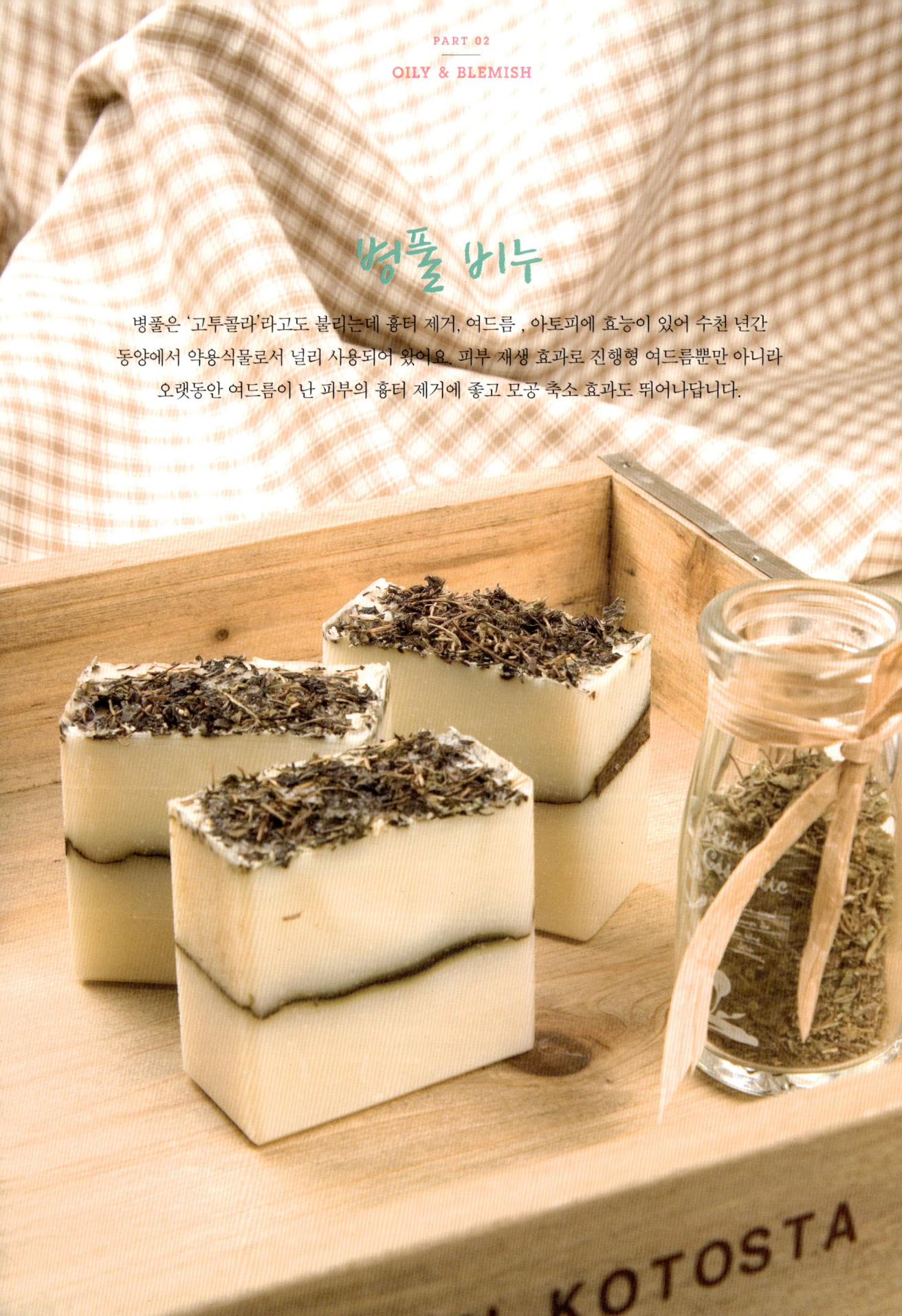

난이도 ★★☆☆
거품 ★★★☆
보습력 ★☆☆☆

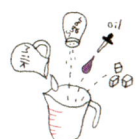

재료 _ 1kg
오일류 _ 코코넛오일 250g,
팜유 250g, 해바라기씨오일 80g,
포도씨유 50g, 블랙쎄서미오일 110g
가성소다 수용액 _
가성소다(2% 디스카운트) 112g,
정제수(워터 33%) 244g
슈퍼팻 _ 병풀인퓨즈드오일 10g
첨가물 _ 병풀추출물 3g,
병풀 분말 5g, 병풀 허브 적당량
에센셜오일 _ 라벤더 5ml,
티트리 5ml, 제라늄 2ml

INGREDIENT POINT

병풀 마데카식산이란 성분이 포함되어
있는데, 이는 현대의학에서 피부 재생 효과로
각광받고 있는 성분이에요.
상처 치유 작용 및 혈액순환 촉진 효과, 잔주름
방지 효과가 매우 탁월한 것으로 알려져 있어요.

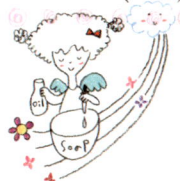

Gotukola soap how to make

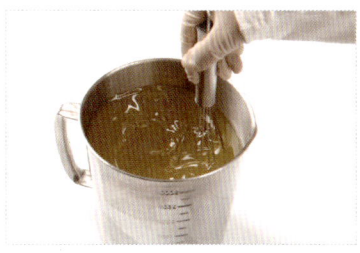

01 오일류를 40~50도로 가열하고,
가성소다를 정제수에 녹여 40~50도
로 식힌 후 오일류에 섞어요.

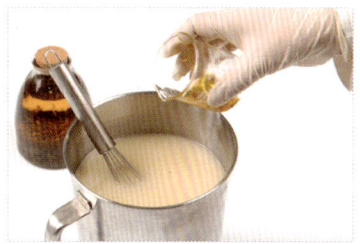

02 거품기와 블렌더로 트레이스를
낸 후에 병풀인퓨즈드오일과 병풀
추출물을 넣어요. **tip_**병풀인퓨즈드오일
은 슈퍼팻으로 첨가하는 것인데 없으면 그냥 빼
고 만드셔도 돼요.

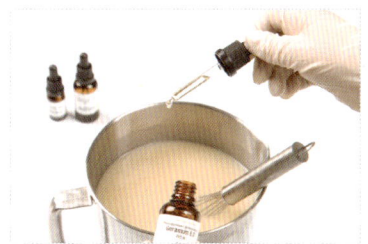

03 에센셜오일을 넣고 섞어요.

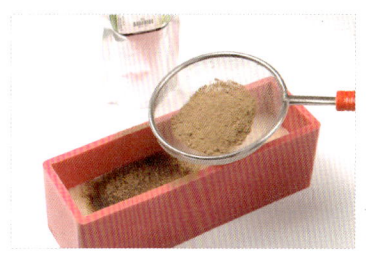

04 비누액을 몰드에 절반만 부은
후에 병풀 분말을 체에 밭쳐서 뿌려
요. **tip_**병풀 분말이 너무 많으면 비누가 분리
될 수 있으니 적당량을 알고 고르게 뿌리세요.

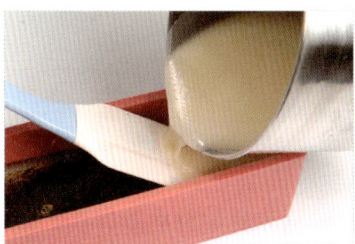

05 병풀 분말이 흩어지지 않도록
주걱을 받쳐서 비누액의 나머지 절
반을 조심스럽게 부어요.

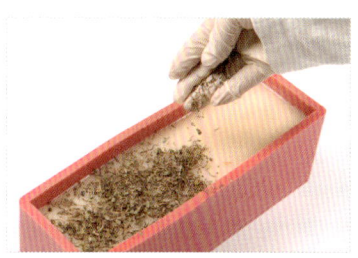

06 위쪽에 병풀 허브를 뿌린 후 하
루 동안 보온하고 굳으면 적당한 크
기로 잘라서 숙성시켜요.

함초 비누

함초는 바닷가 갯벌에서 무리 지어 자라는데 높이가 15~50cm이며 윗부분 가지가
마주나게 갈라지는 식물이에요. 칼슘과 마그네슘, 칼륨, 철, 인 등의 유효 성분이 풍부하고
갖가지 미네랄을 함유하고 있으며 피지와 노폐물 제거에도 좋은 효과를 보인답니다.

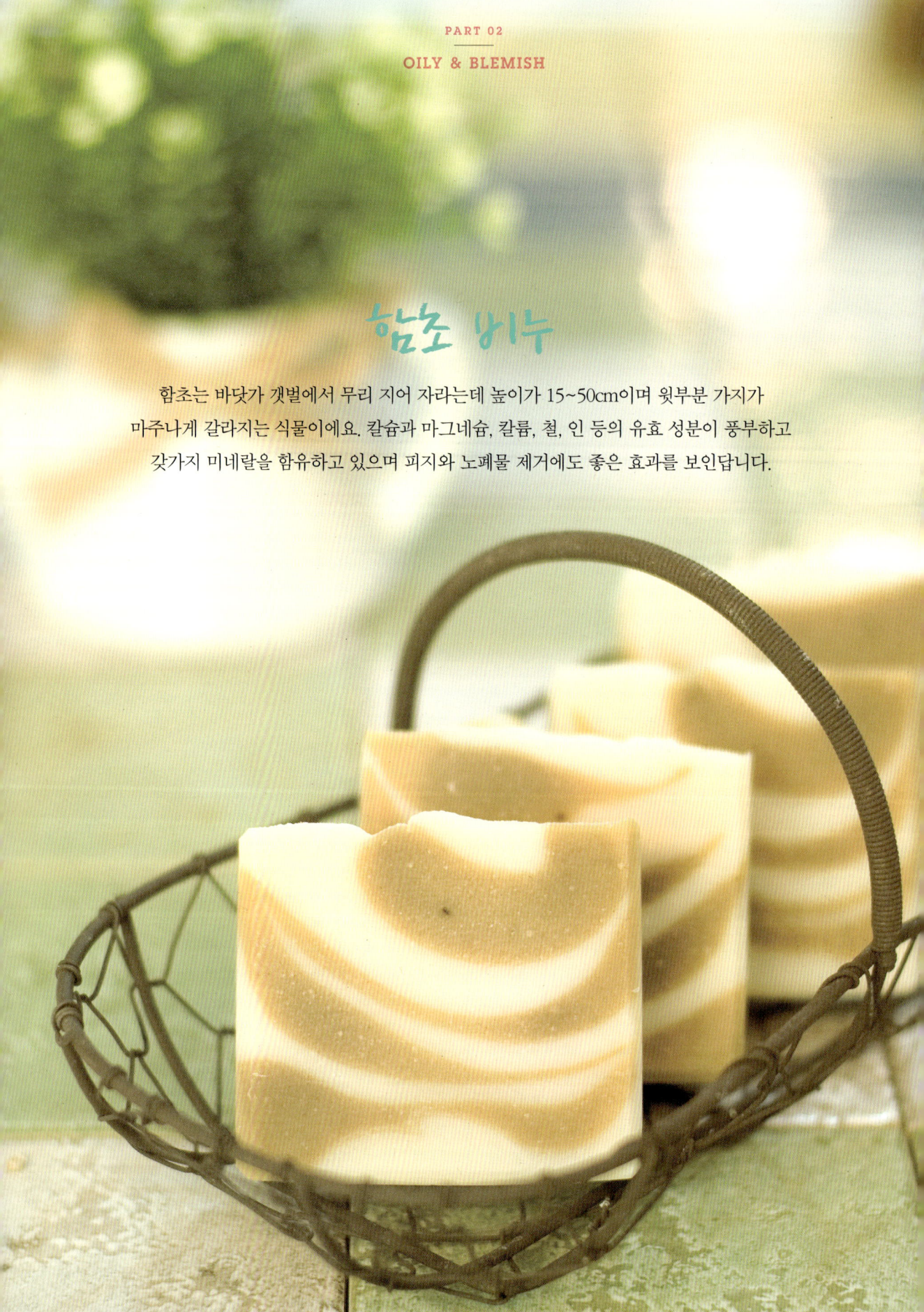

CP

난이도 ★★☆☆
거품 ★★★☆
보습력 ★★☆☆

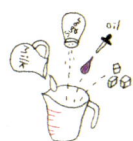

재료 _ 1kg

오일류 _ 코코넛오일 250g,
팜유 200g, 녹차씨유 50g, 피마자유 80g,
해바라기씨오일 70g, 살구씨오일 70g
가성소다 수용액 _
가성소다(3% 디스카운트) 108g,
정제수(워터 33%) 237g
첨가물 _ 함초 분말 20g, 프로폴리스 5g
에센셜오일 _ 라벤더 10ml,
제라늄 3ml, 쥬니퍼베리 2ml

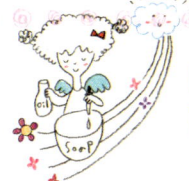

Marshfire Glasswort soap how to make

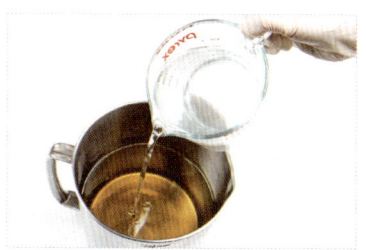

01 오일류를 40~50도로 가열하고, 가성소다를 정제수에 녹여 40~50도로 식힌 후 오일류에 섞어요.

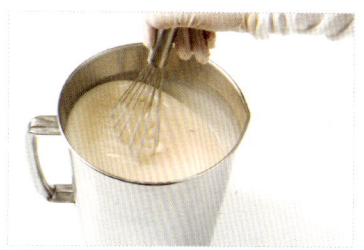

02 거품기와 블렌더로 트레이스를 내요. **tip_**마블 모양을 만들기 위해서는 약한 트레이스를 내시는 것이 좋아요.

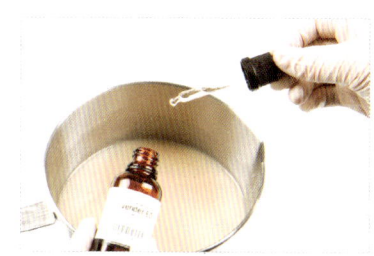

03 에센셜오일과 프로폴리스를 먼저 넣은 후 가볍게 섞어요.

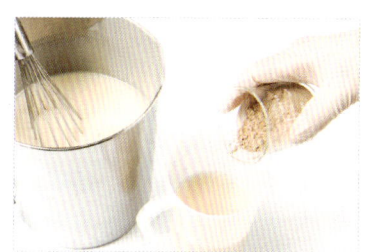

04 비누액의 절반을 다른 용기에 덜어내서 함초 분말을 넣어요.

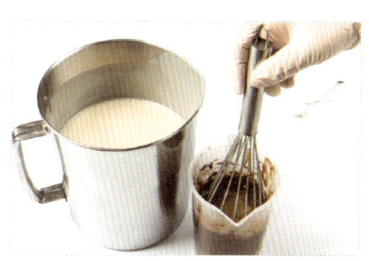

05 함초 분말이 비누액과 골고루 섞이도록 잘 저어요.

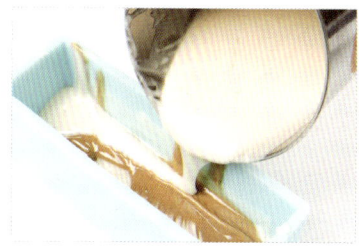

06 몰드의 한쪽 면을 따라서 두 가지 비누액을 번갈아가며 부어요. 하루 정도 보온하여 건조시킨 후 잘라서 숙성시켜요. **tip_**이때 몰드를 살짝 기울이면 더 쉽게 부을 수 있어요.

plus recipe

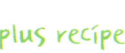

SOS 스팟오일

살균과 염증 완화 효과가 있는 에센셜오일을 이용해 여드름이나 뾰루지를 진정시켜주는 스팟오일을 만들어요.

재료 _ 10ml
호호바오일 10ml, 버가못 5방울, 쥬니퍼베리 3방울, 제라늄 3방울, 티트리 5방울

유리볼 용기에 호호바오일과 에센셜오일을 첨가한 후 여드름이나 뾰루지 부위에 바르면 돼요.

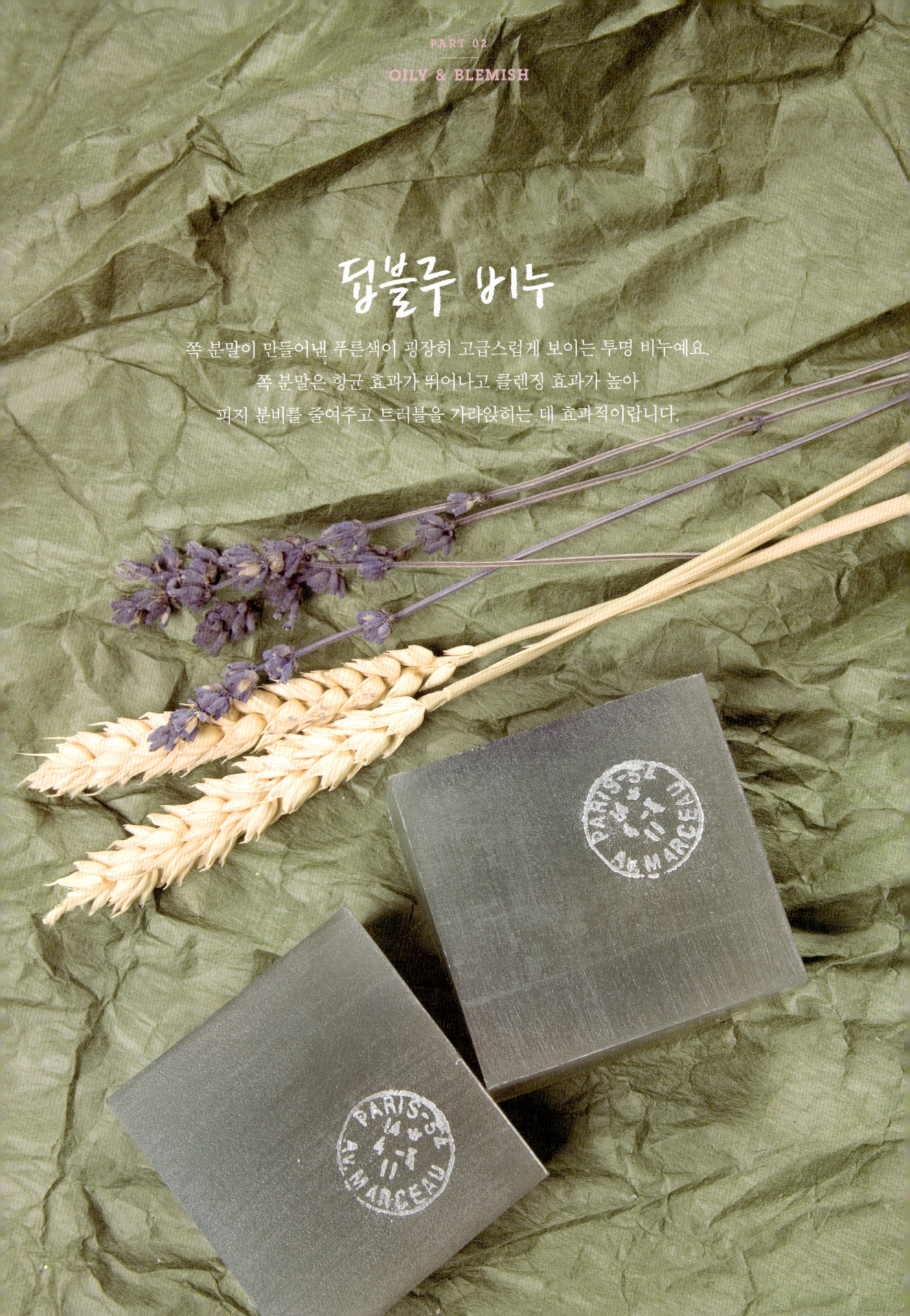

덤블루 비누

쪽 분말이 만들어낸 푸른색이 굉장히 고급스럽게 보이는 투명 비누예요.
쪽 분말은 항균 효과가 뛰어나고 클렌징 효과가 높아
피지 분비를 줄여주고 트러블을 가라앉히는 데 효과적이랍니다.

HP

비중탕법
난이도 ★★★☆
거품 ★★★☆
보습력 ★☆☆☆

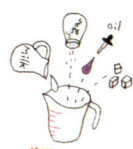

재료 _ 1kg
오일류 _ 피마자오일 120g, 팜유 200g,
코코넛오일 80g, 스테아르산 10g
가성소다 수용액 _
가성소다(0% 디스카운트) 60g,
정제수(워터 33%) 135g
첨가물 _ 글리세린 83g, 설탕 68g,
정제수 68g, 에탄올 141g, 쪽 분말 1g
에센셜오일 _ 페퍼민트 4ml,
스피아민트 3ml

KEY POINT

2주 동안 숙성시킨 후에는 바로 랩으로
포장해두시는 것이 좋아요. 에탄올과 수분이
많이 휘발되면 비누가 흘쭉해지거든요.

INGREDIENT POINT

쪽 분말 천연염료 중 가장 오래된 청색 염료로
항균성이 뛰어나 포도상구균 등 각종 균을 죽이고
열독을 내려주는 효과가 있어요. 여드름이나 아토피
등의 피부 트러블에 사용하면 좋고 클렌징 효과가
뛰어나 피지, 트러블, 가려움증에 효과적이에요.

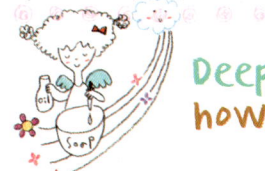

Deepblue soap
how to make

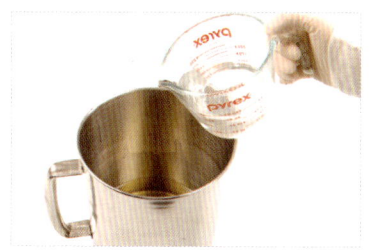

01 가성소다를 정제수에 녹이고,
오일류를 가열해서 70~75도가 되면
오일류에 투명한 가성소다 수용액
을 부어요. **tip_**고온에서 진행되기 때문에
가성소다 용액의 온도는 중요하지 않답니다.

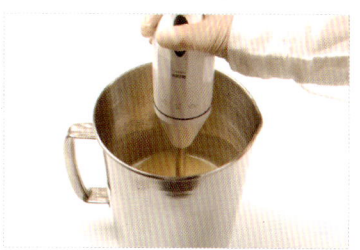

02 거품기와 블렌더를 써서 최대한
점도가 높도록 트레이스를 내요.

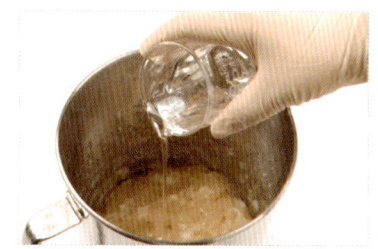

03 랩이나 비닐을 씌운 후에 핫플
레이트 약한 불에 20분 정도 올려두
고 중간중간 잘 섞어요. 비누액에 젤
화가 일어나서 투명하게 되면 글리
세린과 에탄올을 넣은 후 블렌더로
덩어리지지 않도록 잘 섞어요.

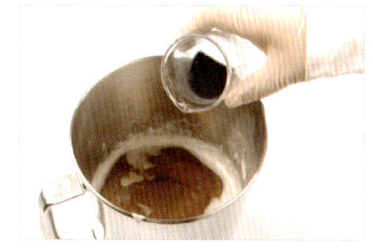

04 다시 랩이나 비닐을 씌운 후 10
분 정도 두세요. 정제수에 설탕을 가
열해 녹여 80도 정도가 되면 비누액
에 넣고, 쪽 분말을 첨가한 후 주걱
으로 잘 섞어요. **tip_** 쪽 분말은 소량의 정
제수에 녹여 넣으면 비누액과 잘 섞인답니다.

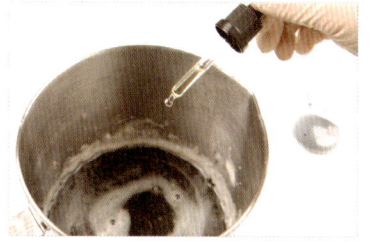

05 비누액을 식혀서 온도가 45도
정도가 되면 에센셜오일을 넣고 골
고루 섞어요.

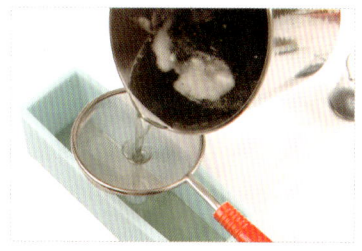

06 체에 밭쳐 몰드에 천천히 부어
줘요. 상온에서 굳힌 후 2주 동안 숙
성시켜요.

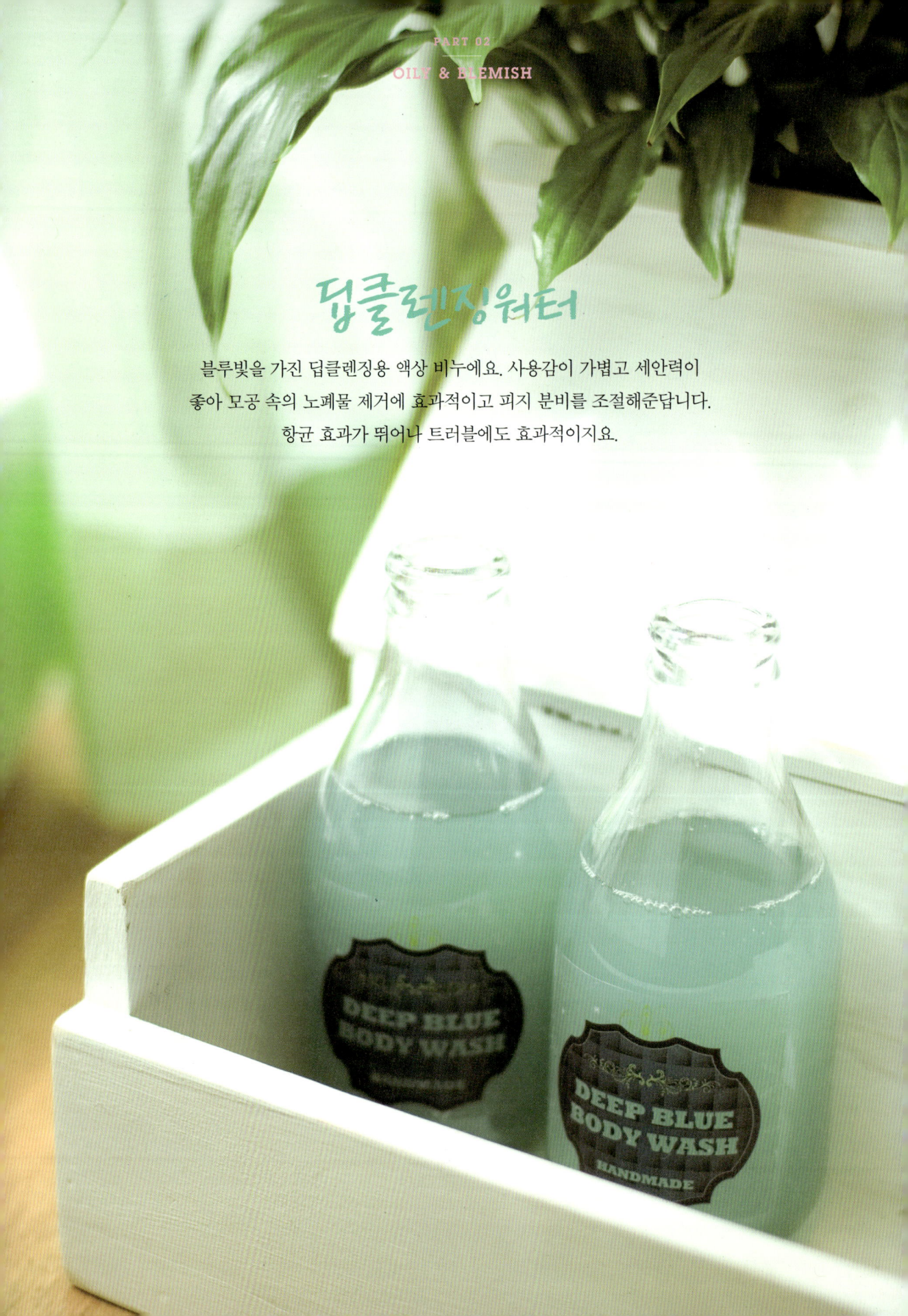

딥클렌징워터

블루빛을 가진 딥클렌징용 액상 비누예요. 사용감이 가볍고 세안력이
좋아 모공 속의 노폐물 제거에 효과적이고 피지 분비를 조절해준답니다.
항균 효과가 뛰어나 트러블에도 효과적이지요.

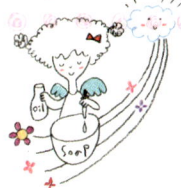

Deep cleansingwater how to make

난이도 ★★★☆
거품 ★★★☆
보습력 ★☆☆☆

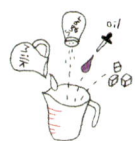

재료

페이스트 만들기 _ 1kg

오일류 _ 코코넛오일 300g,
헤이즐넛오일 80g, 살구씨오일 60g,
피마자오일 60g

가성가리 수용액 _
가성가리(0% 디스카운트) 117g,
정제수(가성가리량과 동일) 117g

설탕 용액 _ 설탕(오일량의 9%) 45g,
설탕 희석용 정제수(설탕량의 6배) 270g

물비누 만들기 _ 200g

페이스트 100g, 희석용 정제수 90g

첨가물 _ 글리세린 10g, 내추럴베타인 3g,
아스트린AG추출물 3g, 쪽 분말 1g

에센셜오일 _ 파인 18방울,
인디안베이 8방울

INGREDIENT POINT

아스트린AG추출물 오배자에서 추출한
성분으로 탄닌과 단백질의 상호작용으로
모공 수축과 피부 탄력에 효과가 뛰어나요. 또한
피지 조절을 통한 피부 청결 유지, 세균의 침입 방지,
항염 작용을 통한 트러블 완화에 좋답니다.

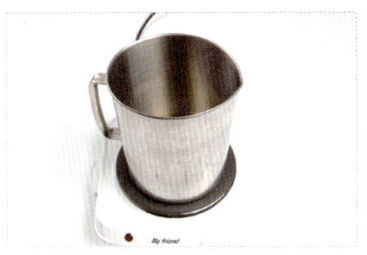

01 오일류를 모두 용기에 넣고 70
~80도로 가열해요.

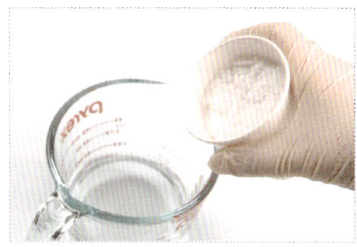

02 다른 용기에 정제수를 넣고 가
성가리를 녹여 70~80도로 맞춰요.

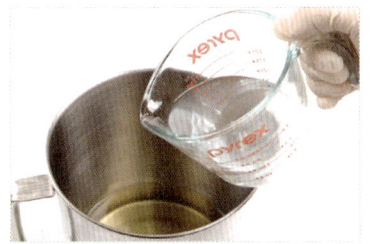

03 오일류와 가성가리 수용액을 섞
어요.

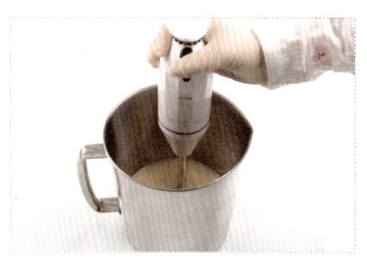

04 거품기와 블렌더를 번갈아 사용
하여 과트레이스를 내요.

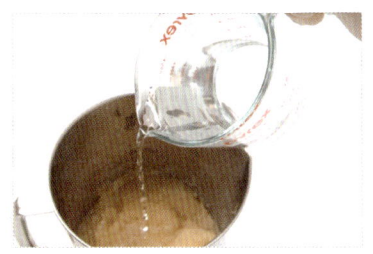

05 70~80도로 가열한 설탕 용액을
비누액에 부어 섞어요. 페이스트 상
태가 되면 지퍼백에 담아 2주간 숙
성해요.

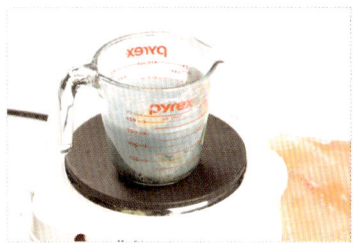

06 숙성한 페이스트에 쪽 분말을
녹인 정제수를 넣고 약한 불로 가열
하며 희석해요. 페이스트가 다 녹으
면 첨가물과 에센셜오일을 넣어요.

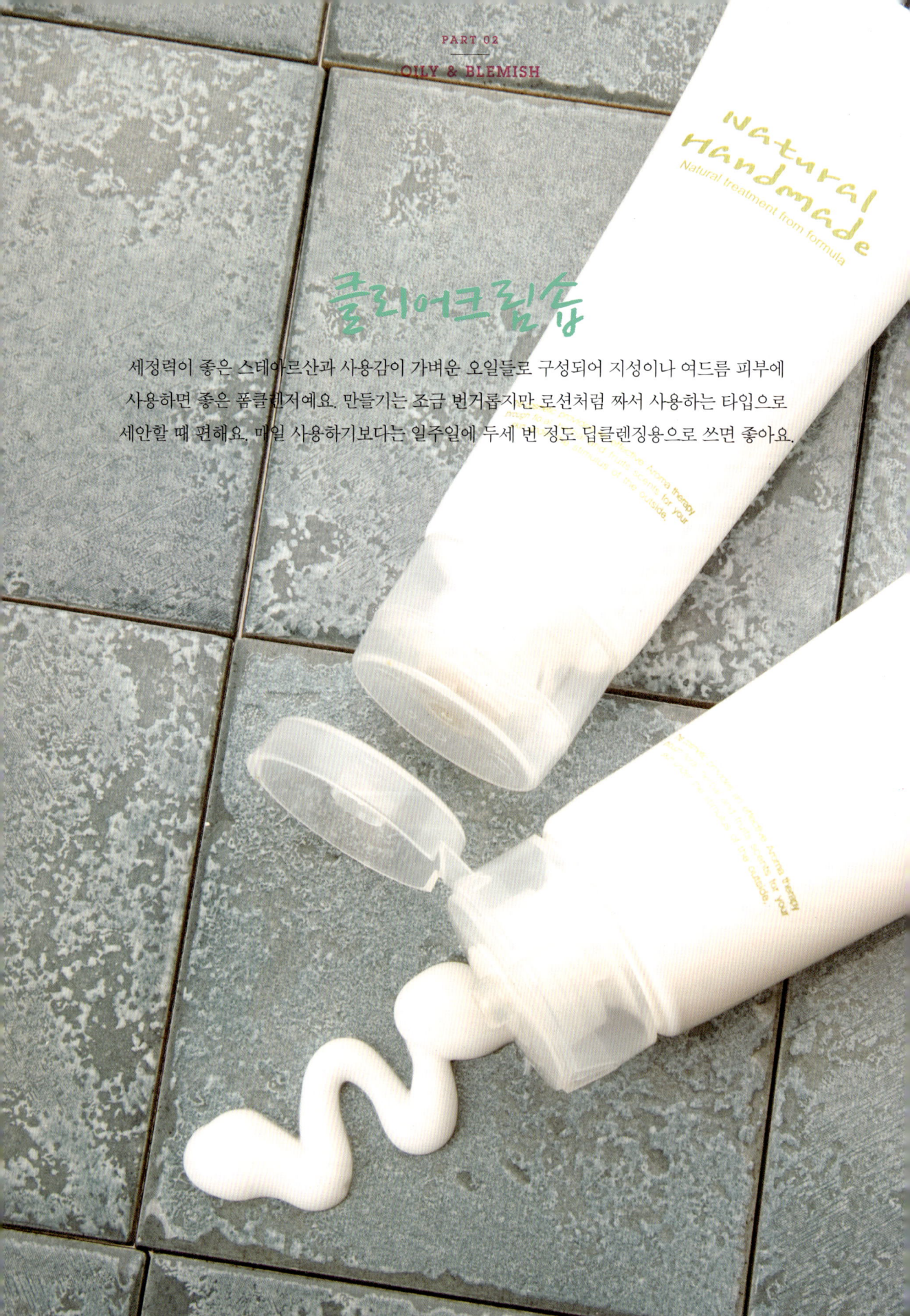

클리어크림슾

세정력이 좋은 스테아르산과 사용감이 가벼운 오일들로 구성되어 지성이나 여드름 피부에
사용하면 좋은 폼클렌저예요. 만들기는 조금 번거롭지만 로션처럼 짜서 사용하는 타입으로
세안할 때 편해요. 매일 사용하기보다는 일주일에 두세 번 정도 딥클렌징용으로 쓰면 좋아요.

Natural
Handmade
Natural treatment from formula

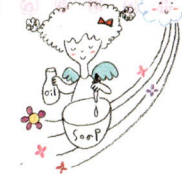

Clear cream soap
how to make

비중탕법
난이도 ★★★★
거품 ★★★★
보습력 ★☆☆☆

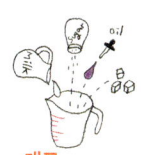

재료
페이스트 만들기 _ 400g
오일류 _ 코코넛오일 25g,
호호바오일 15g, 살구씨오일 10g,
스테아르산 100g
가성소다, 가성가리 수용액 _ 가성소다 5g,
가성가리 22g, 정제수
(가성소다, 가성가리량의 6배) 162g
글리세린(오일량의 13%) 20g,
크림화용 스테아르산(오일량의 5%) 8g,
크림화용 스테아르산용 정제수
(스테아르산의 4배) 32g
폼클렌저 만들기 _ 200g
페이스트 100g, 페퍼민트워터 90g
첨가물 _ 내추럴베타인 10g
에센셜오일 _ 라벤더 2ml, 스윗오렌지 1ml

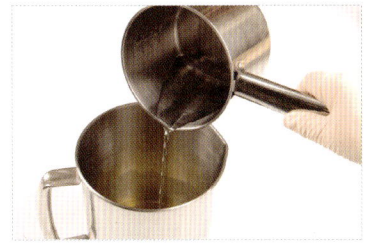

01 오일류를 70~80도로 가열하고,
정제수에 가성소다와 가성가리를
녹여 70~80도로 맞춘 후에 오일류
에 섞어요.

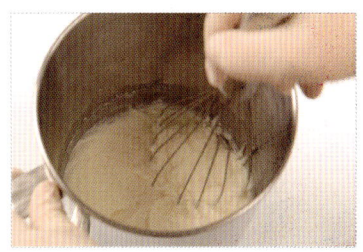

02 거품기와 블렌더를 번갈아 사용
하여 트레이스를 내요.

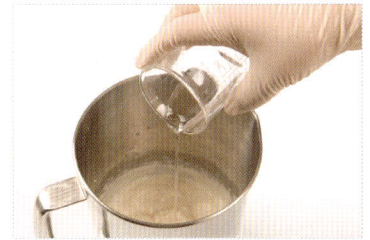

03 크림 상태가 되면 글리세린을
넣은 후 잘 섞어요.

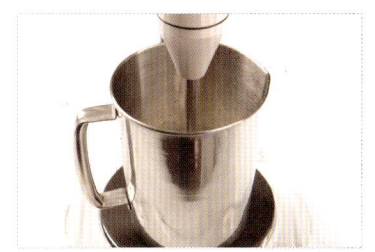

04 크림화용 스테아르산을 정제수
에 녹여 넣어요. 블렌더를 이용해 재
빨리 저어주어야만 비누액이 엉기
는 것을 방지할 수 있어요.

KEY POINT

클리어크림솝의 효능을 높이고 싶다면 송진 분말과
뽕잎 분말을 첨가해보세요. 송진 분말은 소나무의
진을 말려서 분말 형태로 만든 것으로 미색을 띱니다.
염증이나 습진 및 모공 수축에 좋고 여드름 흉터
제거에 탁월한 효과가 있는 것으로 알려져 있습니다.
뽕잎 분말은 항균 작용이 뛰어나고 송진 분말과
같이 사용 시 효능을 더 높여준답니다.

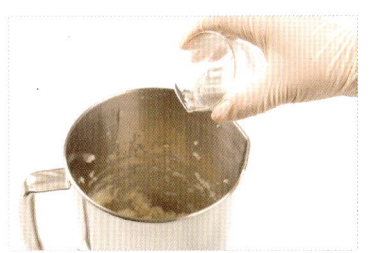

05 폼클렌저를 만들 때는 페퍼민트
워터로 페이스트의 점도를 맞추어
요. 2주 이상 숙성시킨 후 내추럴베
타인과 에센셜오일을 넣어요. **tip**_페
퍼민트워터를 조금씩 첨가하면서 원하는 점도를
맞춰요.

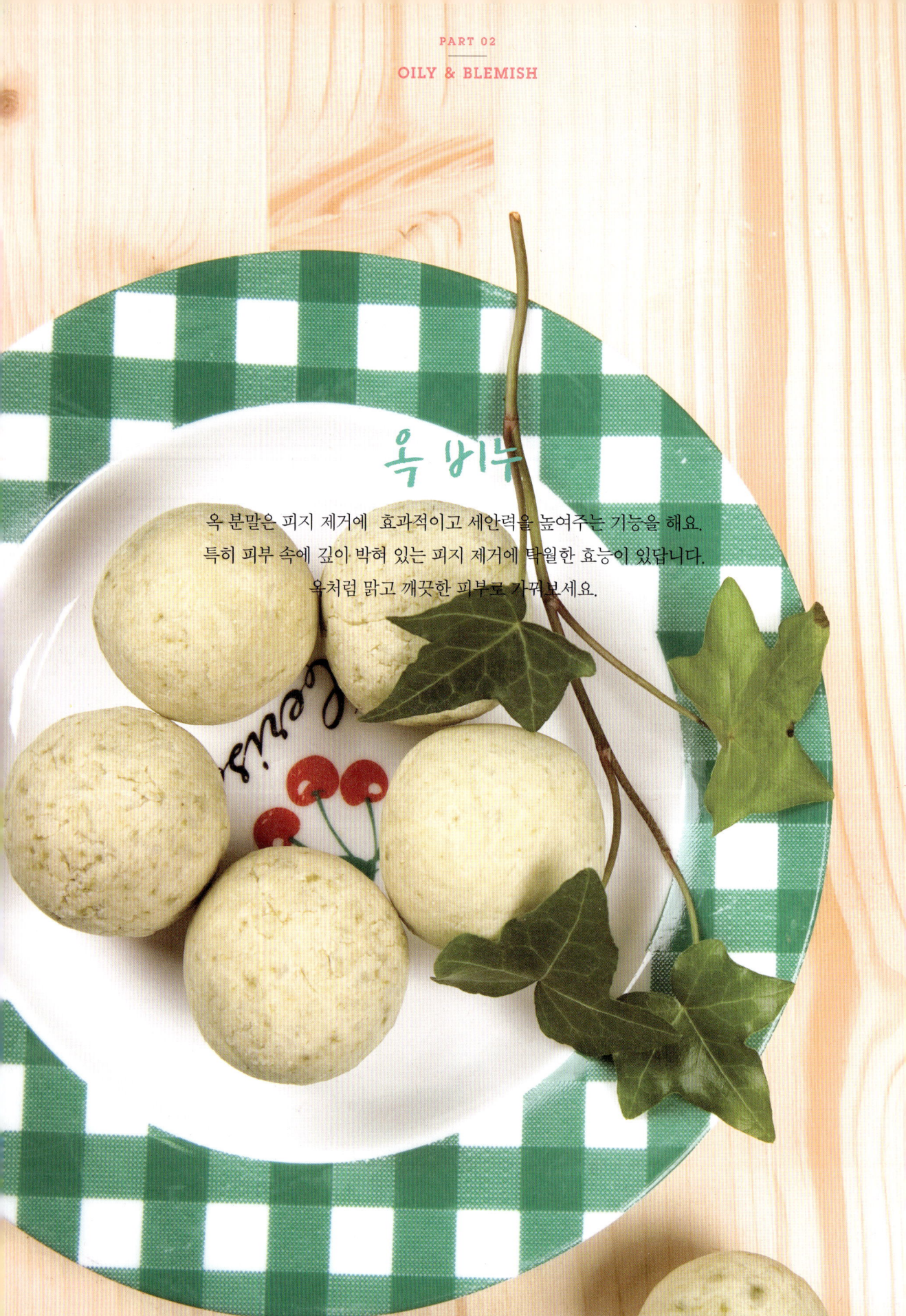

옥 비누

옥 분말은 피지 제거에 효과적이고 세안력을 높여주는 기능을 해요.
특히 피부 속에 깊이 박혀 있는 피지 제거에 탁월한 효능이 있답니다.
옥처럼 맑고 깨끗한 피부로 가꿔보세요.

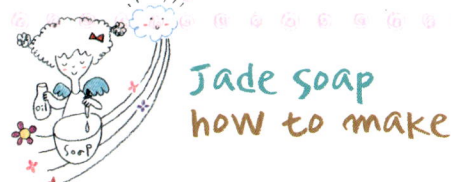

Jade Soap how to make

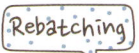

난이도 ★☆☆☆
거품 ★★☆☆
보습력 ★★☆☆

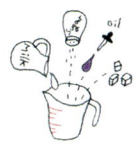

재료 _ 230g
비누 자투리 200g,
위치헤이즐워터 20g,
옥 분말 5g,
브로콜리 분말 2g
에센셜오일 _ 사이프러스 30방울,
프랑킨센스 5방울

INGREDIENT POINT

사이프러스 에센셜오일 침엽수림과에
속하는 에센셜오일로 피톤치드 성분을 다량
함유하고 있어요. 수렴 작용이 탁월해 모공을
수축시키고 피지 분비를 억제하기 때문에
지성이나 여드름 피부에 효과적이에요.
프랑킨센스 에센셜오일 '유향'이라 불리는
것으로 나무의 수지에서 추출한 에센셜오일이에요.
세포 재생 효과로 주름이나 여드름 흉터
완화에 효과적이며 지성 피부의 피지 분비
균형을 맞춰주는 역할을 해요.

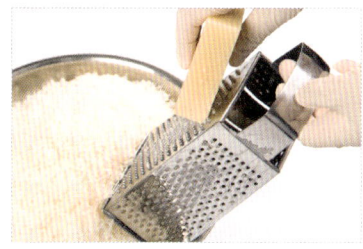

01 비누 자투리를 강판에 곱게 갈
아요.

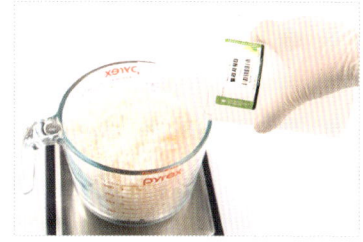

02 위치헤이즐워터를 갈아놓은 비
누 자투리에 첨가해요.

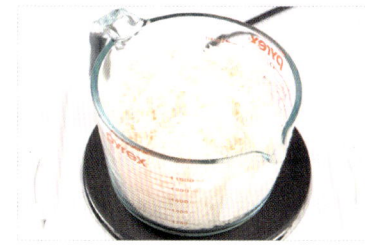

03 핫플레이트에 올려 걸쭉한 상태
가 되도록 가열해요.

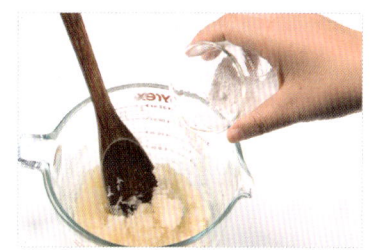

04 젤 상태가 되면 옥 분말과 브로
콜리 분말, 에센셜오일을 첨가해요.

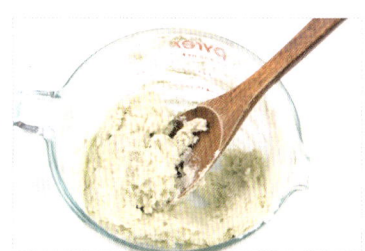

05 주걱이나 손으로 섞으면서 조물
조물 반죽해요.

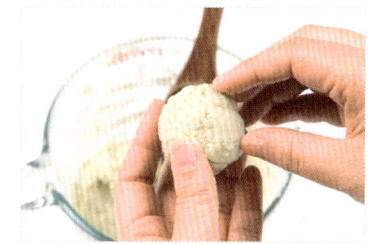

06 손으로 동그랗게 빚어요. **tip_**모
양이나 사이즈는 취향에 따라 자유롭게 만드시면
되요. 마끈을 동그란 비누에 넣어 묶은 후 고리에
걸어 사용하셔도 좋아요.

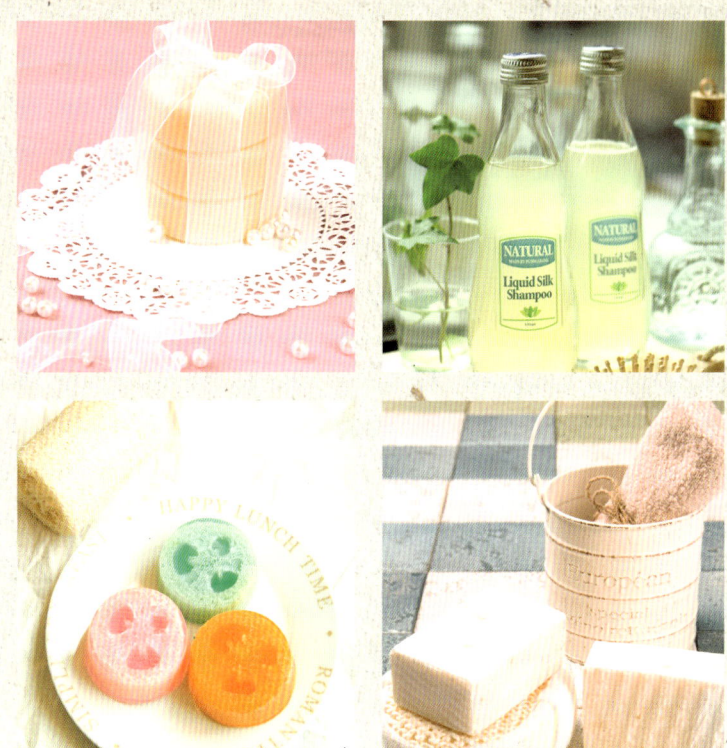

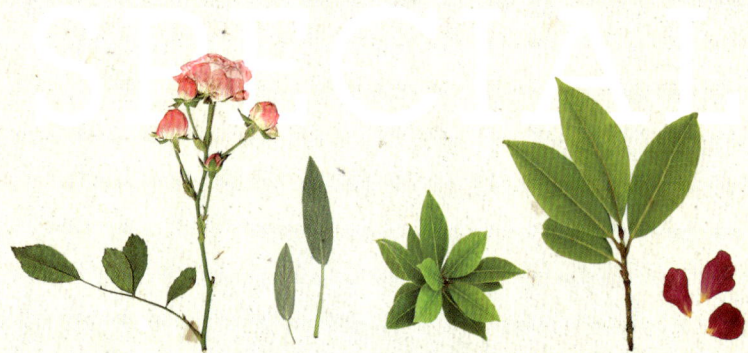

특별한 기능성
천연비누

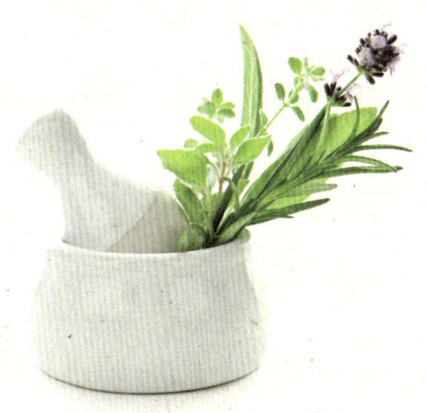

'비누는 단순히 세안만 하는 거 아니야?'라고 하신다면 아직 천연비누에 대해 잘 모르시는 거예요. 천연비누는 구성하는 레시피와 사용하는 재료에 따라 화이트닝 기능을 높이거나 약용 샴푸 또는 바디 케어용으로도 사용할 수 있어요. 또, 부드러운 거품을 가진 주방용 세제나 빨래용 세제를 만들어 친환경 살림을 할 수도 있죠. 지금부터 내가 원하는 특별한 기능을 가진 비누를 만들어봐요.

백복령 비누

백복령은 소나무에서 자라는 버섯류로 기미에 효과가 있어 예로부터 널리 이용되어왔답니다.
미백 작용이 뛰어나 기미나 주근깨를 옅게 해주고 출산 후 생기는 잡티에도 효과적이에요.
속비누에 비타민 C가 풍부한 토마토 분말을 사용하여 미백 효과를 더 높였답니다.

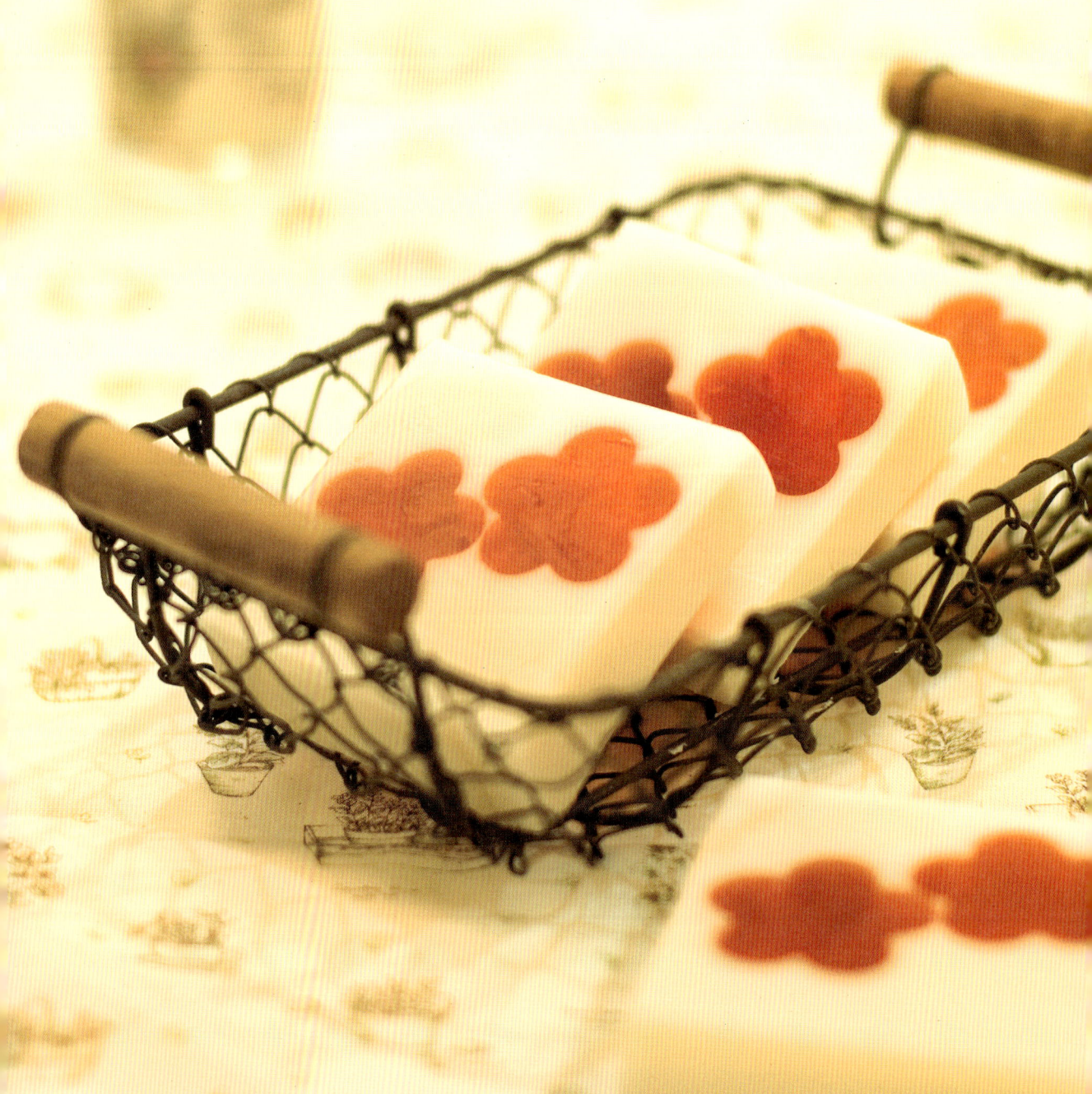

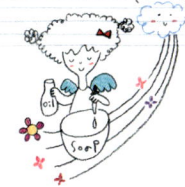

Poria cocas wolf soap how to make

난이도 ★☆☆☆
거품 ★★☆☆
보습력 ★★☆☆

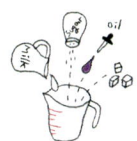

재료 _ 510g

화이트 비누베이스 400g,
백복령 분말 5g,
글리세린 3g,
에센셜오일 _ 제라늄 20방울,
팔마로사 20방울
속비누 _ 투명 비누베이스 100g,
토마토 분말 2g, 글리세린 2g

KEY POINT

기미 예방 생활법

❶ 복부는 항상 따뜻하게, 월경불순은
반드시 치료하세요.
❷ 기미 생성을 억제하는 호르몬은
밤 10시에서 새벽 2시 사이에 많이 분비가 되니
이 시간에는 잠을 자는 것이 좋아요.
❸ 간장질환, 변비 등으로 신진대사가
원활하지 않으면 기미가 악화되므로, 이러한
신체 내부의 질환은 반드시 치료해야 해요.
❹ 정신적 긴장과 스트레스는 신체 내의
각종 호르몬이나 신진대사의 균형을 깨뜨리고
멜라닌의 활동을 증가시키니 주의하세요.
❺ 단백질, 비타민 C가 함유된 식품(간, 우유,
레몬, 오렌지, 귤, 토마토, 부추, 파, 양배추, 쑥갓,
배추, 아스파라거스, 완두콩, 마늘)을 많이 먹어요.

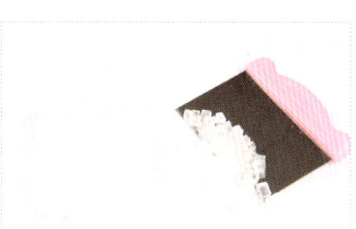

01 속비누용으로 투명 비누베이스를 잘라 녹여요. 녹은 비누액에 토마토 분말과 글리세린을 넣어요.

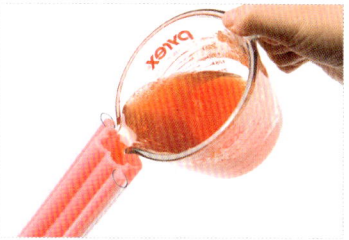

02 속비누용 몰드에 천천히 부어 굳혀요.

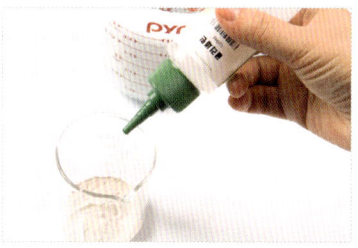

03 화이트 비누베이스를 적당한 크기로 잘라 핫플레이트에서 천천히 녹여요. 녹는 동안 글리세린에 백복령 분말을 미리 개어두어요.

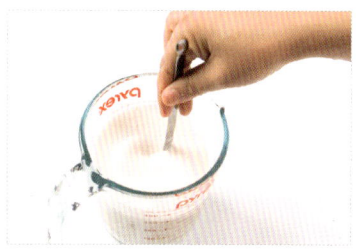

04 녹은 비누베이스에 글리세린에 개어놓은 백복령 분말과 에센셜오일을 넣은 후 잘 섞어요.

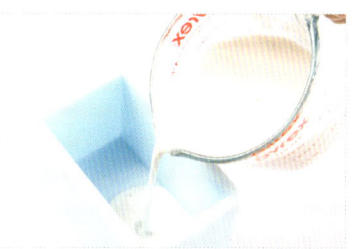

05 백복령 분말을 넣은 화이트 비누베이스액을 몰드의 1/3 정도 부어 조금 굳혀요.

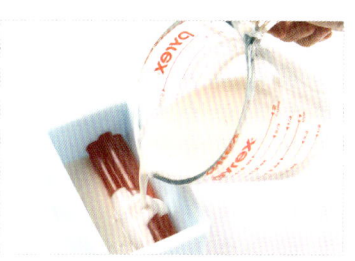

06 그 위에 붉은색 속비누를 올리고 다시 화이트 비누베이스액을 부어 굳혀요.

상황버섯 비누

상황버섯 분말을 넣어 피부의 멜라닌 생성을 막아줌으로써
기미나 검버섯 등의 잡티에 효과적인 비누예요.
상황버섯 비누로 티 없이 맑고 깨끗한 피부로 가꿔보세요.

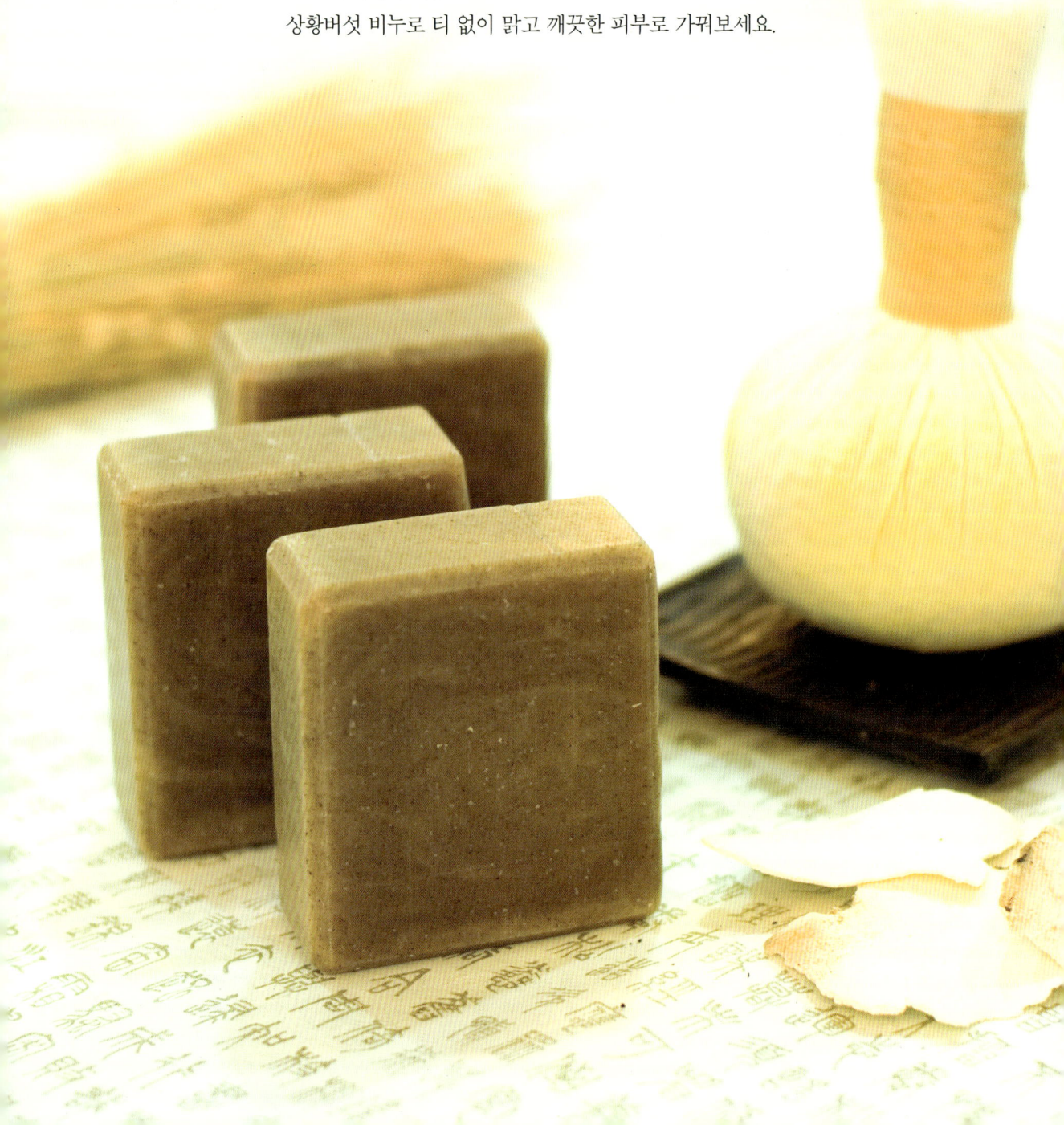

난이도 ★★☆☆
거품 ★★☆☆
보습력 ★★☆☆

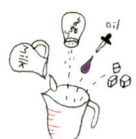

재료 _ 1kg

오일류 _ 코코넛오일 200g,
팜유 180g, 올리브오일 110g,
살구씨오일 60g, 미강유 100g,
아보카도오일 50g
가성소다 수용액 _
가성소다(4% 디스카운트) 101g,
정제수(워터 33%) 231g
첨가물 _ 상황버섯 분말 5g
에센셜오일 _ 스윗오렌지 15ml,
진저 2ml, 시나몬 1ml

KEY POINT

진저와 시나몬 에센셜오일의 강한 향은
숙성 과정에서 점점 부드러워지고
오래 지속된다는 장점이 있어요. 4~6주가
지나면 부드러운 계피향이 난답니다.
CP 비누에 소량 사용하면 향을 오래
유지시켜주는 에센셜오일로는 진저나 시나몬
이외에도 블랙페퍼, 바질, 클로버 등이 있어요.

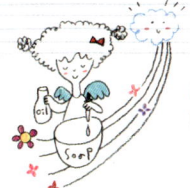

Mushroom soap
how to make

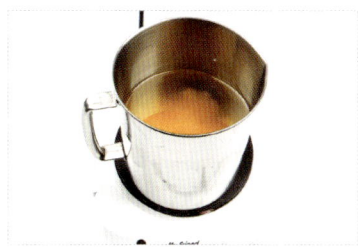

01 오일류를 용기에 넣고 40~50도
로 가열해요.

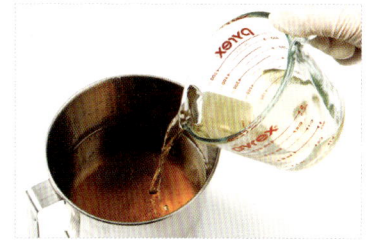

02 가성소다를 정제수에 녹여 40~
50도로 온도를 낮춘 후 오일류에 섞
어요.

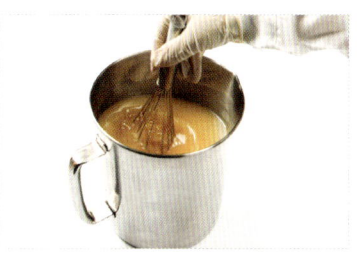

03 거품기와 블렌더를 이용해 트레
이스를 내요.

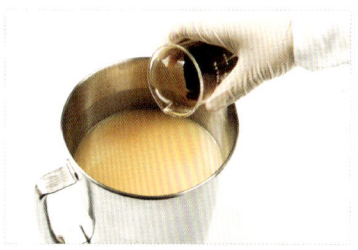

04 트레이스 상태가 되면 상황버섯
분말을 첨가한 후 골고루 섞어요.

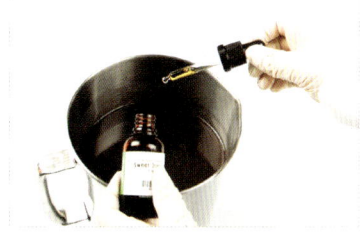

05 에센셜오일을 넣고 가볍게 저어
주세요.

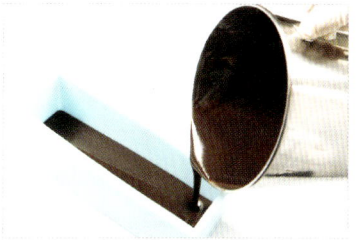

06 준비한 몰드에 부어서 하루 동
안 보온한 후 굳으면 적당한 크기로
잘라 4~6주간 숙성시켜요.

그린티 비누

녹차의 카테킨 성분이 지친 피부를 건강하게 만들어줘요.
항산화 효과가 뛰어나 자외선으로 인한 피부 노화나 잡티 등을 막아준답니다.

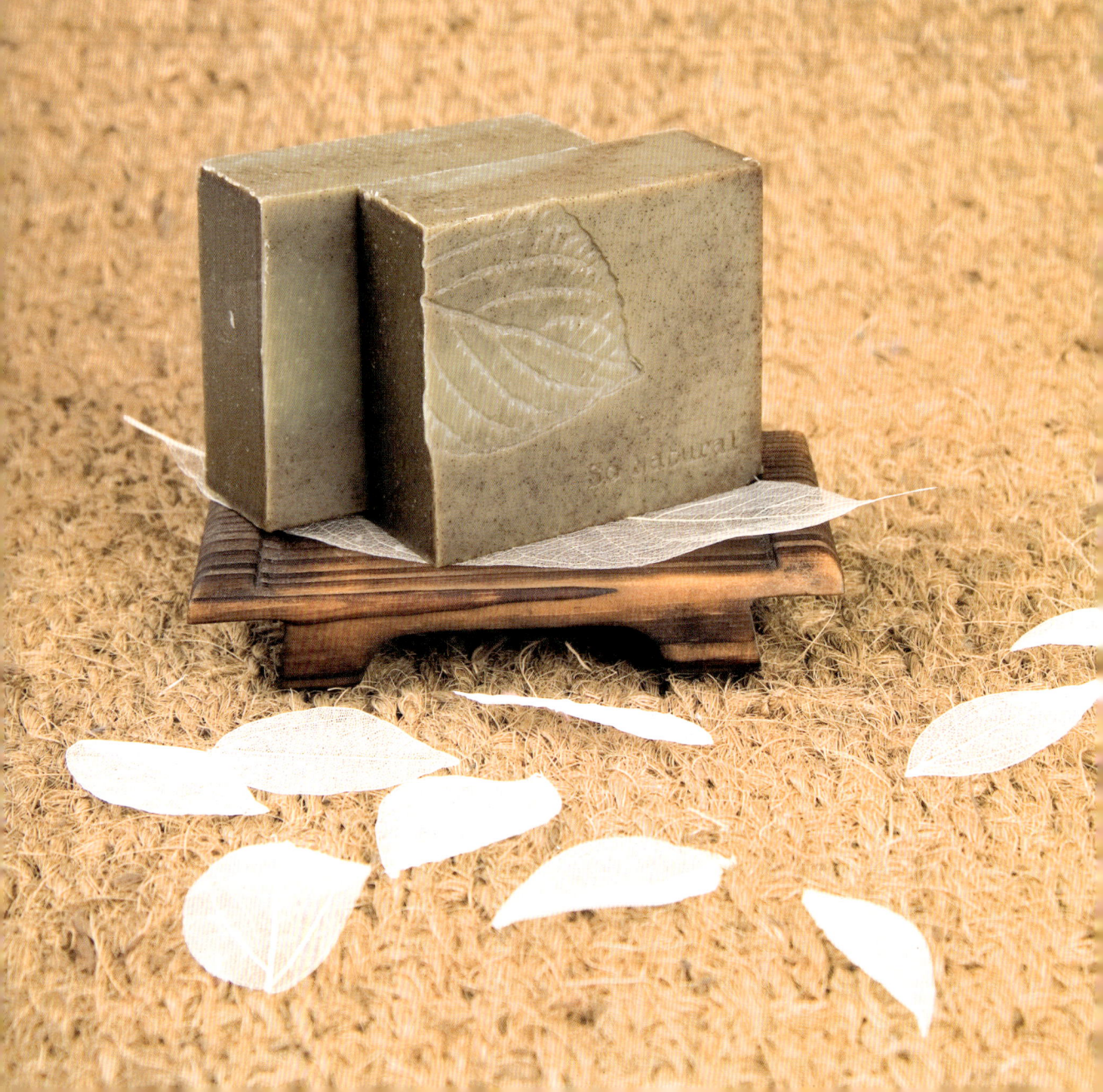

난이도 ★★☆☆
거품 ★★☆☆
보습력 ★★☆☆

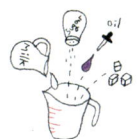

재료 _ 1kg

오일류 _ 코코넛오일 230g, 팜유 220g,
올리브오일 80g, 미강유 100g,
녹차씨유 30g, 해바라기씨오일 40g
가성소다 수용액 _
가성소다(5% 디스카운트) 102g,
녹차 우린 물(워터 33%) 231g
첨가물 _ 녹차 분말 10g
에센셜오일 _ 로즈제라늄 8ml,
라벤더 8ml, 프랑킨센스 2ml

KEY POINT

비누와 어울리는 도장을 찍으면 비누의
완성도가 높아져요. 특히 만든 날짜를 찍어두면
숙성기간을 정확하게 알 수 있어 편리해요.
비누에 사용된 재료에 따라 다르지만, 일반적인
CP 비누는 자르고 하루나 이틀 정도 지난 후
도장을 찍으면 선명하게 찍힌답니다. 만약
비누가 무르다면 며칠 더 굳힌 후에 찍으세요.
도장을 찍을 때 비누 위에 얇은 랩을 씌우면
도장 사이에 비누 찌꺼기가 묻지 않아 깔끔해요.

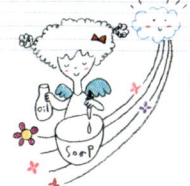

Greentea soap
how to make

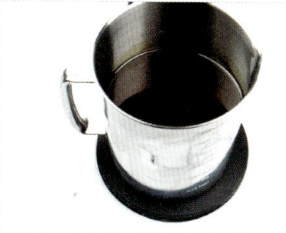

01 오일류를 핫플레이트에 올려
40~50도로 가열해요.

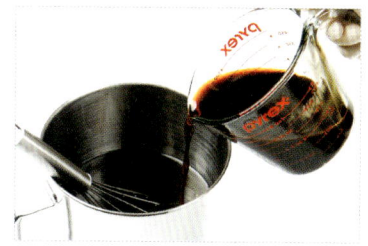

02 가성소다를 녹차 우린 물에 녹
여 40~50도로 온도를 낮춘 후 오일
류에 부어요.

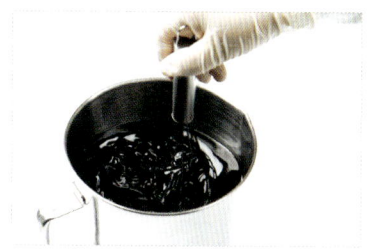

03 거품기와 블렌더를 번갈아 사용
해서 트레이스를 내주어요.

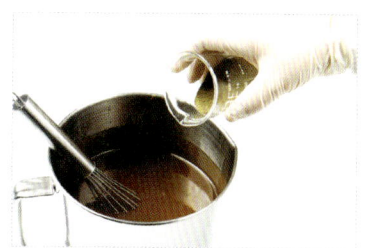

04 녹차 분말을 넣은 후 덩어리가
생기지 않도록 골고루 섞어요.

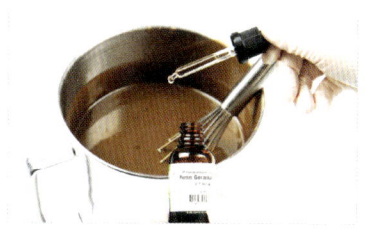

05 에센셜오일을 넣고 가볍게 저어
주어요.

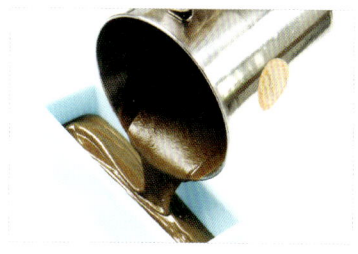

06 준비한 몰드에 부어서 하루 정
도 굳힌 후 적당한 크기로 잘라 4~6
주간 숙성시켜요.

히비스커스 비누

히비스커스는 'hibis(이집트의 아름다운 신) + isco(닮았다)'란 뜻이에요.
히비스커스 허브는 비타민 C를 다량으로 함유하고 있어
미백에 효과적이고, 수분 공급과 피부 진정 효과가 뛰어나답니다.

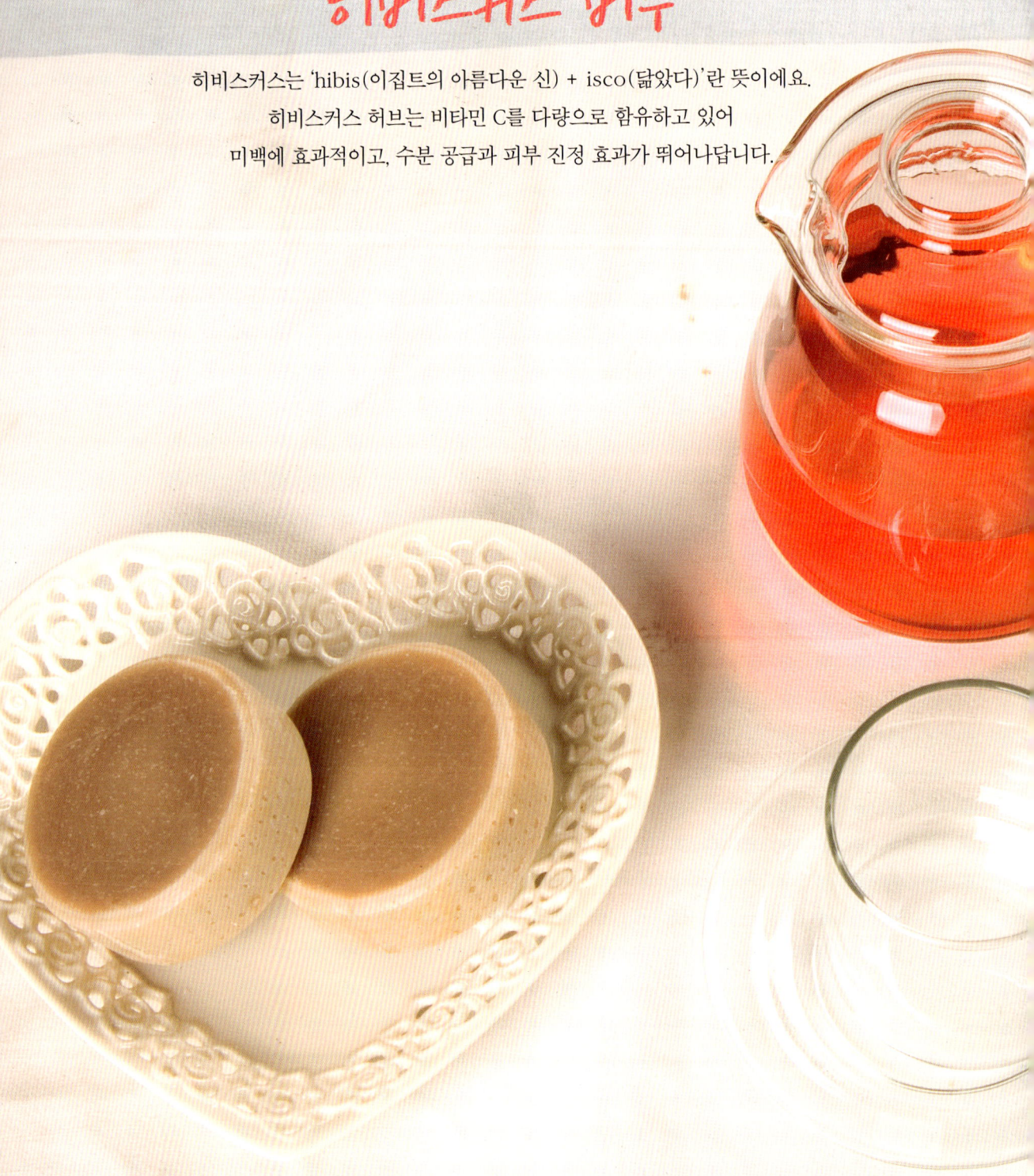

난이도 ★★☆☆
거품 ★★☆☆
보습력 ★★☆☆

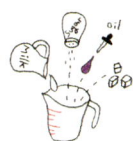

재료 _ 1kg
오일류 _ 코코넛오일 200g,
팜유 220g, 로즈힙오일 70g,
아보카도오일 140g, 올리브오일 70g
가성소다 수용액 _
가성소다(3% 디스카운트) 103g,
히비스커스 우린 물(워터 33%) 231g
에센셜오일 _ 스윗오렌지 16ml,
일랑일랑 4ml

KEY POINT

히비스커스 우린 물을 만들 때는 정제수 250g에
히비스커스 허브 10g을 넣고 약한 불로 가열하여
10분 정도 우려낸 후 거름종이나 거즈손수건으로
걸러내세요. 우린 물의 양이 231g보다 적으면
정제수를 조금 더 부어 양을 맞춰주세요.

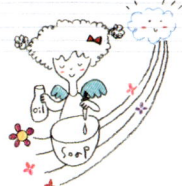

Hibiscus soap how to make

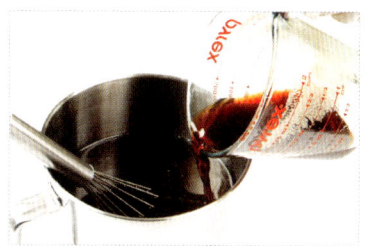

01 오일류를 40~50도로 가열하고,
히비스커스를 우린 물에 가성소다
를 녹여 40~50도로 온도를 낮춘 후
오일과 섞어요.

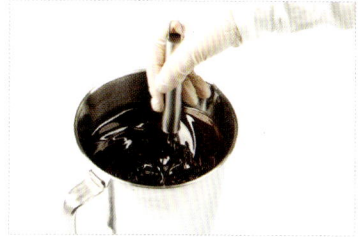

02 거품기와 블렌더를 이용해 트레
이스를 내요.

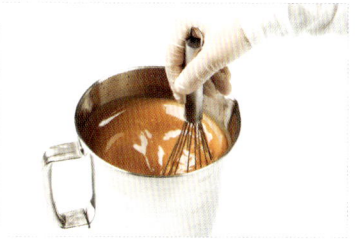

03 우린 물을 사용하면 트레이스가
빨리 나는 경향이 있으니 블렌더는
짧은 시간만 사용하고 거품기나 주
걱으로 젓는 것이 좋아요.

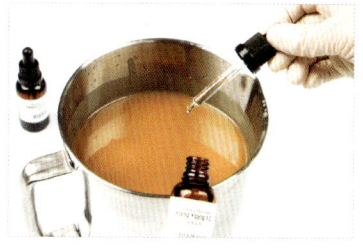

04 에센셜오일을 넣은 후 가볍게
섞어요.

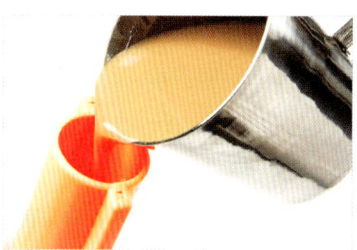

05 준비한 몰드에 부어서 하루 정
도 보온한 후 굳으면 적당한 크기로
잘라 4~6주간 숙성시켜요.

화이트 진주 비누

진주는 클레오파트라와 양귀비도 애용했을 만큼 고급 화장 재료 및 약재로 귀하게 여겨져 왔어요.
진주는 피부의 면역력을 높여주고 피부 노화를 막아줄 뿐 아니라 보습,
혈액순환, 세포 재생을 촉진하고 미백 및 세정 작용으로 피부를 맑고 깨끗하게 해준답니다.

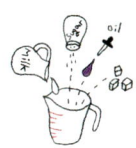

난이도 ★★☆☆
거품 ★★☆☆
보습력 ★★☆☆

재료 _ 1kg
오일류 _ 코코넛오일 200g, 팜유 200g,
미강유 100g, 피마자유 50g,
시어버터 50g, 콩유 50g, 윗점오일 50g
가성소다 수용액 _
가성소다(5% 디스카운트) 99g,
정제수(워터 33%) 231g
첨가물 _ 진주 분말 20g
에센셜오일 _ 라벤더 8ml,
스윗오렌지 5ml, 프랑킨센스 2ml

KEY POINT

CP 비누의 향을 지속시키려면, 약한 불로
가열한 천연 분말에 에센셜오일을 섞어
비누 만들 때 첨가해보세요. 에센셜오일 분자가
분말에 섞여 있기 때문에 숙성된 후에도
비교적 휘발량이 적어 향이 더욱 오래 지속된답니다.

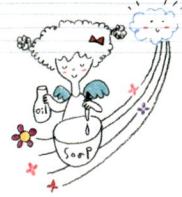

White pearl Soap how to make

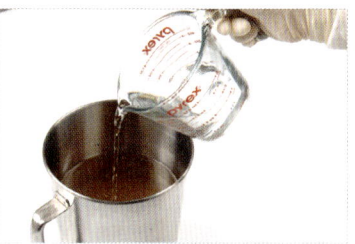

01 오일류를 가열해서 시어버터를 모두 녹인 후 40~50도로 식혀요. 가성소다를 정제수에 녹여 40~50도로 온도를 낮춘 후에 오일과 섞어요.

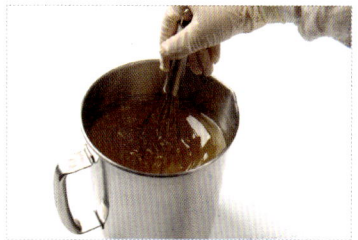

02 거품기와 블렌더를 이용해 트레이스를 내요.

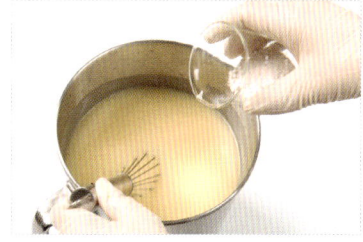

03 진주 분말을 넣고 골고루 섞어주세요.

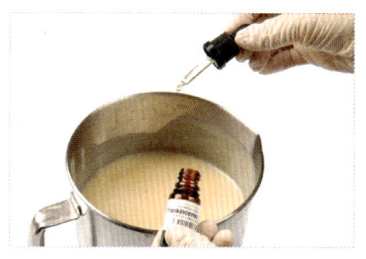

04 에센셜오일을 넣은 후 가볍게 저어요.

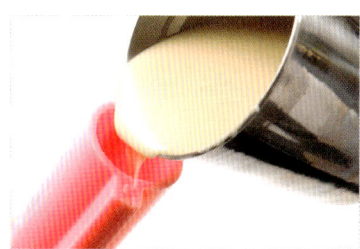

05 준비한 몰드에 부어서 하루 정도 보온한 후 굳으면 적당한 크기로 잘라 숙성시켜요.

라이스 비누

조선시대의 궁녀들은 쌀겨나 쌀뜨물을 미용에 다양하게
이용했다고 해요. 라이스 비누는 톤이 고르지 못하고 칙칙한 피부를
뽀얗고 윤기나는 피부로 가꾸어준답니다.

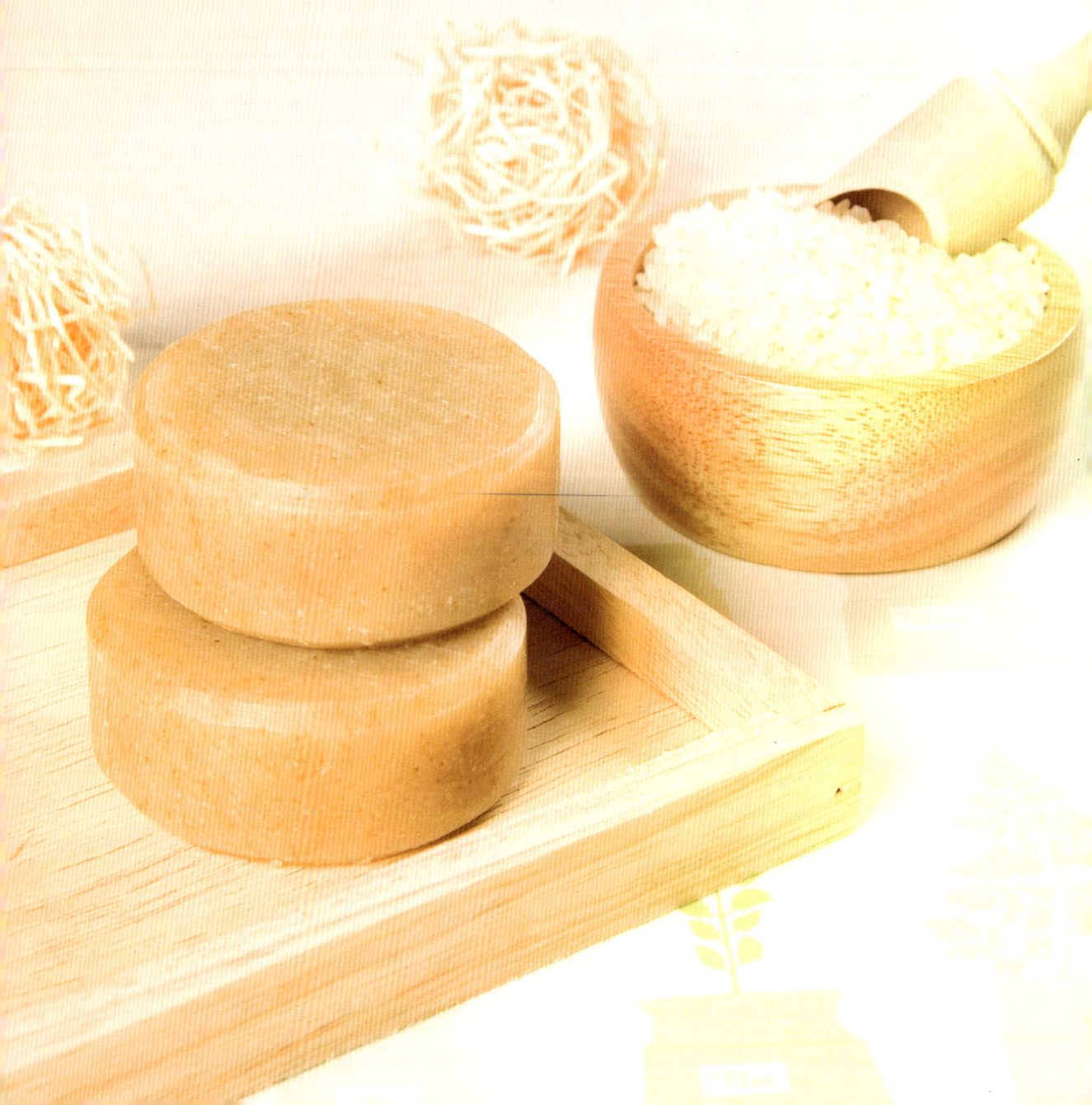

난이도 ★★☆☆
거품 ★★☆☆
보습력 ★★☆☆

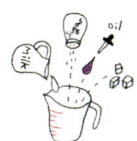

재료 _ 1kg

오일류 _ 코코넛오일 150g,
팜유 150g, 미강유 200g,
달맞이꽃 종자유 90g,
해바라기씨오일 80g, 포도씨유 30g
가성소다 수용액 _
가성소다(5% 디스카운트) 97g,
쌀뜨물(워터 33%) 231g
첨가물 _ 쌀겨 20g
에센셜오일 _ 일랑일랑 2ml,
스윗오렌지 9ml, 패츌리 1ml

KEY POINT

피부 타입별 효과적인 천연 분말
❶ 아토피 피부
카모마일, 브로콜리, 파프리카 분말, 일본입욕제
❷ 건성, 노화 피부
오트밀, 녹두, 인삼, 율무, 서시옥용산, 해초 분말
❸ 여드름 피부
어성초, 맥반석, 숯, 녹차, 토르말린, 사해머드 분말
❹ 미백
진주, 백강잠, 백복령, 상황버섯, 쌀겨 분말

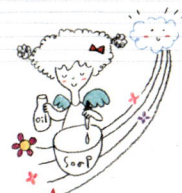

Rice soap how to make

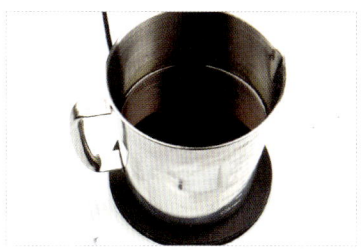

01 오일류를 용기에 넣고 40~50도로 가열해요.

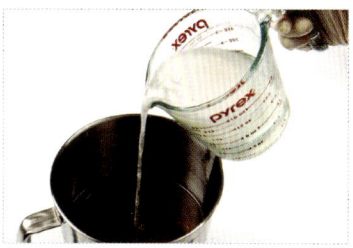

02 가성소다를 쌀뜨물에 녹여 40~50도로 온도를 낮춘 후 오일류와 섞어요.

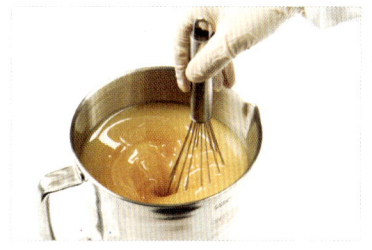

03 거품기와 블렌더를 번갈아 사용해서 트레이스를 내요.

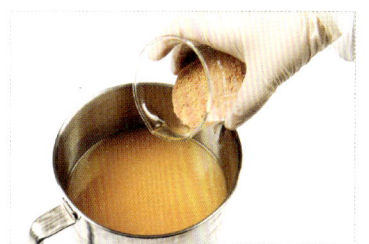

04 쌀겨를 넣고 골고루 섞어요.

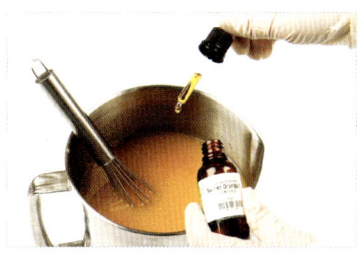

05 에센셜오일을 넣고 가볍게 저어 주어요.

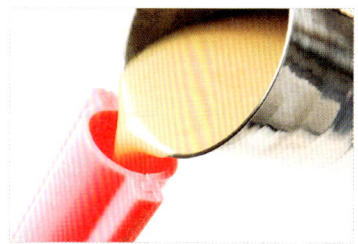

06 준비한 몰드에 부어서 하루 정도 보온한 후 굳으면 적당한 크기로 잘라 4~6주간 숙성시켜요.

레몬 비누

투명하고 깨끗한 느낌을 주는 비누예요.
로즈힙오일과 레몬즙, 레몬 에센셜오일이 화이트닝 기능을 높이고
상큼한 레몬향이 세안할 때마다 기분을 좋게 해준답니다.

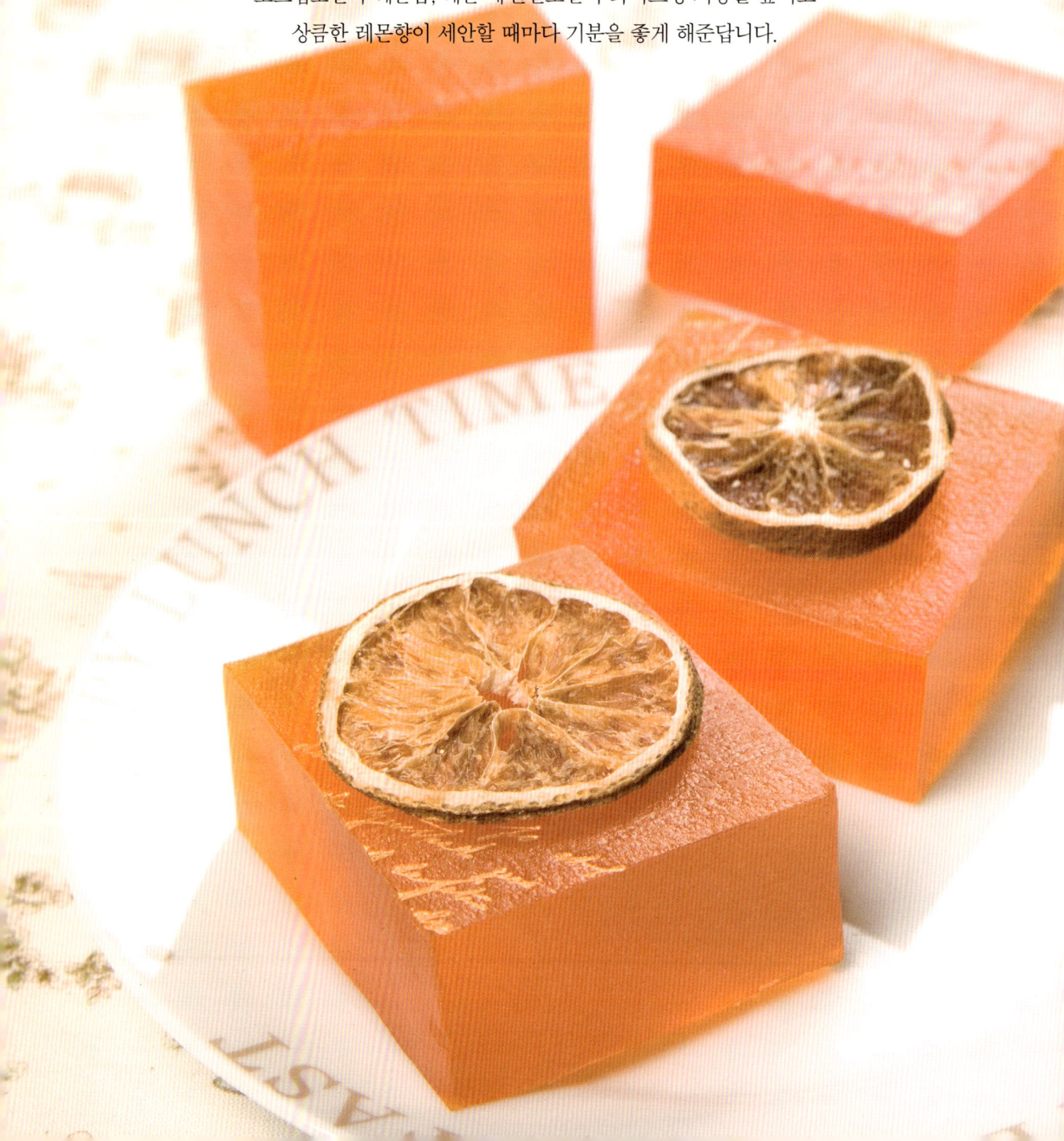

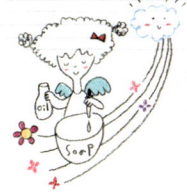

Lemon soap how to make

중탕법
난이도 ★★★☆
거품 ★★★☆
보습력 ★☆☆☆

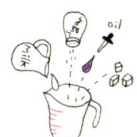

재료 _ 950g
오일류 _ 피마자오일 150g,
팜유 100g, 레드팜 50g,
코코넛오일 80g, 로즈힙오일 20g
가성소다 수용액 _
가성소다(0% 디스카운트) 58g,
정제수 112g, 레몬즙 20g(워터 33%)
첨가물 _ 글리세린 81g, 설탕 67g,
설탕 희석용 정제수 67g, 에탄올 138g
에센셜오일 _ 레몬 8ml

KEY POINT

투명 비누를 만들 때는 보통 코코넛오일과
팜유, 피마자오일로만 구성하지만 화이트닝 효과를
높이기 위해 로즈힙오일을 첨가해요.

plus recipe

화이트닝앰플

색소침착을 완화해주는 화이트닝앰플.
밤에만 사용하며 잡티가 신경 쓰이는
부위에 1개월 정도 꾸준히 발라주세요.

재료 _ 10ml
로즈워터 7g, 비타민 C 분말 1g, 알부
틴 분말 1g, 히아루론산 3g, 올리브리
퀴드 12방울, 레몬 에센셜오일 3방울

로즈워터는 60도로 가열 후 40도로 식
혀 비타민 C와 알부틴 분말을 넣고 녹
여요. 올리브리퀴드와 레몬 에센셜오일
을 섞은 후 나머지 재료를 넣어요.

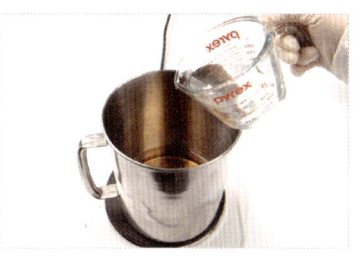

01 오일류를 계량하여 60~70도로
가열해요. 정제수에 가성소다를 녹
여 비슷한 온도가 되면 오일류에 첨
가해 잘 섞어요. **tip_** 나중에 중탕시간이
길기 때문에 비중탕법에 비해 오일의 온도가 조
금 낮아도 괜찮아요.

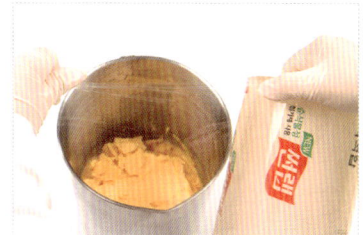

02 과트레이스 상태가 되면 랩이나
비닐을 씌운 후 2시간 정도 중탕해
요. 이따금 젤화를 위해 잘 섞어요.

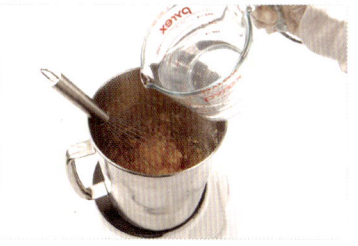

03 비누액이 투명해지면 글리세린
과 에탄올을 첨가한 후에 블렌더로
덩어리지지 않도록 잘 섞어요. **tip_**
에탄올을 첨가할 때는 반드시 불을 끄고 주변에
화기가 없는지 확인하세요.

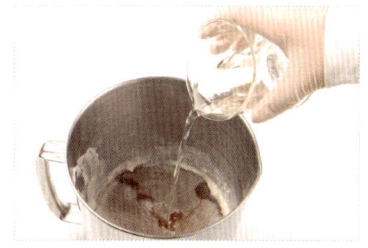

04 다시 랩이나 비닐을 씌운 후 30
분간 중탕하고 투명도를 확인한 후
에 핫플레이트에서 내려 80도 정도
로 가열한 설탕 용액을 넣어요.

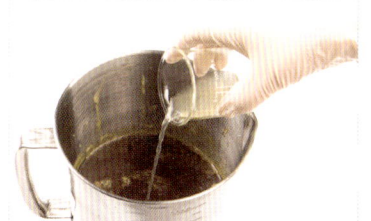

05 온도가 45도 정도가 되면 레몬
즙과 에센셜오일을 첨가해요. **tip_온**
도가 45도 정도로 떨어진 후 레몬즙과 에센셜오
일을 첨가해야 성분이 파괴되지 않는답니다.

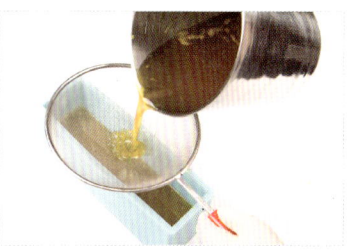

06 체에 밭쳐 몰드에 부어준 후 상
온에서 굳혀 2주 동안 건조시켜요.

레인보우 비누

자투리 비누를 이용해서 알록달록한 비누를 만들어봤어요. 비타민 C 분말과
버가못 FCF, 네롤리 에센셜오일을 첨가하여 화이트닝에 효과적이랍니다.

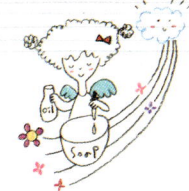

Rainbow soap
how to make

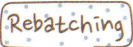
난이도 ★☆☆☆
거품 ★★☆☆
보습력 ★★☆☆

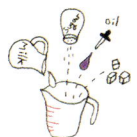

재료 _ 700g

흰색 비누 자투리 500g,
다양한 색상의 비누 자투리 170g,
로즈워터 30g,
비타민 C 분말 3g
에센셜오일 _ 버가못 FCF 2ml, 네롤리 1ml

KEY POINT

비타민 C는 열이나 빛에 약해
화장품에서는 나이트용으로만 사용하지만,
비누에서는 아침과 저녁 모두 사용해도
괜찮아요. 버가못을 낮에 사용하려면 감광성이
없는 FCF를 사용하면 돼요.

INGREDIENT POINT

버가못 FCF 에센셜오일 버가못 에센셜오일은
피지 분비를 감소시키고 기분을 좋게하며
미백 작용을 하는 대표적인 에센셜오일이에요.
그러나 감광성이 커서 낮에는 사용하지 못하는
단점이 있답니다. FCF는 Furocoumarin free의
약자로 감광성을 일으키는 성분을 제거했다는 뜻이에요.

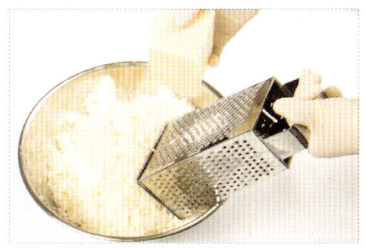

01 흰색 비누 자투리를 강판에 곱
게 갈아요. 강판에 갈지 않고 작게
잘라주어도 돼요.

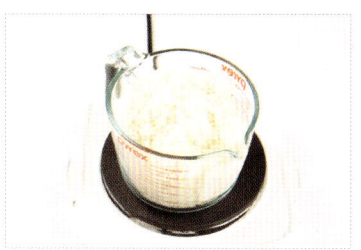

02 로즈워터를 갈아놓은 비누 자투
리에 넣고, 젤 상태가 되도록 가열해
주어요.

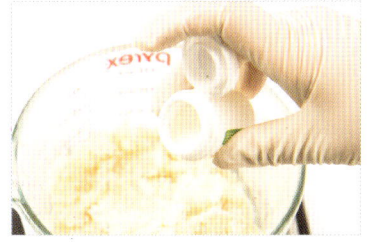

03 젤 상태가 되면 비타민 C 분말
과 에센셜오일을 넣고 섞어요.

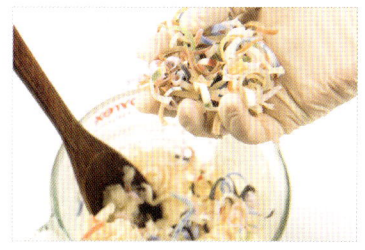

04 다양한 색상의 비누 자투리를
첨가해요. **tip**_다양한 색상의 비누 자투리
를 처음부터 넣어 가열하면 좀 더 부드러운 색상
의 비누가 완성된답니다.

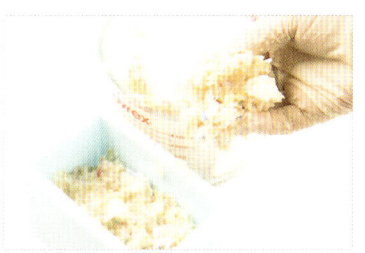

05 손으로 조물조물 섞은 후 적당
한 몰드에 꾹꾹 누르면서 담아 건조
시켜요.

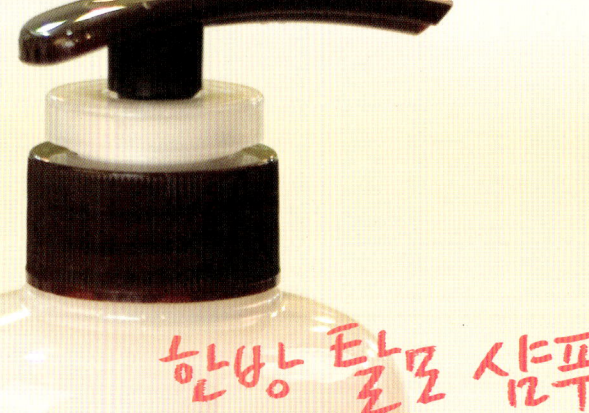

한방 탈모 샴푸

하수오, 당귀, 측백, 감초, 구기자, 약쑥, 삼백초, 검은콩을 우려내어 만든
한방 샴푸예요. 두피나 모발에 좋은 한약재를 첨가하여 모근을 튼튼하게 해주기 때문에
탈모가 신경 쓰이거나 예방하고 싶으신 분들이 사용하시면 좋답니다.

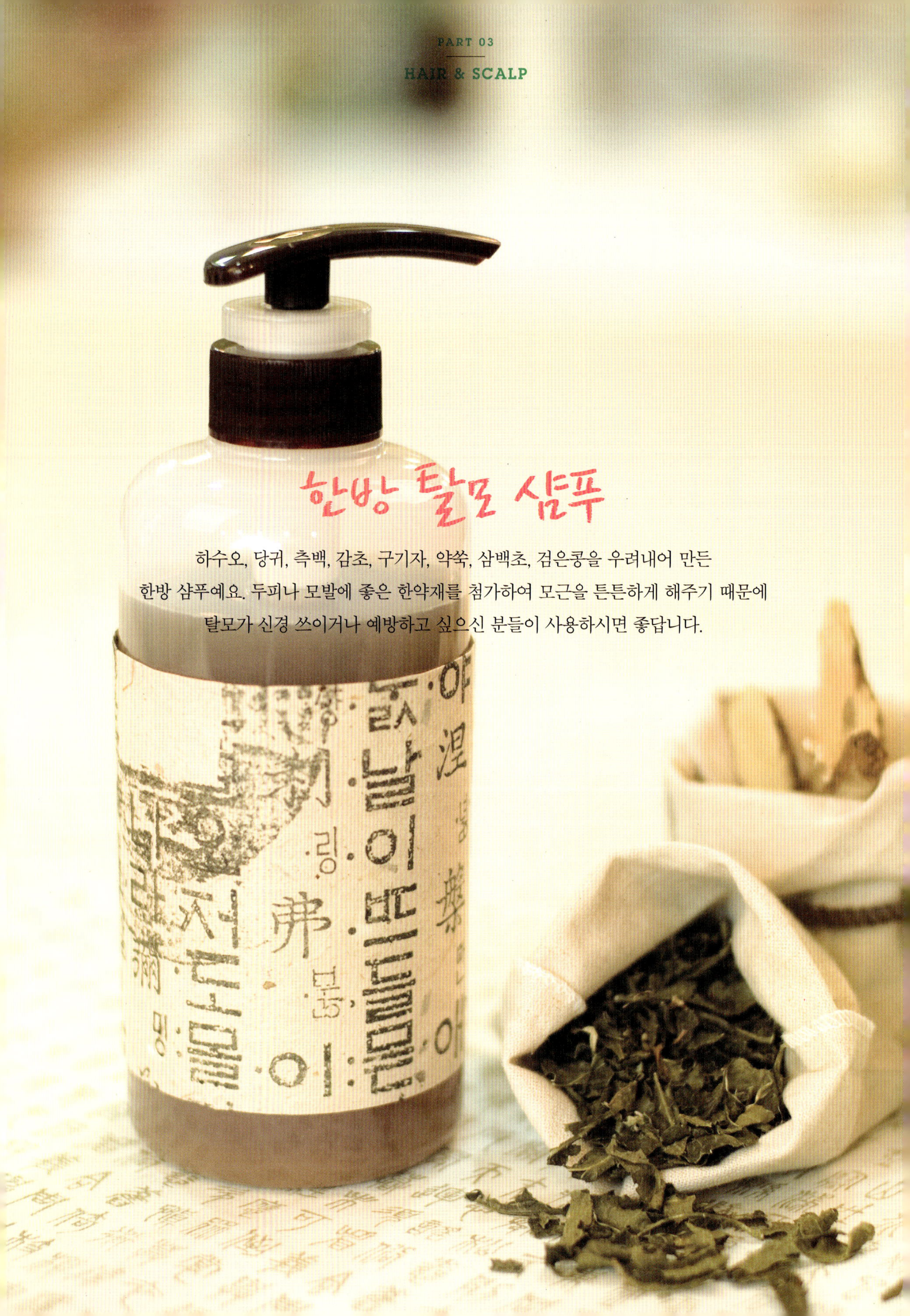

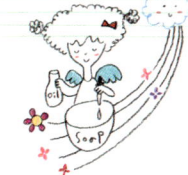

난이도 ★★★☆
거품 ★★★☆
보습력 ★☆☆☆

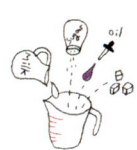

재료
페이스트 만들기 _ 1kg
오일류 _ 코코넛오일 250g,
동백오일 120g, 호호바오일 70g,
달맞이꽃 종자유 60g
가성가리 수용액 _
가성가리(10% 오버카운트) 118g,
한약재 우린 물 354g(가성가리량의 3배)
물비누 만들기 _ 300g
페이스트 125g,
한약재 우린 물 100g
첨가물 _ 코코베타인 50g, 자몽씨추출물 3g,
에스피노질리아추출물5g, 네틀추출물 5g,
글리세린 10g
에센셜오일 _ 로즈마리 10방울,
파인 8방울, 라벤더 7방울

INGREDIENT POINT

에스피노질리아 멕시코에서 자생하는 천연허브로
두피와 모발에 영양분과 산소를 공급해요.
탈모 방지, 발모 촉진 효과가 좋고 비듬이나 지루성
두피 증세 완화에도 효과적이랍니다.
네틀 유럽 아열대, 멕시코 등지에 분포된 식물로
일명 '쐐기풀'이라고 해요. 플라보노이드,
알카로이드 외에 미네랄과 비타민이 풍부하며
특히 두피 신경을 자극하여 모발 성장을 촉진하고
비듬을 없애주는 효과도 있어요.

Chinese medicime Shampoo how to make

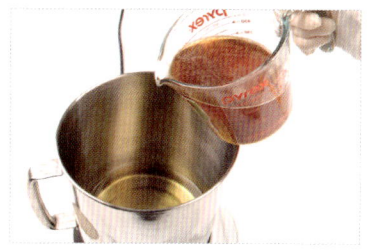

01 오일류를 70도 정도로 가열하고, 한약재 우린 물에 가성가리를 녹여 70도 정도로 맞춘 후 오일류와 섞어요. tip_한약재 우린 물은 정제수 500g에 한약재 30g을 첨가하여 하루 정도 상온에 둔 후 약한 불에 1~2시간 우려 걸러내면 돼요.

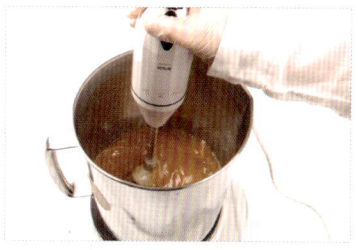

02 거품기와 블렌더를 이용해서 트레이스를 내요. 물의 양이 많아 트레이스가 잘 나지 않는답니다.

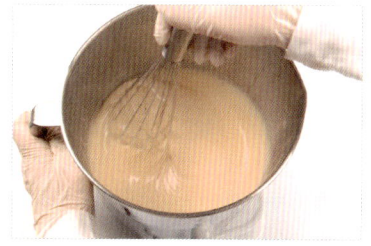

03 핫플레이트를 가장 약한 불에 놓고 트레이스를 진행해서 뻑뻑한 페이스트 상태가 되면 지퍼백에 담아 2주간 숙성시켜요.

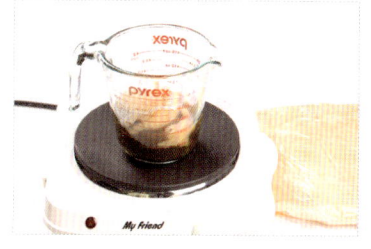

04 희석할 때는 만들어진 페이스트를 한약재 우린 물에 넣고 약한 불로 가열해요. tip_가열하지 않고 정제수와 페이스트를 섞어서 며칠간 놔두어 녹이는 방법과 전자레인지용 내열 용기에 담아 가열하는 방법도 있어요.

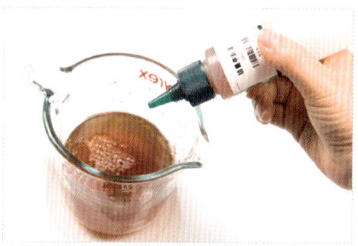

05 첨가물과 에센셜오일을 넣고 섞은 후 pH테스트를 해주세요. 7~9 사이가 적당한 pH값 범위입니다.

헤어 리페어링 샴푸

잦은 염색이나 파마로 인해 손상된 모발에 영양을 공급하는 샴푸예요.
아보카도오일과 해바라기씨유가 모근에 영양을 공급하고 케라스젠과 엘라스틴이
윤기 있고 부드러운 머릿결로 만들어준답니다.

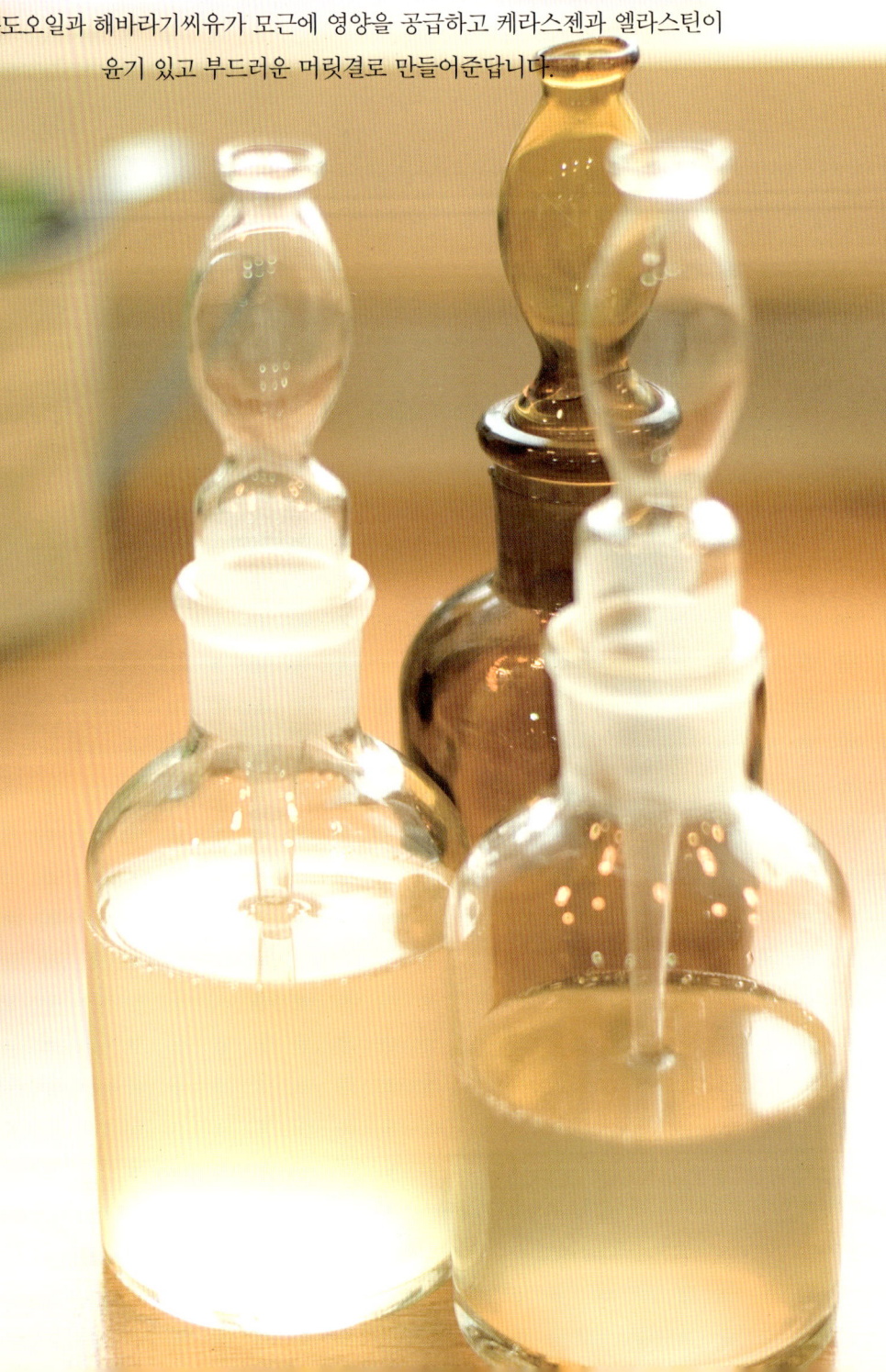

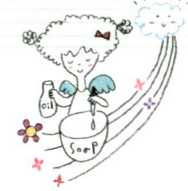

Hair repairing shampoo
how to make

난이도 ★★★☆
거품 ★★★☆
보습력 ★☆☆☆

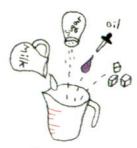

재료
페이스트 만들기 _ 1kg
오일류 _ 코코넛오일 200g,
아보카도오일 120g, 해바라기씨유 180g
가성가리 수용액 _
가성가리(10% 오버카운트) 120g,
정제수(가성가리량의 3배) 360g
물비누 만들기 _ 300g
페이스트 125g,
희석용 정제수 100g
첨가물 _ 코코베타인 50g, 케라스젠 5g,
엘라스틴 5g, 글리세린 10g
에센셜오일 _ 프랑킨센스 10방울,
샌달우드 8방울

KEY POINT

모발의 pH값은 4.8~6.5 정도의
약산성이고 가성가리를 이용한 물비누나
가성소다를 이용한 샴푸바는 7~9 사이이기
때문에 처음 사용하면 머리카락이
부드럽지 못하고 매우 뻣뻣하답니다.
적응기간이 지나면 자연스럽게 부드러워지지만
그 기간 동안 불편한 느낌 때문에
포기하시는 분들이 많아요. 샴푸 후에
구연산 녹인 물이나 식초, 약산성 린스 등을
사용해서 두피와 모발의 pH값을 약산성으로
맞춰주시면 머릿결이 부드러워진답니다.

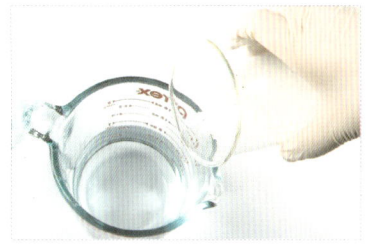

01 정제수에 가성가리를 녹여 70
도 정도로 식혀요. **tip_**독성이 있는 연기
가 발생하니까 마스크를 착용하시고 환기가 잘
되는 곳에서 작업하세요.

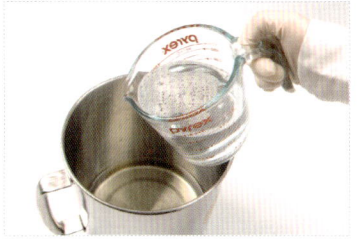

02 오일류를 70도 정도로 가열해
서 가성가리 수용액과 섞어요.

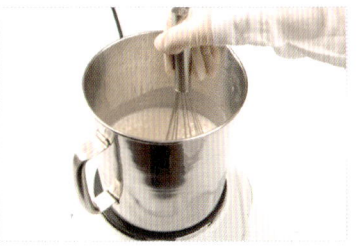

03 거품기와 블렌더를 이용해서 트
레이스를 내요. **tip_**핫플레이트를 가장 약
한 불에 놓고 진행하면 블렌더를 많이 사용하지
않아도 쉽게 트레이스를 낼 수 있어요.

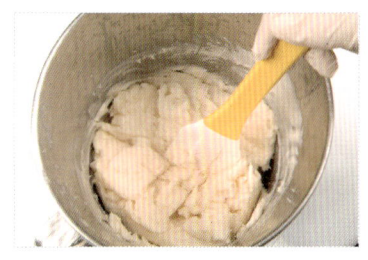

04 페이스트 상태가 되면 지퍼백에
담아 2주간 숙성시켜요. **tip_**바로 사용
하셔도 되지만 좀 더 순하고 부드러운 느낌을 원
하시면 숙성 과정을 거치세요.

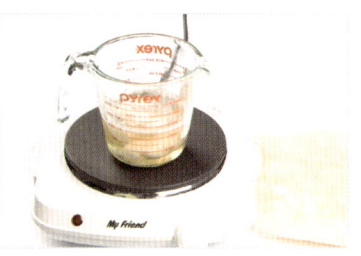

05 만들어진 페이스트를 계량해 정
제수에 넣고 약한 불로 가열하여 희
석해요. **tip_**EM발효액을 10g 첨가하면 모
발에 영양을 주고 더 부드럽게 하는 역할을 해
요.(EM발효액 만들기 p.190 참고)

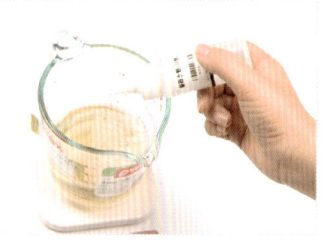

06 첨가물과 에센셜오일을 넣고 섞
은 후 pH테스트를 해요. 7~9 사이
가 적당하답니다. 만약 9 이상이면
뜨거운 정제수 10g에 2g의 구연산
을 녹인 후 조금씩 첨가해서 pH값을
낮춰요. **tip_**너무 많이 첨가하여 pH값이 7
이하로 떨어지면 거품과 세정력이 떨어져요.

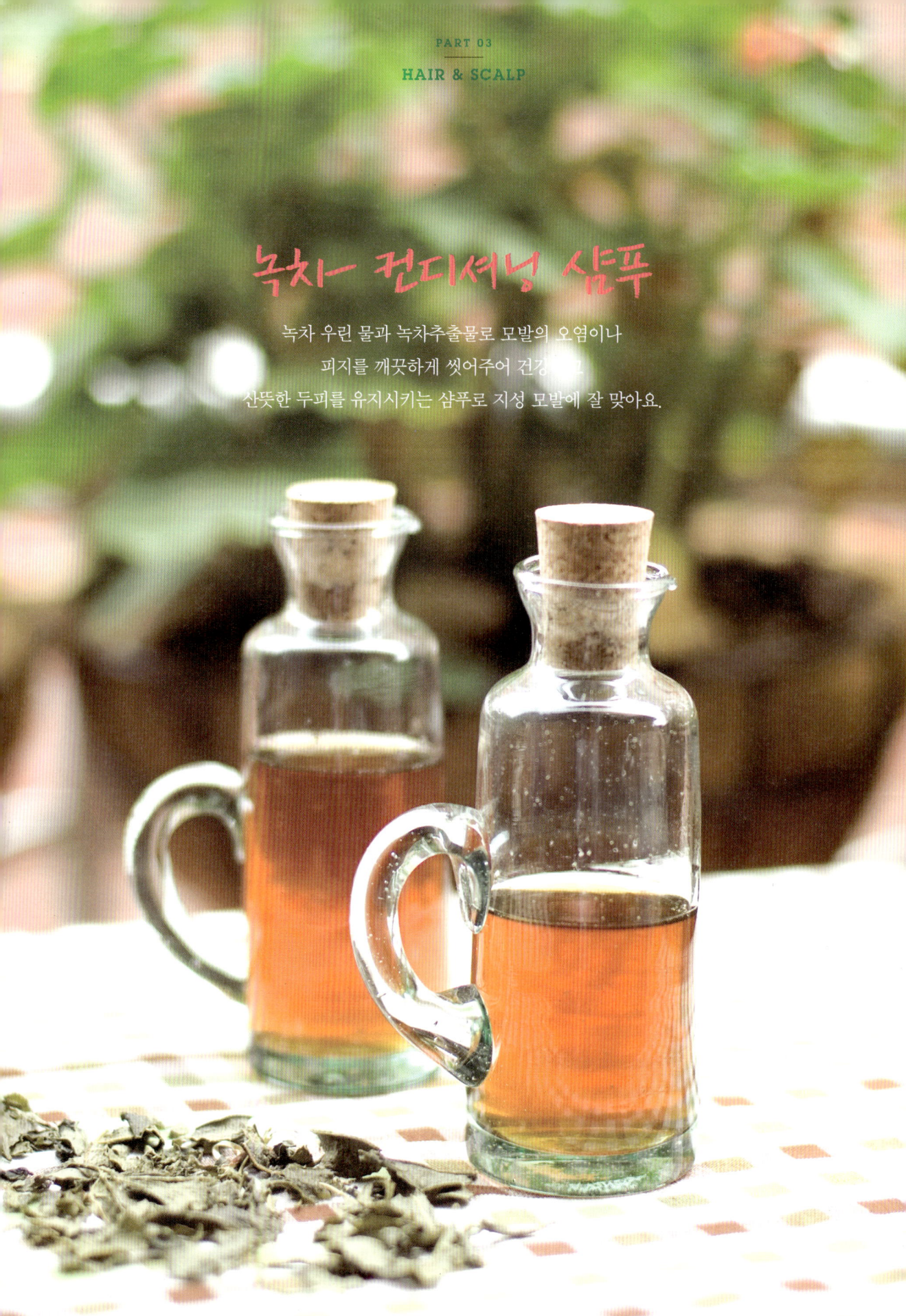

녹차— 컨디셔닝 샴푸

녹차 우린 물과 녹차추출물로 모발의 오염이나
피지를 깨끗하게 씻어주어 건강하고
산뜻한 두피를 유지시키는 샴푸로 지성 모발에 잘 맞아요.

Greentea shampoo how to make

HP

난이도 ★★★☆
거품 ★★★☆
보습력 ★☆☆☆

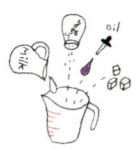

재료

페이스트 만들기 _ 1kg
오일류 _ 코코넛오일 350g,
피마자오일 85g, 호호바오일 40g
가성가리 수용액 _
가성가리(10% 오버카운트) 123g,
정제수(가성가리량의 3배) 369g
물비누 만들기 _ 300g
페이스트 125g,
희석용 녹차 우린 물 100g
첨가물 _ 코코베타인 50g,
올리브리퀴드 10g, 판테놀 2g,
녹차추출물 5g, 글리세린 10g
에센셜오일 _ 레몬 8방울,
사이프러스 6방울, 제라늄 5방울

KEY POINT

천연 린스로 구연산 녹인 물이나 식초를 많이
사용하는데 그 이외에도 린스로 사용할 수 있는
재료들에 대해 소개할게요.
❶ GSE 자몽씨추출물은 비듬이나 가려움증을
진정시키고 아미노산 성분이 많아 린스 효과와 함께
트리트먼트 효과도 같이 기대할 수 있어요.
삼푸 후 헹굼물에 10방울 정도 넣어서 사용해요.
❷ 벌꿀 유기산과 비타민, 미네랄 성분을 많이
함유하고 있어 살균과 보습 효과가 있어요.
표백 작용을 해 지속적으로 사용 시에는 머리색이
조금 밝아질 수 있어요. 삼푸 후 헹굼물에
작은 숟가락으로 1스푼(5ml 정도) 넣어요.
❸ 레몬즙 지성 두피를 깨끗하게 하고 삼푸 후에
남은 여분의 기름기도 제거해준답니다.
헹굼물에 레몬 반 개의 즙을 넣고 여러 번 헹구세요.

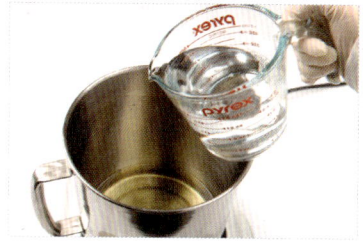

01 오일류를 70도 정도로 가열하
고, 정제수에 가성가리를 녹여 70도
쯤으로 맞춘 후 오일류에 섞어요.

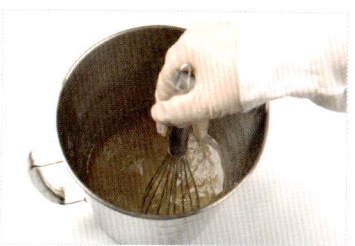

02 거품기와 블렌더를 번갈아 사용
하여 과트레이스를 내요.

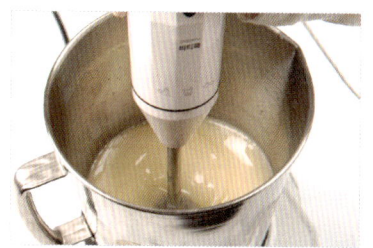

03 용기를 핫플레이트의 가장 약한
불에 놓고 트레이스를 진행해요. 블
렌더를 많이 사용하지 않아도 쉽게
과트레이스 상태에 도달해요.

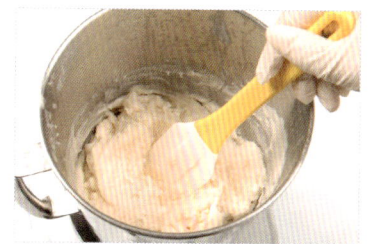

04 페이스트 상태가 되면 지퍼백에
담아 2주간 숙성해요.

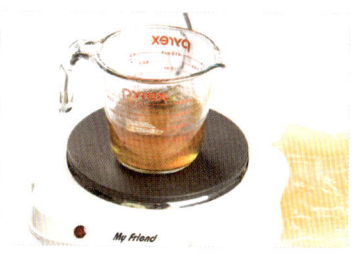

05 만들어진 페이스트를 녹차 우린
물에 넣고 약한 불로 가열하여 희석
해요.

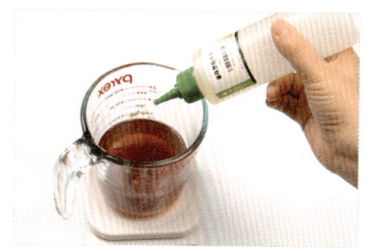

06 첨가물과 에센셜오일을 넣고 섞
은 후 pH테스트를 해요. 7~9 사이
가 적당한 pH값 범위입니다.

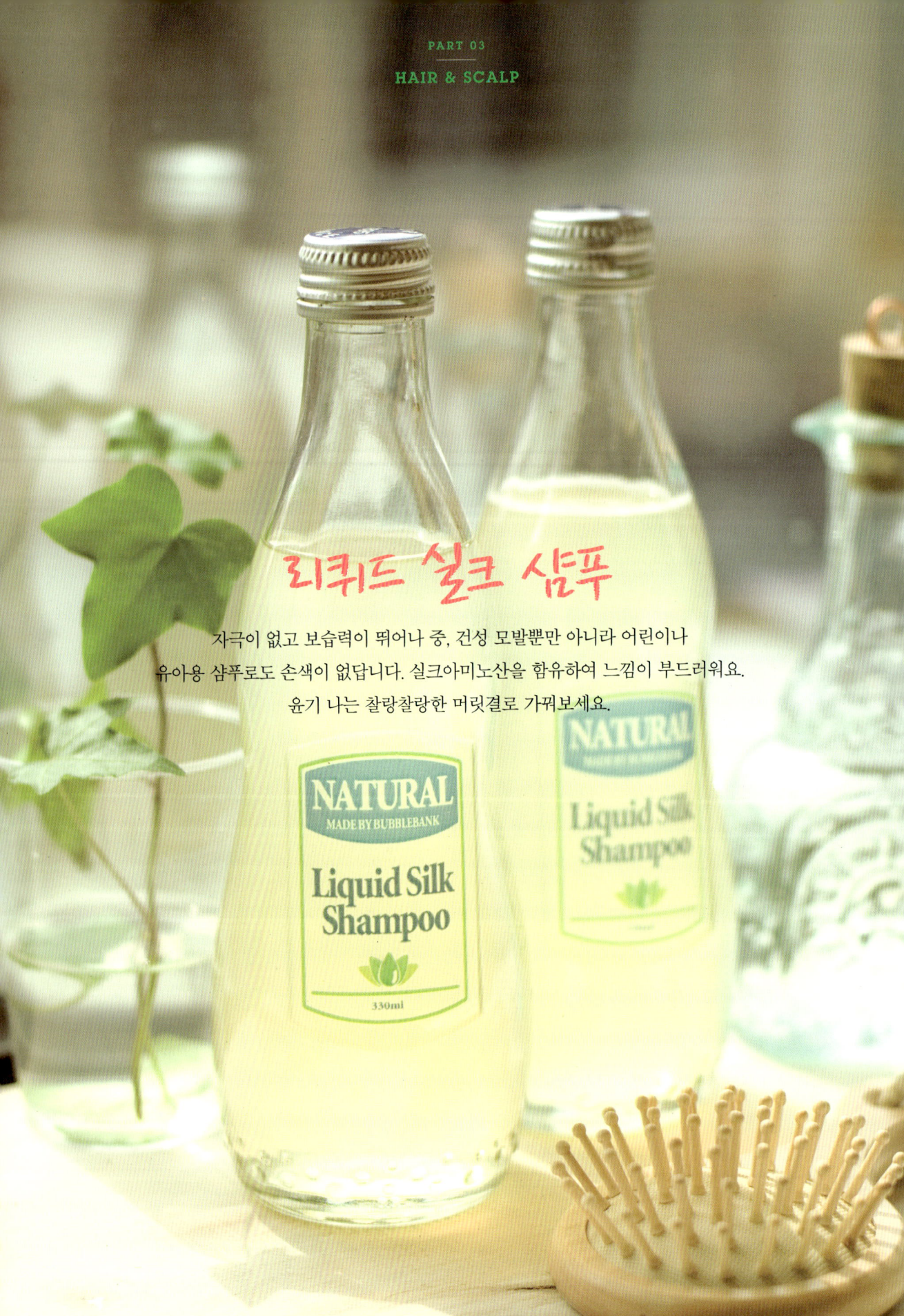

리퀴드 실크 샴푸

자극이 없고 보습력이 뛰어나 중, 건성 모발뿐만 아니라 어린이나
유아용 샴푸로도 손색이 없답니다. 실크아미노산을 함유하여 느낌이 부드러워요.
윤기 나는 찰랑찰랑한 머릿결로 가꿔보세요.

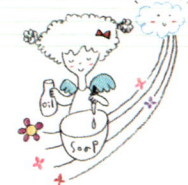

Liquid Silk Shampoo how to make

난이도 ★★★☆
거품 ★★★☆
보습력 ★☆☆☆

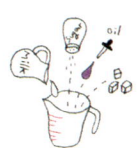

재료
페이스트 만들기 _ 1kg
오일류 _ 코코넛오일 250g,
올리브오일 160g, 윗점오일 30g,
햄프씨드오일 50g
가성가리 수용액 _
가성가리(10% 오버카운트) 122g,
정제수(가성가리량의 3배) 366g
물비누 만들기 _ 300g
페이스트 125g,
희석용 정제수 100g
첨가물 _ 코코베타인 50g,
내추럴베타인 10g, 실크아미노산 10g,
글리세린 10g
에센셜오일 _ 라벤더 8방울,
카모마일로만 6방울

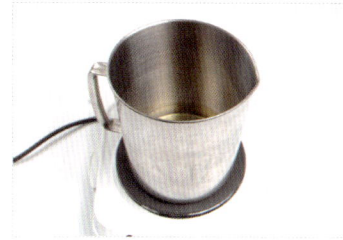

01 오일류를 70도 정도로 가열해
주어요.

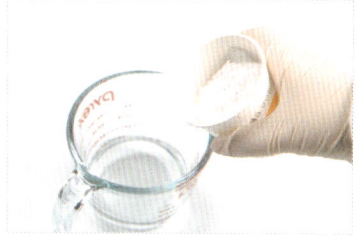

02 정제수에 가성가리를 녹여 70
도 정도로 맞춰요. **tip_**반드시 정제수에
가성가리를 녹여주세요. 반대로 가성가리에 정제
수를 부으면 위험하니 주의하세요.

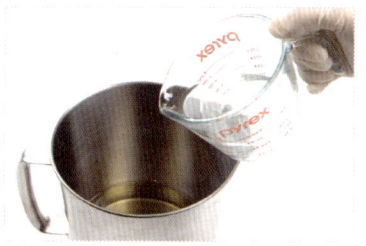

03 오일류에 가성가리 수용액을 섞
어요.

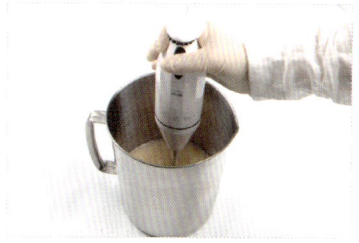

04 거품기와 블렌더를 번갈아 사용
하여 과트레이스를 낸 후, 페이스트
상태가 되면 지퍼백에 담아 2주간
숙성시켜요.

plus recipe

헤어 트리트먼트오일

손상된 모발의 회복을 돕는 트리트먼트
오일이에요. 건성 두피의 경우 1주일에
1회 정도, 지성 두피의 경우 2주일에 1
회 정도 사용하면 좋아요.

재료 _ 40ml
피마자오일 또는 동백오일 40ml, 샌달
우드 에센셜오일 10방울

베이스오일을 따뜻하게 데운 후 샌달우
드 에센셜오일 10방울을 첨가해요. 헤
어캡이나 비닐로 머리를 감싼 후 30분
~1시간 정도 후에 샴푸로 씻어요.

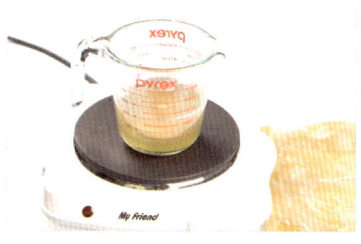

05 만들어진 페이스트를 정제수에
넣고 약한 불로 가열해요.

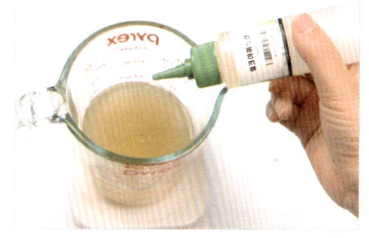

06 첨가물과 에센셜오일을 넣고 섞
은 후 pH테스트를 해요. 7~9 사이
가 적당해요.

스칼프 케어 샴푸

비듬이나 가려움, 지루성 두피 등에 효과적인 샴푸예요.
멘톨 성분이 들어 있어 사용 후 개운하고 항균 효과가 좋은 페퍼민트나
인디안베이, 티트리가 두피의 질환을 개선시켜줘요.

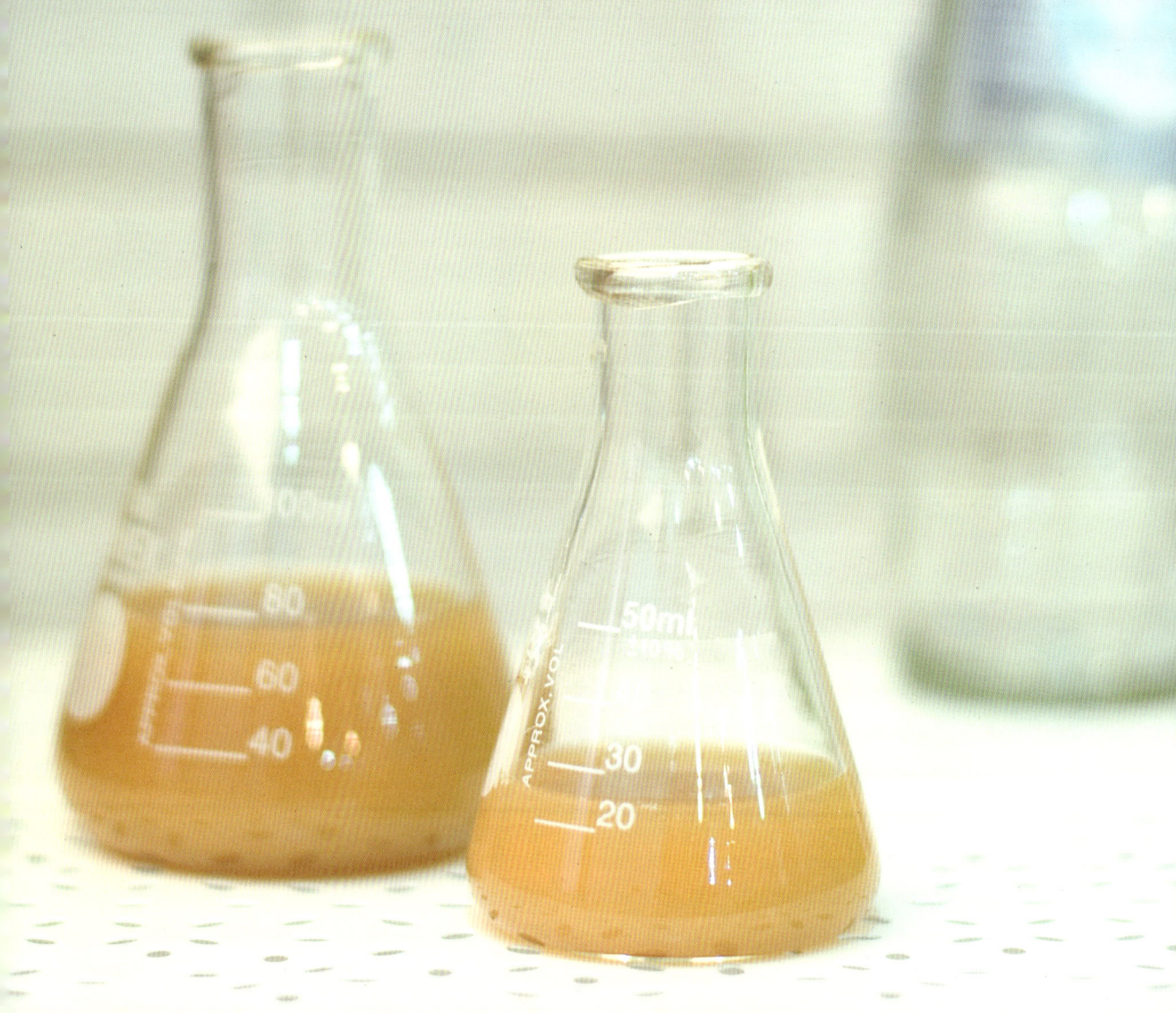

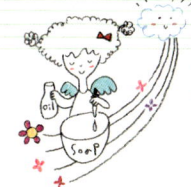

난이도 ★★★☆

거품 ★★★☆

보습력 ★☆☆☆

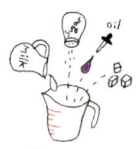

재료

페이스트 만들기 _ 1kg

오일류 _ 코코넛오일 300g,
라놀린오일 80g, 피마자오일 60g,
호호바오일 50g

가성가리 수용액 _
가성가리(10% 오버카운트) 114g,
정제수(가성가리량의 3배) 342g

물비누 만들기 _ 300g

페이스트 125g, 희석용 정제수 100g
첨가물 _ 코코베타인 50g, 유카추출물 15g,
크리스탈멘톨 1g, 글리세린 10g
에센셜오일 _ 페퍼민트 10방울,
인디안베이 5방울, 티트리 5방울

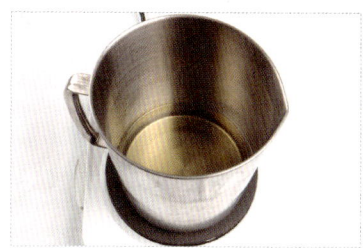

01 오일류를 70도 정도로 가열해
주어요.

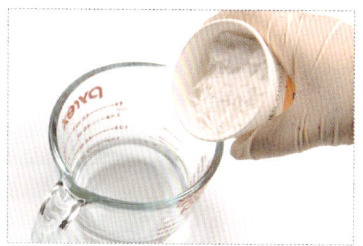

02 정제수에 가성가리를 녹여 70
도 정도로 맞춰요. tip_독성이 있는 연기
가 발생하니 마스크를 착용하시고 환기가 잘 되
는 곳에서 작업하세요.

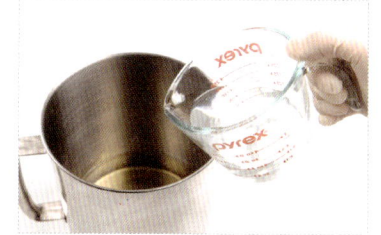

03 오일류에 가성가리 수용액을 섞
어요.

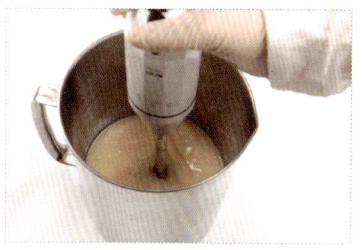

04 거품기와 블렌더를 번갈아 사용
하여 과트레이스를 내서 뻑뻑한 상
태가 되면 지퍼백에 담아 2주간 숙
성해요.

plus recipe

인디안베이 린스

인디안베이 에센셜오일은 월계수잎 오
일로 두피와 모근을 튼튼하게 해요. 또
한 산성을 띠기 때문에 컨디셔닝 효과를
가지고 있어요. 특히 비듬이나 지루성
두피, 탈모에 효과적이에요.

재료 _ 20ml

식초 20ml, 인디안베이 에센셜오일
5방울

샴푸 후에 식초와 인디안베이 에센셜오
일을 넣은 미지근한 물로 두피와 모발을
마사지한 후 헹구면 돼요.

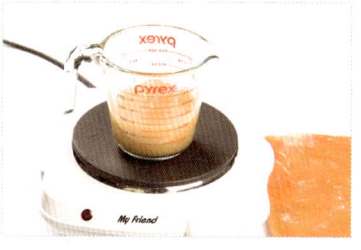

05 숙성된 페이스트를 정제수에 넣
고 약한 불로 가열하여 희석해요.
tip_EM발효액을 추가로 10g 첨가하면 두피 질
환에 더 효과적이에요.(EM발효액 만들기 p.190
참고)

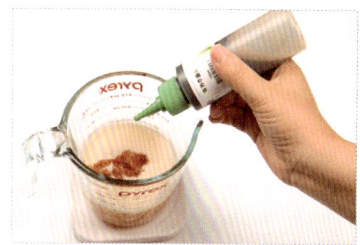

06 첨가물과 에센셜오일을 넣고 섞
은 후 pH테스트를 해요. 7~9 사이
가 적당해요. tip_크리스탈멘톨은 미리 소
량의 물에 녹여두었다가 첨가해요.

케라틴 샴푸바

케라틴 분말과 실크아미노산을 첨가하여 만든 고체 타입의 샴푸예요. 케라틴은 모발을 구성하는
단백질의 결합체로 모발을 더 튼튼하게 해주는 재료랍니다. 여기에 탈모를 예방해주고
두피의 혈액순환을 촉진시켜주는 에센셜오일을 첨가해서 건강한 머릿결로 만들어준답니다.

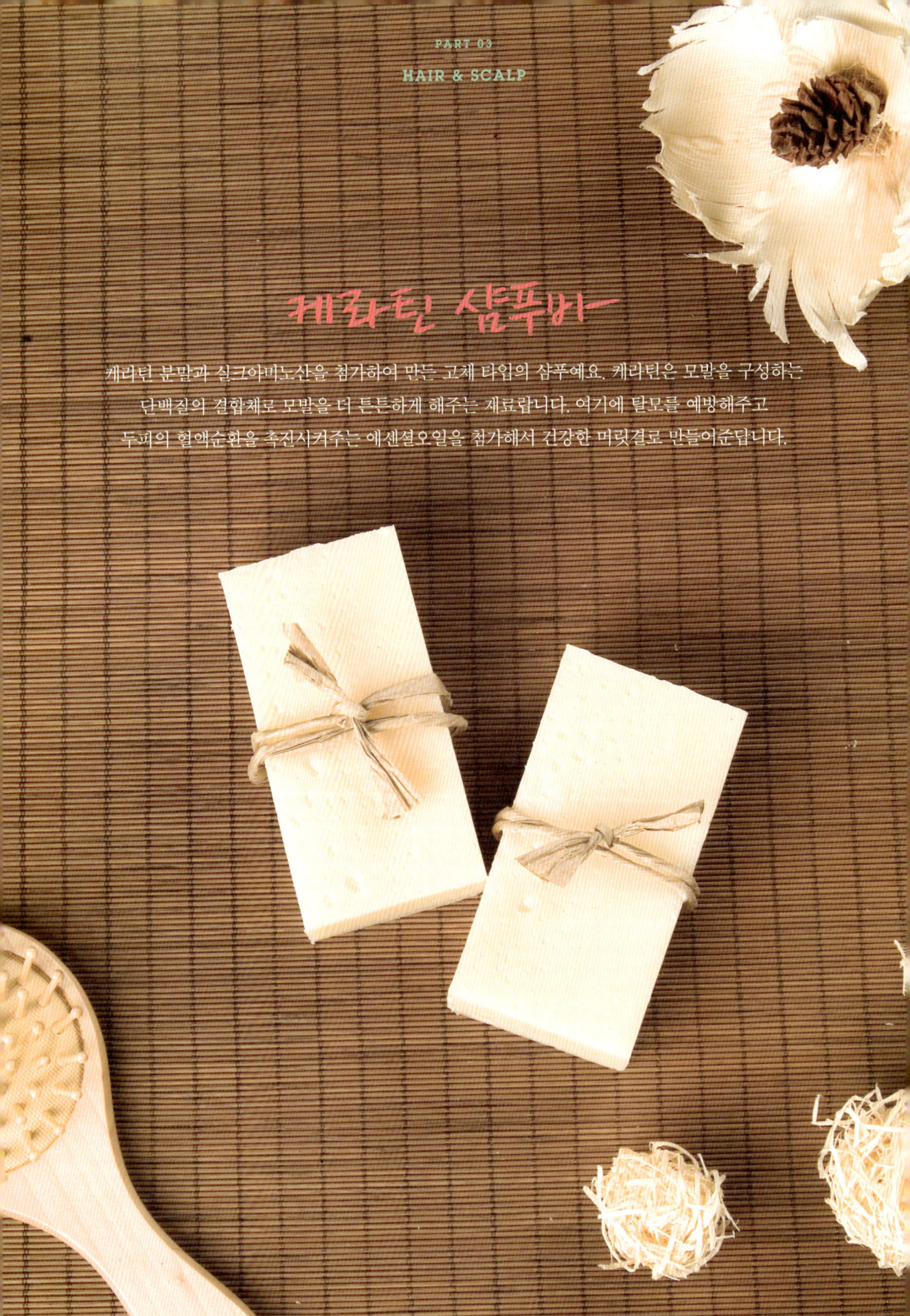

CP

난이도 ★★☆☆

거품 ★★☆☆

보습력 ★☆☆☆

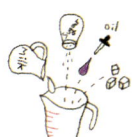

재료 _ 1kg

오일류 _ 코코넛오일 250g,
팜유 200g, 피마자유 120g,
동백유 80g, 미강유 60g
가성소다 수용액 _
가성소다(3% 디스카운트) 106g,
정제수(워터 33%) 234g
첨가물 _ 케라틴 분말 10g,
실크아미노산(액상) 5g
에센셜오일 _ 로즈마리 4ml,
인디안베이 2ml, 블랙페퍼 5ml,
시더우드 2ml

KEY POINT
―――――

두피 케어를 위한 에센셜오일
❶ 정상 모발 제라늄, 라벤더, 로즈마리
❷ 건성 모발 프랑킨센스, 로즈우드, 샌달우드
❸ 지성 모발 인디안 베이, 버가못, 사이프러스,
그레이프프루트, 쥬니퍼베리, 레몬, 라임
❹ 유아 모발 카모마일 저먼, 라벤더, 티트리, 샌달우드
❺ 비듬 모발 시더우드, 유칼립투스, 로즈마리, 티트리
❻ 탈모 로즈마리, 진저, 일랑일랑, 시더우드
❼ 모발 성장 촉진 시더우드, 클라리세이지, 로즈마리

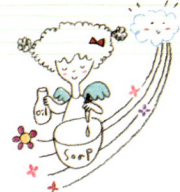

keratin shampoo-bar how to make

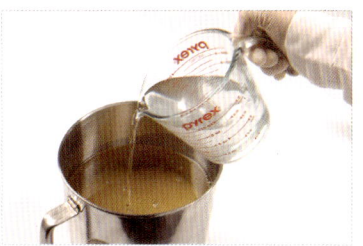

01 오일류를 40~50도로 가열하고,
가성소다를 정제수에 녹여 온도를
40~50도로 맞춘 후에 오일류에 섞
어요.

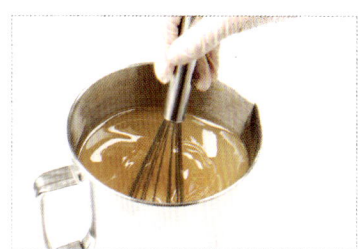

02 거품기와 블렌더로 트레이스를
내요.

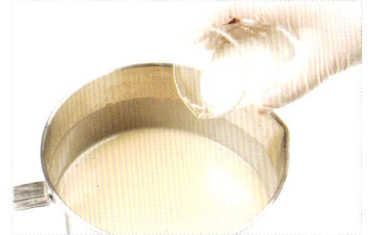

03 케라틴 분말을 넣고 골고루 섞
어요.

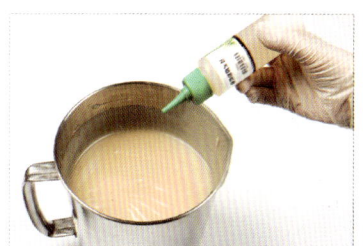

04 액상 실크아미노산을 넣고 저어
요. **tip_** 실크아미노산은 분말 타입을 사용해도
돼요.

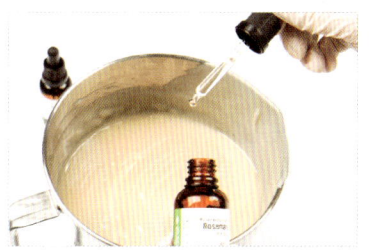

05 에센셜오일을 넣은 후 고르게
섞어요.

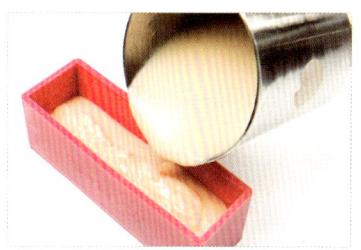

06 준비한 몰드에 부어 하루 정도
보온한 후 굳으면 적당한 크기로 잘
라요. 4~6주 숙성 후 pH값이 7~9가
되면 사용할 수 있어요.

헤나 샴푸바

헤나는 8,000여 년 전부터 왕실과 귀족들이 두피 케어를 위해 널리 이용해온 식물로
손상 모발이나 지루성 두피에 효과적인 것으로 알려져 있어요. 모발에 영양을 공급하는
식물성 오일과 헤나 분말이 함유되어 손상된 머릿결을 개선하는 데 효과가 좋아요.

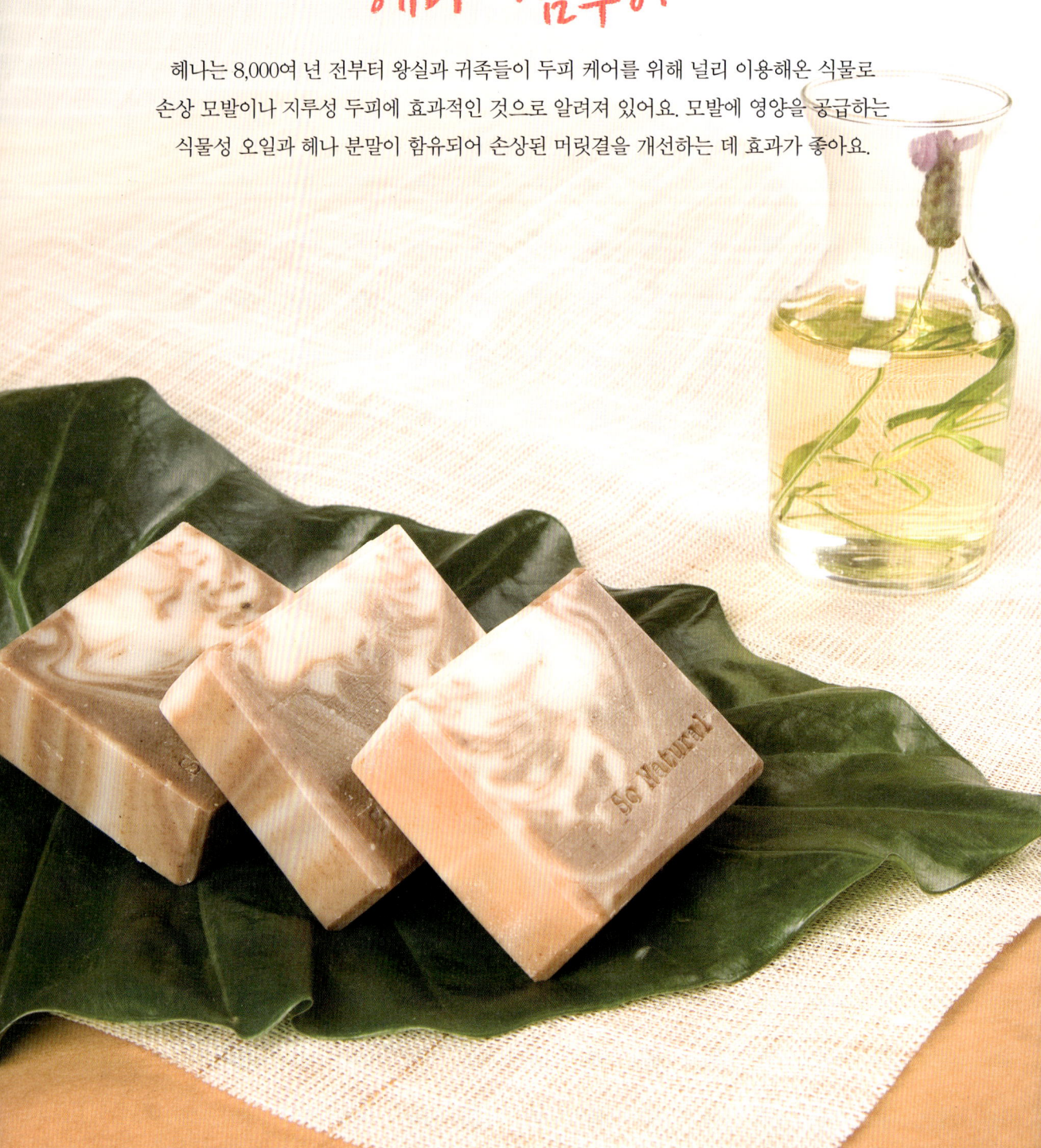

CP

난이도 ★★☆☆☆
거품 ★★☆☆☆
보습력 ★☆☆☆☆

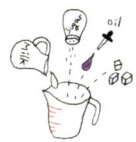

재료 _ 1kg
오일류 _ 코코넛오일 230g,
팜유 230g, 피마자유 80g, 동백유 80g,
호호바오일 70g, 포도씨유 30g
가성소다 수용액 _
가성소다(3% 디스카운트) 102g
정제수(워터 33%) 237g
첨가물 _ 헤나 분말 10g,
실크아미노산(액상) 7g
에센셜오일 _ 로즈마리 5ml,
라벤더 9ml, 제라늄 7ml

INGREDIENT POINT
___

헤나 분말 헤나는 1~3미터 높이까지 자라는
로소니아 이네르미스(Lawsonia inermis)라는
학명의 식물이에요. 이 식물의 잎사귀는
타닌산이라는 자연 염색 성분을 지니고 있어요.
헤나의 잎사귀를 햇볕에 말려 곱게 빻아 만든
분말은 모발의 회복과 두피 건강에 도움을 주고
트리트먼트 효과와 더불어 헤나 특유의
색상(오렌지)으로 하이라이트를 줘요.
비누를 만들 때는 화학적인 재료를 첨가한
염색용 헤나 분말을 사용해서는 안 돼요.

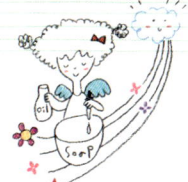

Hemna Shampoo-bar how to make

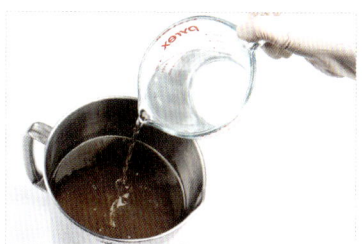

01 오일류를 40~50도로 가열하고,
가성소다를 정제수에 녹여 온도를
40~50도로 맞춘 후에 오일류에 섞
어요.

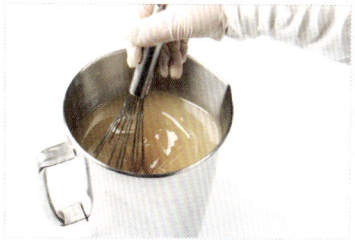

02 거품기와 블렌더로 트레이스를
내요.

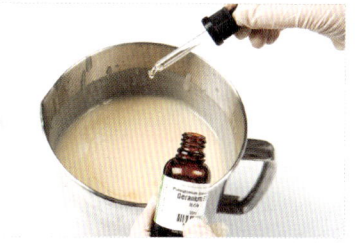

03 실크아미노산과 에센셜오일을
넣어서 섞은 후 두 개의 용기에 반
씩 나눠 담아요.

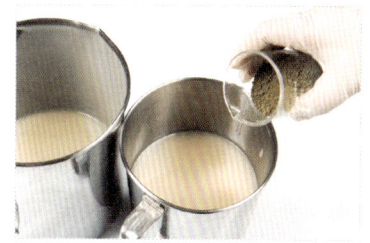

04 하나의 용기에만 헤나 분말을
넣어서 골고루 섞어요.

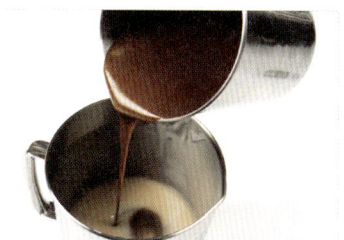

05 헤나 분말을 넣은 비누액을 다
른 용기의 비누액 중간 지점에 천천
히 부어요. **tip_**부은 후 섞지 말고 그대로
두세요.

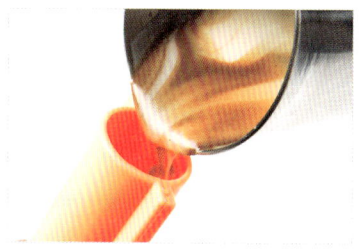

06 준비한 몰드에 그대로 부으면
자연스런 마블이 생겨요. **tip_**하루 정
도 보온한 후 굳으면 적당한 크기로 잘라요. 4~6
주 숙성 후 pH값이 7~9가 되었을 때 사용할 수
있어요.

스펀즈 비누

여름철이나 운동 후에 사용하는 비누예요.
크리스탈멘톨이 함유되어 사용 후에 시원한 느낌이 들지요. 수렴과 탈취 작용이
뛰어난 사이프러스와 페퍼민트를 사용하여 효과를 더 높였어요.

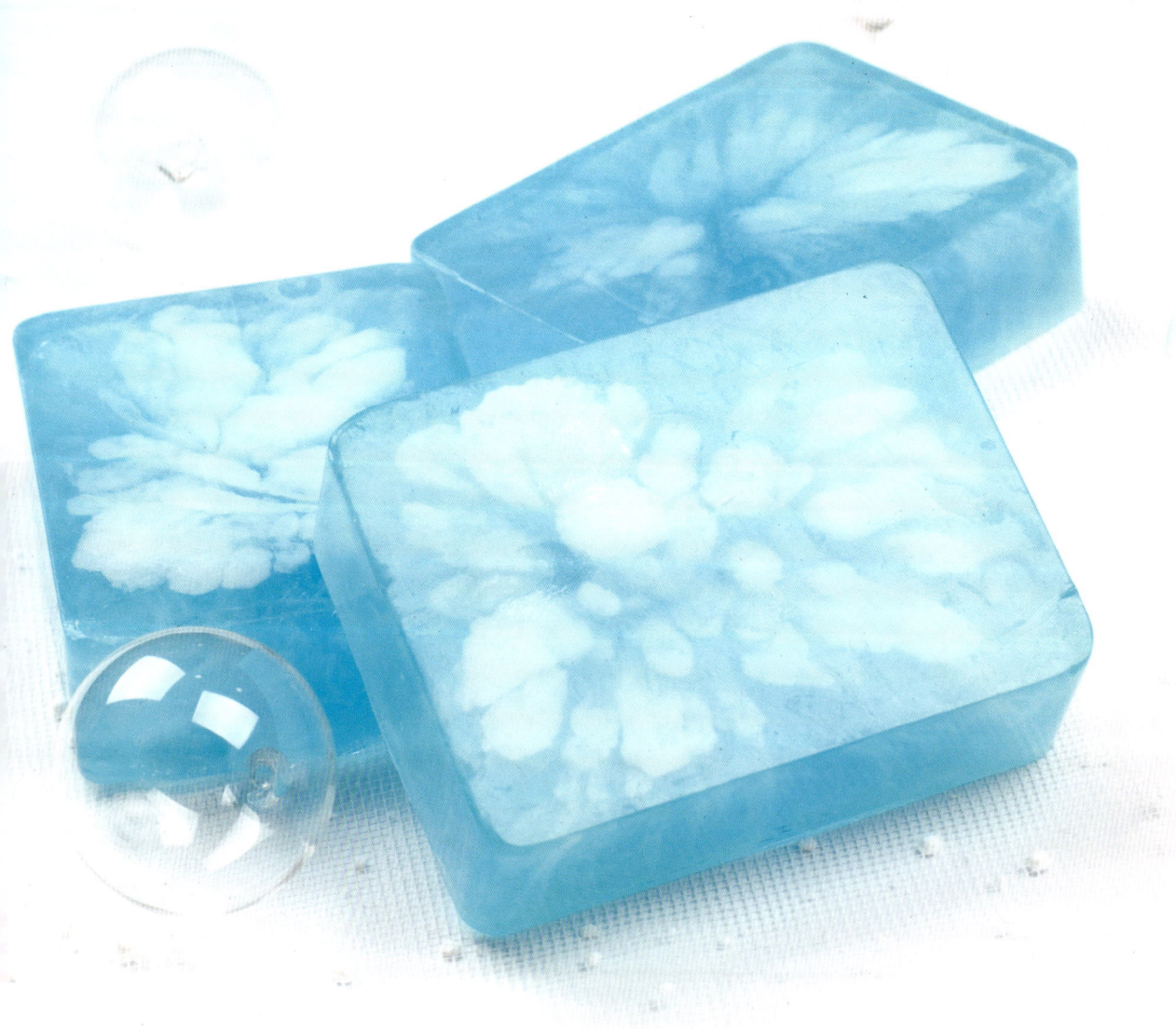

MP

난이도 ★☆☆
거품 ★★☆☆
보습력 ★☆☆☆

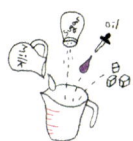

재료 _ 100g
투명 비누베이스 90g,
화이트 비누베이스 10g,
크리스탈멘톨 0.5g,
일본입욕제(민트) 1g,
글리세린 2g
에센셜오일 _ 사이프러스 4방울,
페퍼민트 6방울

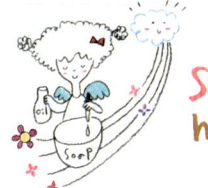

Sports soap how to make

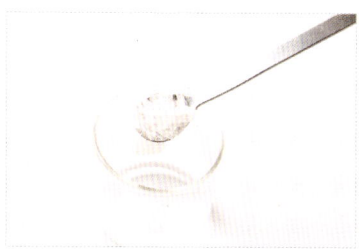

01 소량의 물을 40~50도 정도로 가열한 후에 크리스탈멘톨을 넣고 녹여요. **tip_**녹일 때 용기에 얼굴을 가까이 대지 마세요. 눈이 따가울 수 있어요.

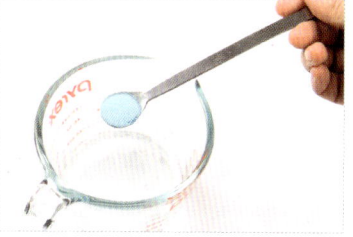

02 투명 비누베이스를 녹인 후 글리세린과 에센셜오일, 일본입욕제를 차례대로 넣어요. 그리고 다른 용기에 화이트 비누베이스를 녹여둬요.

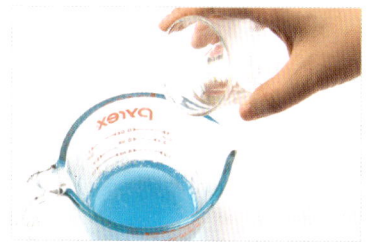

03 액상이 된 투명 비누베이스에 미리 준비한 크리스탈멘톨 수용액을 넣고 섞어요.

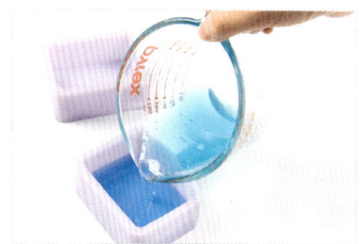

04 적당한 몰드에 투명 비누베이스 액을 부어요.

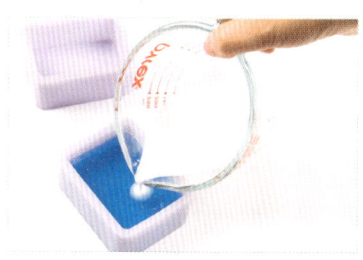

05 표면에 얇은 막이 생기면 구멍을 살짝 뚫고 구멍 사이로 미리 녹여둔 화이트 비누베이스액을 조금 부어요.

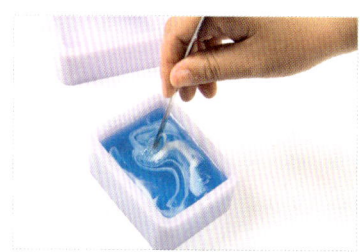

06 스푼으로 천천히 저어서 모양을 만든 후 굳혀요. **tip_**얼굴에는 사용하지 말고 바디용으로만 쓰세요.

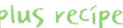

plus recipe

졸음 방지 오일

상쾌한 향의 페퍼민트 에센셜오일은 집중력을 강화시키고 졸음 예방에 효과적이랍니다.

재료 _ 10ml
호호바오일 10ml, 페퍼민트 에센셜오일 3방울, 레몬 에센셜오일 3방울, 로즈마리 에센셜오일 3방울

휴대가 간편한 용기에 오일을 모두 담아서 섞어줍니다. 향수를 사용하듯 손목이나 귀 뒤에 가볍게 문질러주세요.

수세미 바디스크럽 비누

수세미(Loofah)는 오이처럼 생긴 1년생 덩굴식물이에요. 스크럽용은 건조시킨 후
씨를 제거해서 만든답니다. 비누를 사용하는 것만으로도
스크럽 효과가 있어 편리할 뿐 아니라 피부의 신진대사를 촉진시켜주기도 해요.

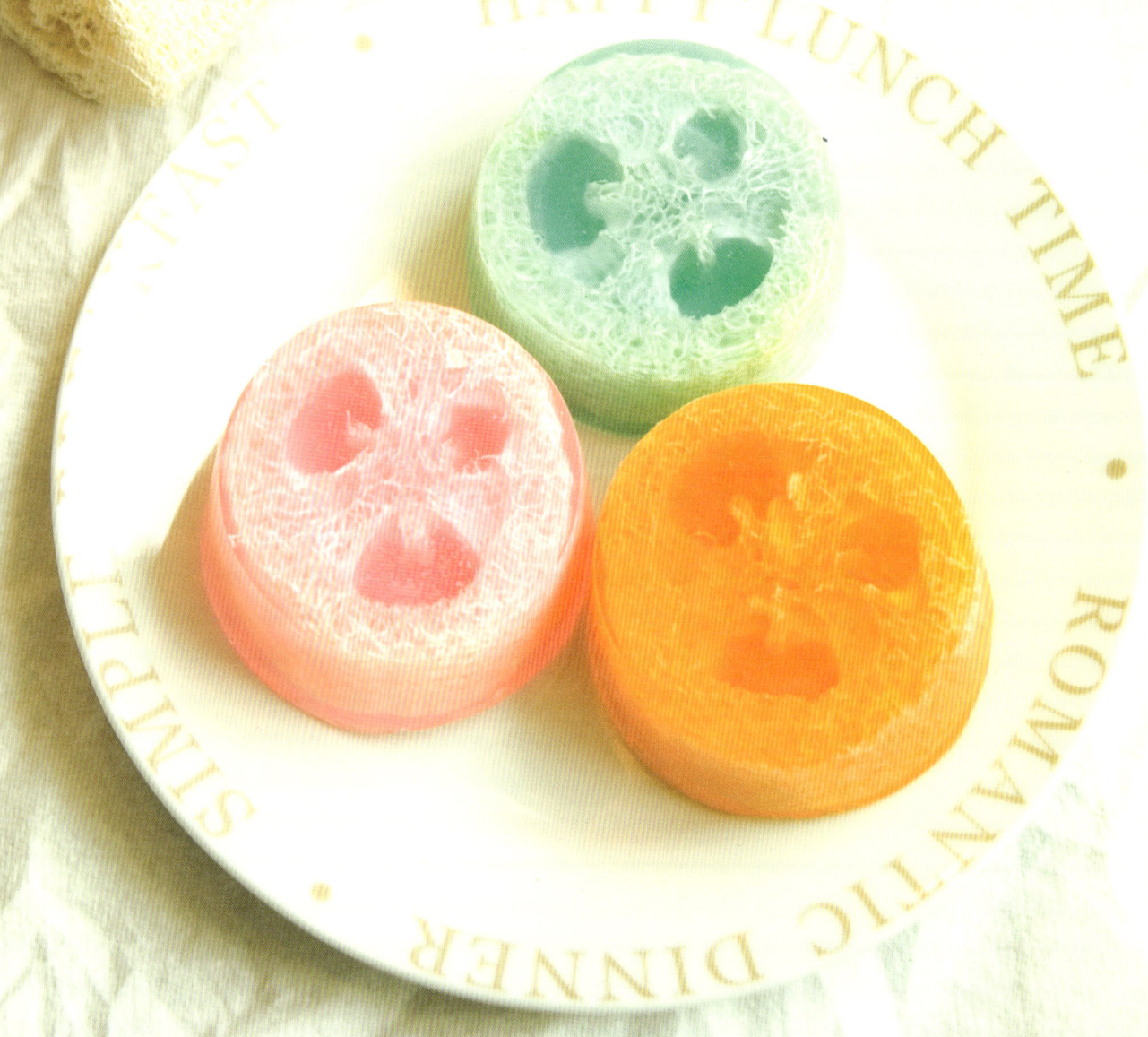

난이도 ★☆☆☆

거품 ★★☆☆

보습력 ★☆☆☆

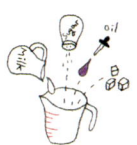

재료 _ 80g

투명 비누베이스 80g,

일본입욕제 1g,

건조 수세미,

원하는 에센셜오일 5방울

레시피는 1개 몰드에 해당하는
양이니 만드는 개수에 따라 비누베이스의
양을 조절해주세요.

KEY POINT

❶ 얼굴에 쓰면 자극을 줄 수 있으니
바디스크럽용으로 일주일에 1~2회
정도만 사용하세요.

❷ 바디스크럽 비누를 만든 후 남은
수세미는 비누 받침대로 사용해보아요.
물 빠짐이 좋아 비누가 물러지지 않아요.

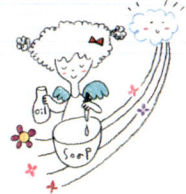

Loofah soap how to make

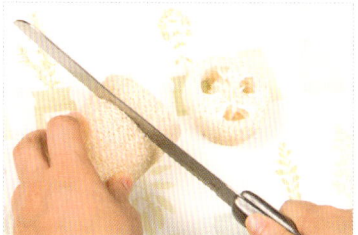

01 수세미를 몰드 높이에 맞게 잘라요.

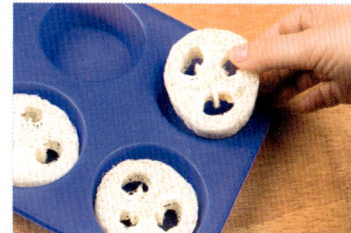

02 적당한 크기로 자른 수세미를 몰드 안에 넣어요.

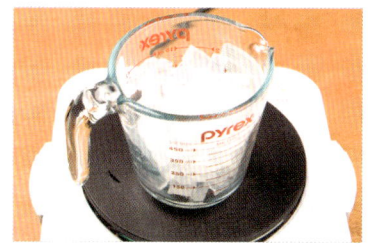

03 투명 비누베이스를 잘라 녹여요. **tip_** 6개의 비누를 만들기 위해 투명 비누베이스 480g을 녹였어요.

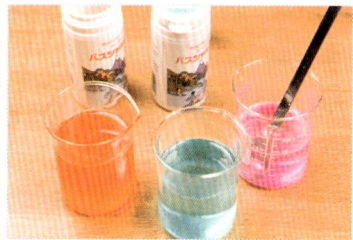

04 녹은 비누베이스액에 일본입욕제와 에센셜오일을 넣어요. 일본입욕제와 에센셜오일은 취향에 맞게 선택하세요.

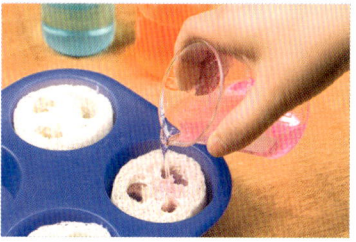

05 비누베이스액을 수세미가 든 몰드에 천천히 부어요. **tip_** 비누베이스액을 한꺼번에 부으면 수세미가 약간 뜰 수 있어요. 비누베이스액을 살짝만 부어 굳힌 후 나머지를 부으면 뜨지 않는답니다.

11곡물 때 비누

11곡물(녹두, 발아현미, 보리, 검은깨, 우리밀, 들깨, 콩, 메밀, 은행, 율피, 팥)을
넣은 때 비누예요. 힘들여 때를 밀지 않아도 각질과 피지를 깨끗하게 제거할 수 있어요.
또한, 곡물의 영양 성분이 피부를 맑게 가꿔준답니다.

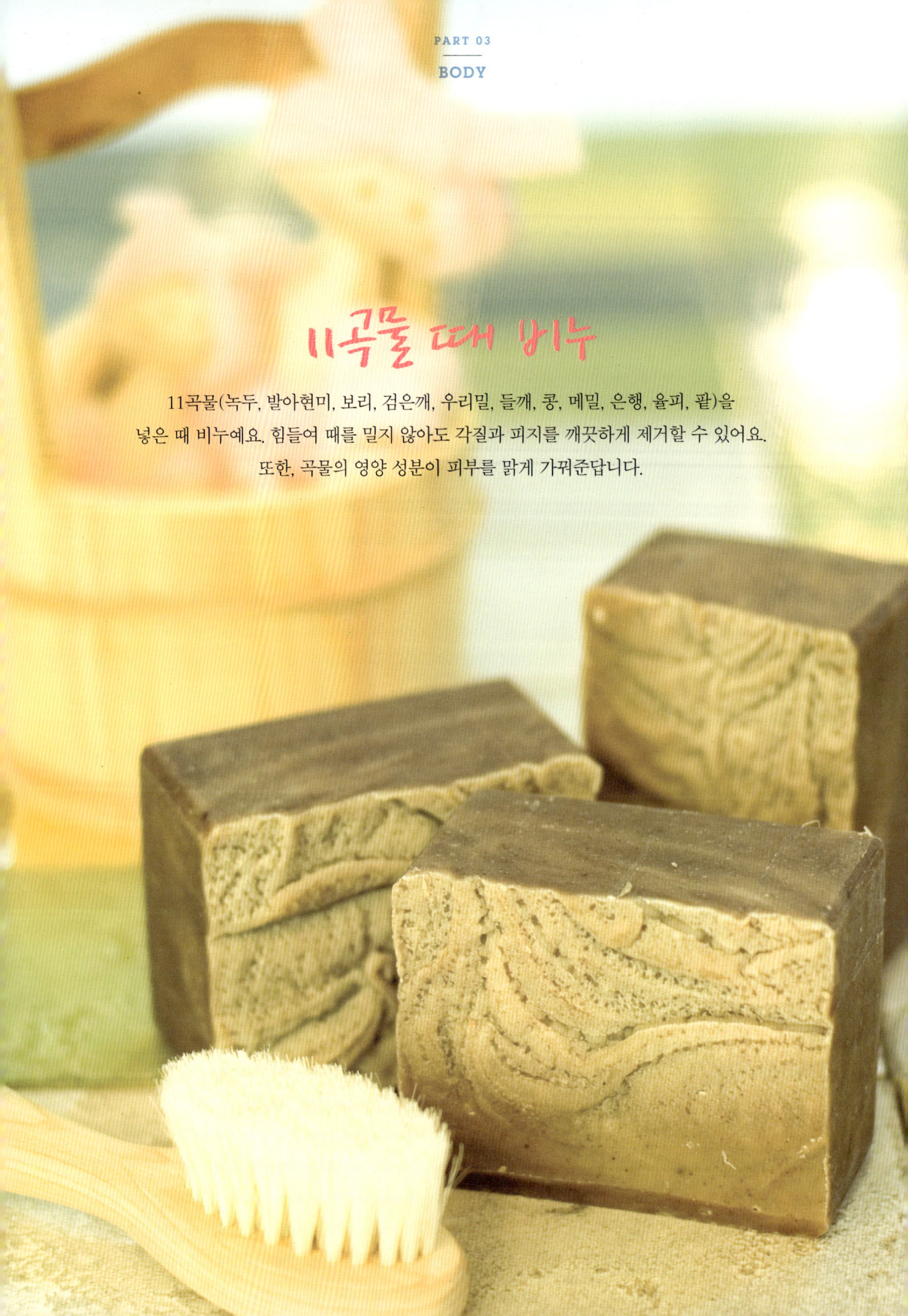

난이도 ★★☆☆
거품 ★★★☆
보습력 ★☆☆☆

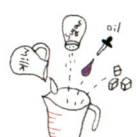

재료 _ 1kg
오일류 _ 코코넛오일 250g,
팜유 250g, 미강유 120g,
캐놀라유 70g, 포도씨유 40g
가성소다 수용액 _
가성소다(2% 디스카운트) 110g,
정제수(워터 33%) 240g
첨가물 _ 곡물 분말 50g
에센셜오일 _ 레몬 18ml,
라벤더 4ml, 레몬그라스 3ml

KEY POINT

곡물 분말 대신 먹지 않는 선식이나
미숫가루를 사용해도 돼요. 단, 선식이나
미숫가루는 소화 흡수를 돕기 위해 볶아서
만든 것이기 때문에 곡물 분말이 가진
미용 효과는 없고, 스크럽 효과만 있어요.

plus recipe

셀룰로오즈 각질제거제

내추럴 셀룰로오즈를 이용하여 각질이
때처럼 밀려나오도록 만들어요.

재료 _ 100g
카모마일저먼워터 65g, 카보폴프리젤
15g, 내추럴 셀룰로오즈 10g, 알란토
인 3g, 아하(AHA)추출물 2g, 히아루
론산 5g, 나트로틱스 2g, 레몬 에센셜
오일 5방울

가열 과정 없이 재료를 섞기만 하면 완
성이에요.

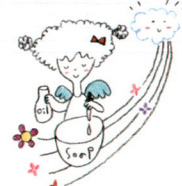

cereals soap how to make

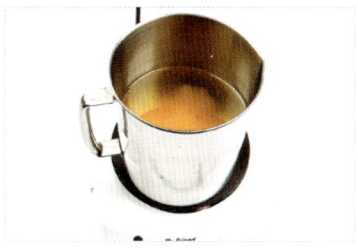

01 오일류를 용기에 넣고 40~50도
로 가열해요.

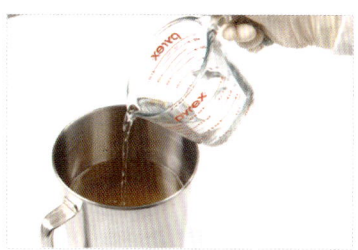

02 가성소다를 정제수에 녹여 40~
50도로 온도를 낮춘 후 오일류에 부
어요.

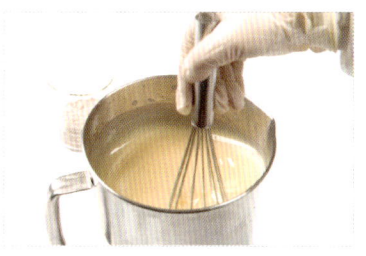

03 거품기를 이용해 골고루 섞어주
어요.

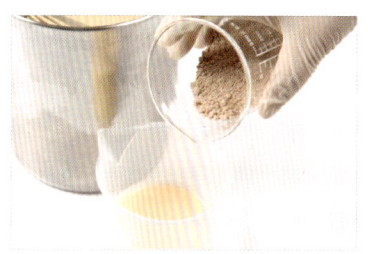

04 비누액을 소량 덜어내어 곡물
분말을 넣고 골고루 섞어요. **tip_** 분
말의 양이 많아서 비누액에 한꺼번에 넣으면 잘
풀리지 않는답니다.

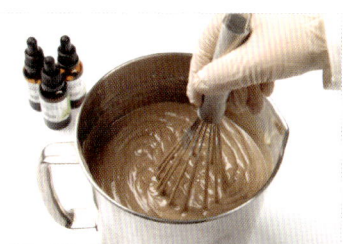

05 비누액에 ④의 곡물 분말과 에
센셜오일을 첨가해 거품기와 블렌
더로 트레이스를 낸 후 몰드에 부어
요. 하루 정도 보온하여 굳으면 잘라
서 4~6주간 숙성시켜요. **tip_** 트레이스
가 빠른 시간 안에 나기 때문에 블렌더는 짧게 사
용하세요.

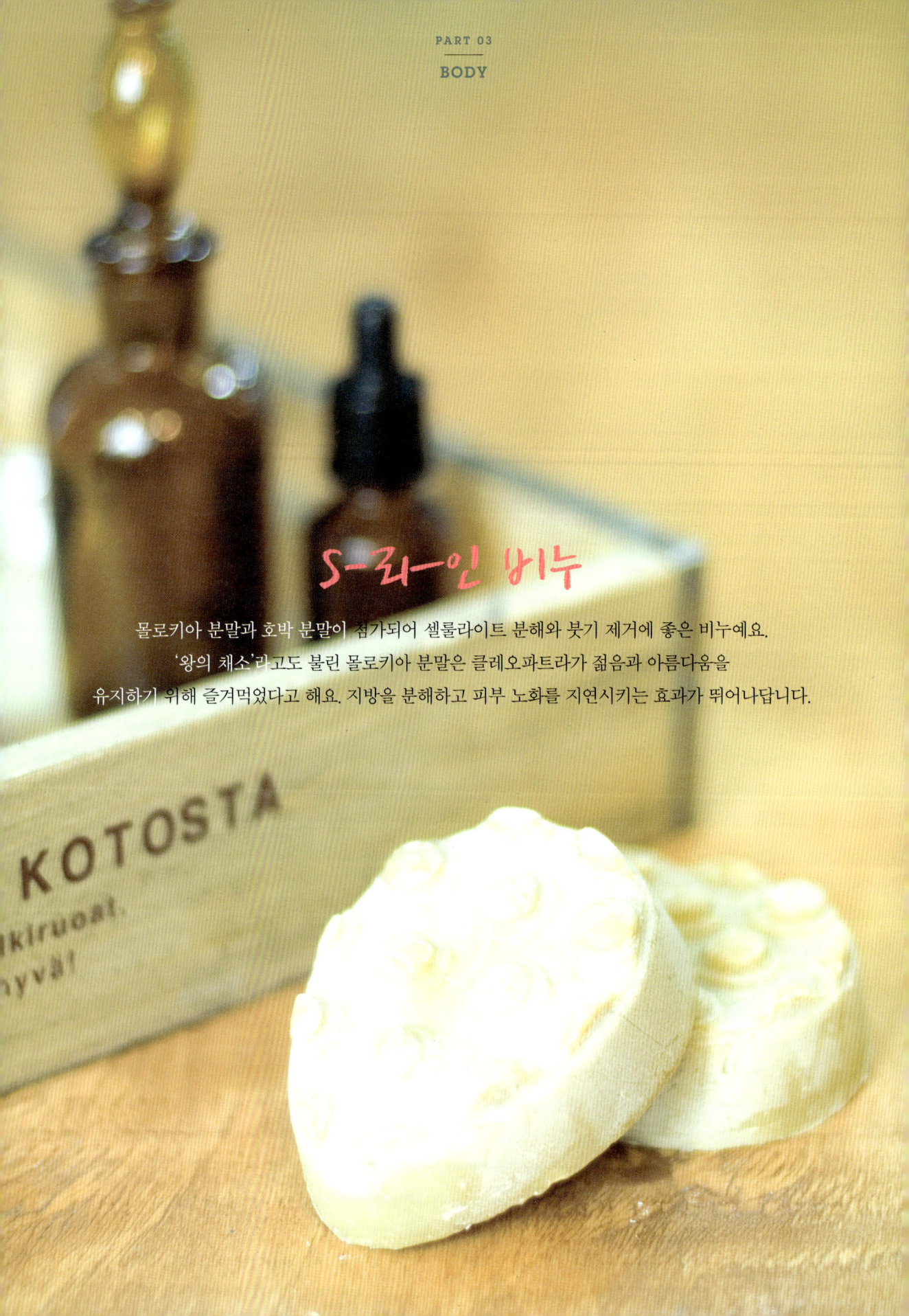

S-라-인 비누

몰로키아 분말과 호박 분말이 첨가되어 셀룰라이트 분해와 붓기 제거에 좋은 비누예요.
'왕의 채소'라고도 불린 몰로키아 분말은 클레오파트라가 젊음과 아름다움을
유지하기 위해 즐겨먹었다고 해요. 지방을 분해하고 피부 노화를 지연시키는 효과가 뛰어나답니다.

CP

난이도 ★★☆☆
거품 ★★☆☆
보습력 ★☆☆☆

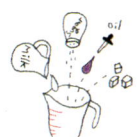

재료 _ 1kg

오일류 _ 코코넛오일 200g,
팜유 180g, 호호바오일 150g,
해바라기씨오일 90g, 커피버터 80g
가성소다 수용액 _
가성소다(3% 디스카운트) 93g,
정제수(워터 30%) 210g
첨가물 _ 몰로키아 분말 20g,
호박 분말 10g
에센셜오일 _ 그레이프프루트 15ml,
사이프러스 6ml, 펜넬 3ml

KEY POINT

셀룰라이트 제거를 위해 자신에게 맞는
에센셜오일을 블렌딩해서 마사지나 목욕 시
사용해보세요. 물론, 식이요법과 운동을
함께 병행하는 것이 좋겠죠.
❶ 림프 촉진에 좋은 에센셜오일 그레이프프루트,
제라늄, 쥬니퍼베리, 블랙페퍼, 펜넬 등
❷ 셀룰라이트 제거에 좋은 에센셜오일
레몬, 스윗오렌지, 그레이프프루트, 로즈마리,
사이프러스, 패츌리 등
❸ 부종에 좋은 에센셜오일 그레이프프루트,
제라늄, 라벤더, 펜넬, 로즈마리, 블랙페퍼,
쥬니퍼베리, 시더우드, 사이프러스 등

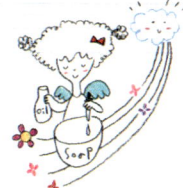

S-lime soap
how to make

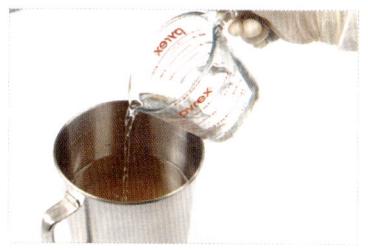

01 오일류를 40~50도로 가열하고,
가성소다를 정제수에 녹여 40~50도
로 온도를 낮춘 후 오일류에 부어요.

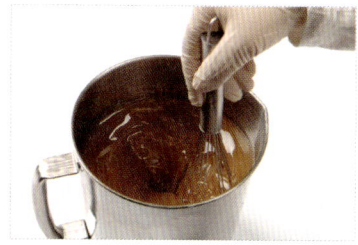

02 거품기와 블렌더를 이용해 트레
이스를 내요.

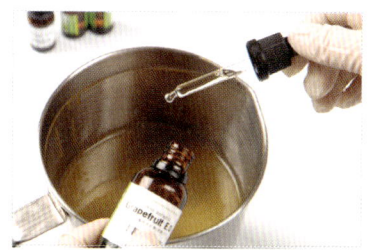

03 에센셜오일을 넣은 뒤 가볍게
저어요.

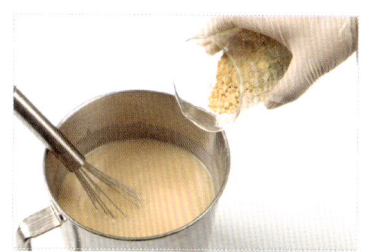

04 몰로키아 분말과 호박 분말을
넣고 골고루 섞어요.

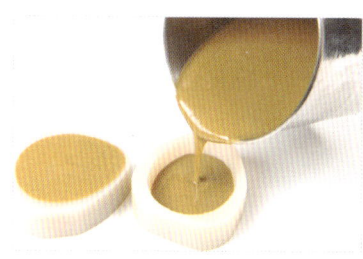

05 준비한 몰드에 부어요.

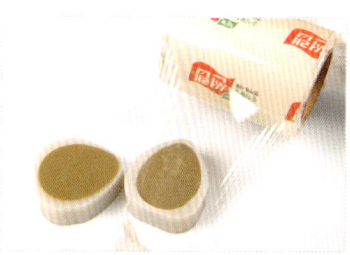

06 작은 실리콘 몰드를 사용할 때
는 비닐랩으로 감싸서 스티로폼 박
스에 넣거나 수건, 담요 등을 덮어서
보온하세요. 굳고 나면 몰드에서 빼
서 4~6주간 숙성시켜요.

목초액 비누

항균 작용이 좋은 목초액과 어성초 분말을 넣어 만든 발 전용 비누예요.
목초는 '나무로 만든 초(酢)'라는 뜻으로 탄내가 나며 피부 표면의 각질을 부드럽게 해요.
목초액 비누는 가려움증을 완화하고 무좀균을 제거해서 초기 무좀에 효과적이에요.

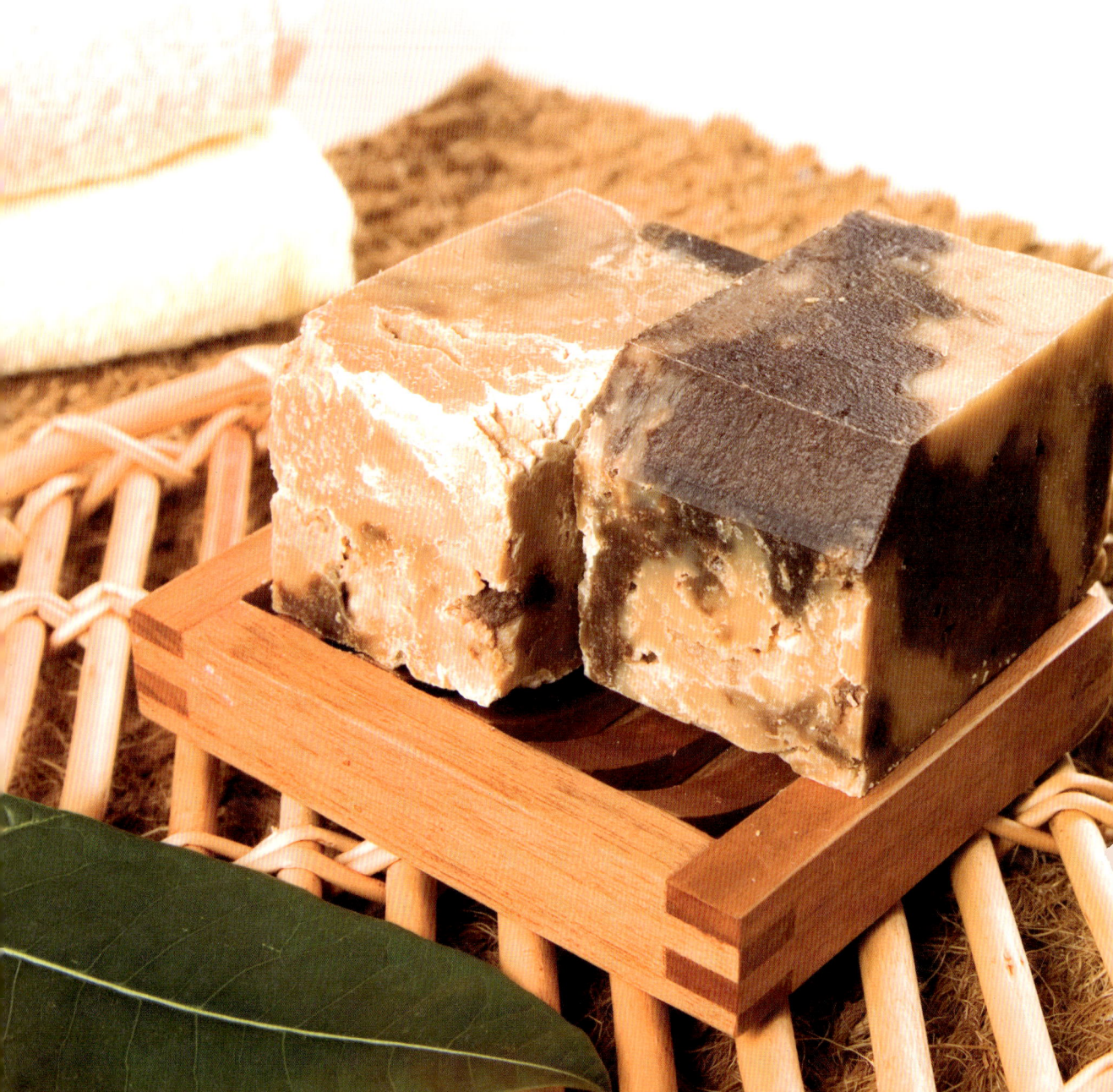

CP

난이도 ★★☆☆

거품 ★★★☆

보습력 ★☆☆☆

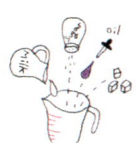

재료 _ 1kg

오일류 _ 코코넛오일 250g, 팜유 250g,
라놀린 110g, 미강유 70g, 포도씨유 50g
가성소다 수용액 _
가성소다(2% 디스카운트) 104g,
정제수 140g, 목초액 100g(워터 33%)
첨가물 _ 어성초 분말 15g
에센셜오일 _ 레몬그라스 16ml,
티트리 7ml, 사이프러스 5ml,
페퍼민트 5ml

KEY POINT

목초액 사용법
❶ 목욕할 때 1인용 욕조에 성인은 종이컵으로
2~3컵, 어린이는 1/2컵 정도를 희석해서 사용
❷ 머리 감을 때 50배 정도로 희석해서 사용
(비듬 예방 효과)
❸ 족욕할 때 목초액과 물을 1:1 또는 1:2 정도로
희석해서 사용(피부가 약하다면 좀 더 희석)
❹ 신발 냄새 없앨 때 1:1로 희석해서
신발 안쪽에 스프레이한 후 말리기

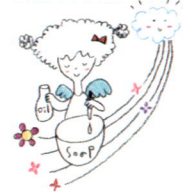

Wood vinegar liquor soap how to make

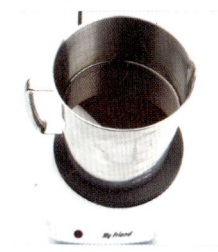

01 오일류를 용기에 넣고 40~50도
로 가열해요.

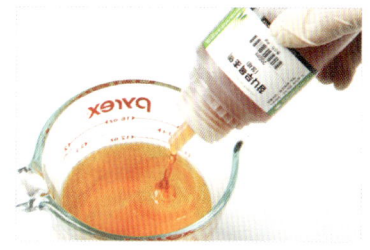

02 정제수에 가성소다를 녹여서
40~50도로 온도를 낮춘 후 목초액
을 넣어요.

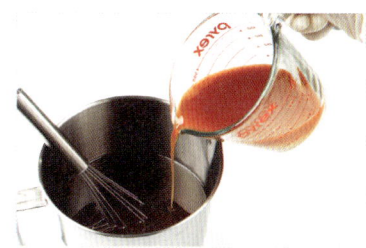

03 오일류에 가성소다 수용액을 넣
은 후 거품기를 이용해서 트레이스
를 내요. tip_트레이스가 빠른 시간 안에 나
기 때문에 블렌더를 사용하지 말고 거품기나 주
걱으로 저으세요.

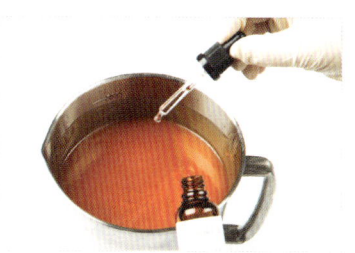

04 에센셜오일을 넣고 섞어요. tip_
항진균 작용이 우수한 레몬그라스와 티트리를 첨
가해 효능을 높였어요. 목초액의 향이 워낙 강해
에센셜오일의 향이 잘 나지는 않아요.

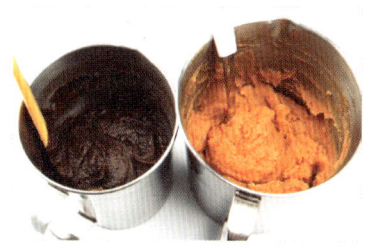

05 비누액을 두 용기에 나누고, 그
중 한 용기에 어성초 분말을 넣고
골고루 섞은 후 두 용기 모두 과트
레이스를 내요.

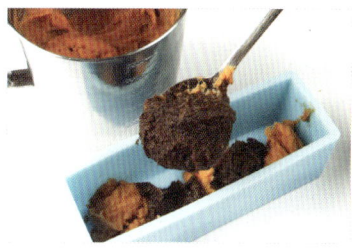

06 두 용기의 비누액을 주걱으로
번갈아 떠서 몰드에 툭툭 던지듯이
담으면 얼룩 무늬의 비누를 만들 수
있어요.

쉐이빙 폼

면도날로 인해 피부가 손상되는 남자 분들을 위한 크림 타입의 비누예요.
수분을 흡착하여 부드럽게 면도가 되지요. 상처 회복에 좋은
라놀린과 지혈 작용을 하는 위치헤이즐워터, 인디안베이 에센셜오일을 첨가했답니다.

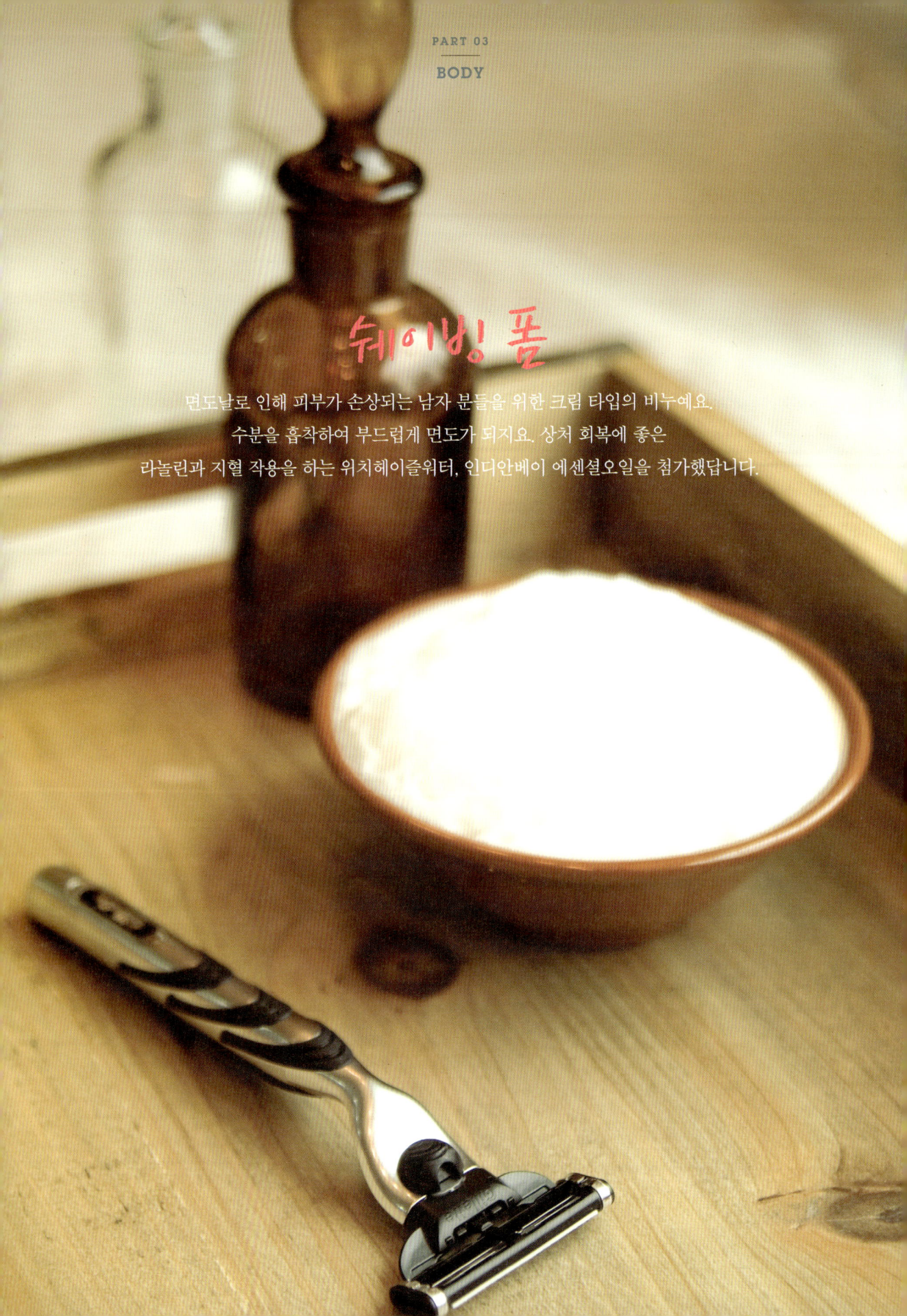

중탕법

난이도 ★★★★

거품 ★★★★

보습력 ★☆☆☆

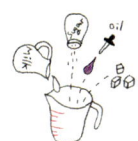

재료

페이스트 만들기 _ 450g

오일류 _ 코코넛오일 20g, 라놀린 25g,

올리브오일 25g, 스테아르산 100g

가성소다, 가성가리 수용액 _

가성소다 4g, 가성가리 25g, 정제수

(가성소다, 가성가리량의 6배) 174g

글리세린(오일량의 13%) 22g,

크림화용 스테아르산(오일량의 5%) 9g,

크림화용 스테아르산용 정제수

(스테아르산의 4배) 36g

폼클렌저 만들기 _ 300g

페이스트 100g, 위치헤이즐워터 200g

첨가물 _ 내추럴베타인 5g,

알란토인(액상) 3g, 판테놀 2g

에센셜오일 _ 인디안베이 20방울,

로즈마리 10방울

KEY POINT

거품 용기에 담는 레시피예요. 튜브 용기에

담으실 때는 위치헤이즐워터의 양을 줄이고

벤토나이트클레이를 첨가하시면 효과적이에요.

벤토나이트클레이는 화산재에서 나오는 점토로

피지 흡착력이 좋고 면도할 때 피부가

손상되는 것을 방지하는 역할을 해요.

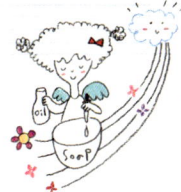

Shaving foam how to make

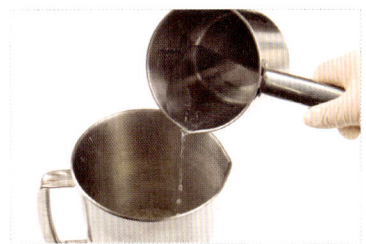

01 오일류를 가열해서 모두 녹이
고, 가성소다와 가성가리를 각각 정
제수에 녹여서 오일류에 섞어요.
tip_정제수에 가성소다와 가성가리를 넣어요.
반대로 하면 위험하답니다.

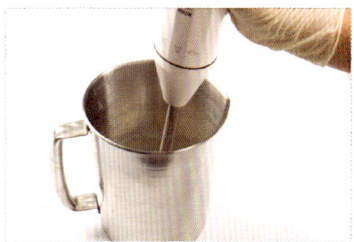

02 블렌더를 이용해 트레이스를 낸
후 크림 상태가 되면 글리세린을 첨
가해요.

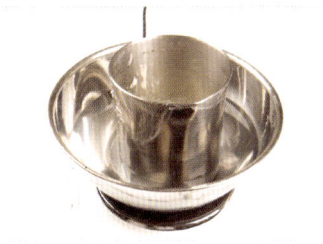

03 2~2시간 30분 정도 중탕해요.
열이 골고루 전달되도록 중간중간
한 번씩 잘 섞어요.

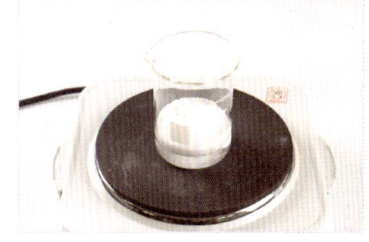

04 중탕하는 동안 다른 용기에 정
제수(36g)와 스테아르산(9g)을 넣
고 가열해서 녹여요.

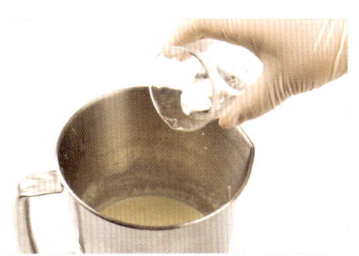

05 ③이 반투명한 젤 상태가 되면
④를 넣어요. 이 과정에서 블렌더를
이용해 재빨리 저어주어야 서로 엉
기지 않아요. 완성된 페이스트는 지
퍼백이나 밀폐용기에 담아요.

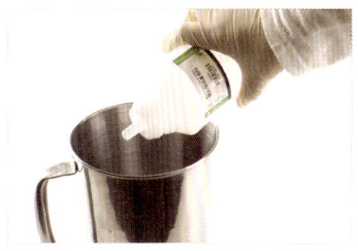

06 페이스트에 위치헤이즐워터를
넣어 원하는 점도를 맞춰요. 첨가물
과 에센셜오일을 넣어 완성해요.

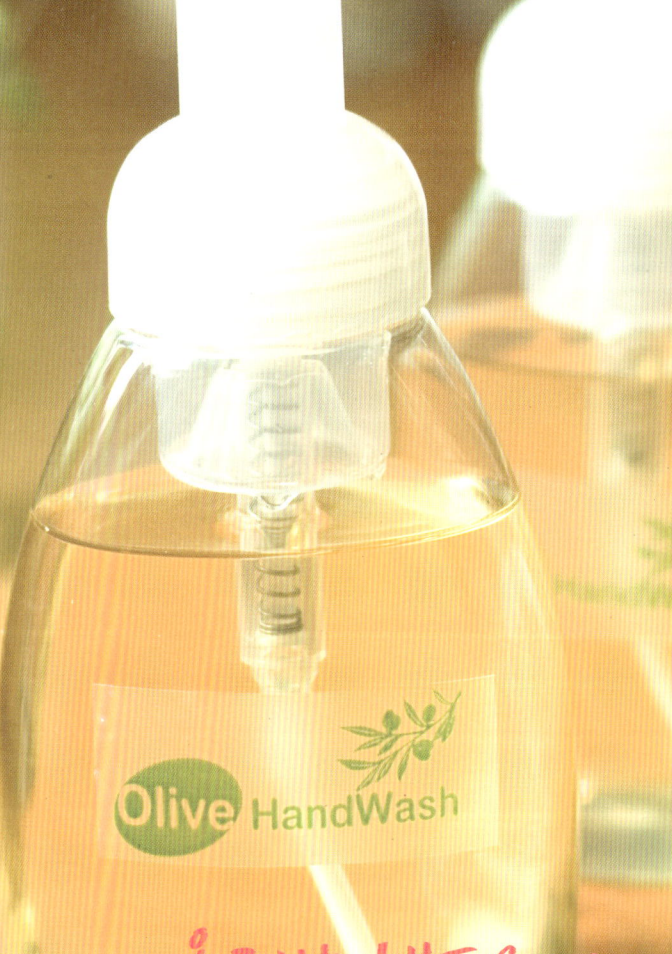

올리브 핸드워시

올리브오일에서 추출한 식물성 계면활성제로 간편하게 만드는 핸드워시예요.

휴대하기가 좋아 언제 어디서나 사용할 수 있어요.

보습력이 뛰어나 손이 촉촉해지고 상큼한 향으로 기분까지 상쾌해진답니다.

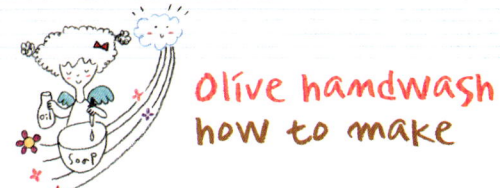

Olive handwash
how to make

난이도 ★☆☆☆
거품 ★★☆☆
보습력 ★★★☆

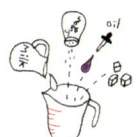

재료 _ 100g
올리브 계면활성제 50g,
글리세린 5g, 정제수 40g,
병풀추출물 3g, 천연 한방 방부제 2g
에센셜오일 _ 티트리 15방울,
스윗오렌지 8방울

KEY POINT
―――――
올리브 핸드워시를 거품 용기에 담으면
사용이 편리하고 풍부한 거품을 느낄 수 있어요.
주의할 점은 거품 용기에 담을 때 가루 첨가물을
넣으면 안 돼요. 용기의 노즐을 막을 수 있거든요.

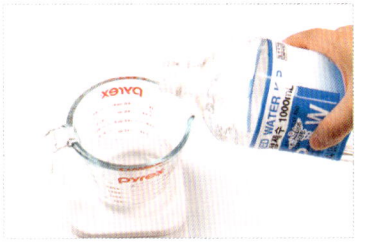

01 적당한 용기에 정제수를 부어주
어요.

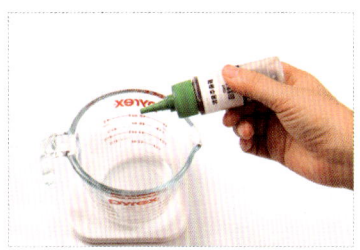

02 병풀추출물을 넣고 가볍게 섞어
주어요.

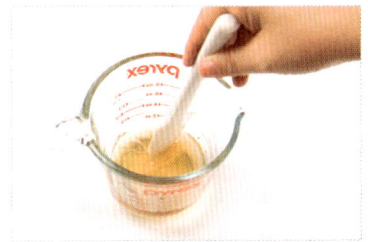

03 글리세린과 천연 한방 방부제를
넣고 다시 섞어요.

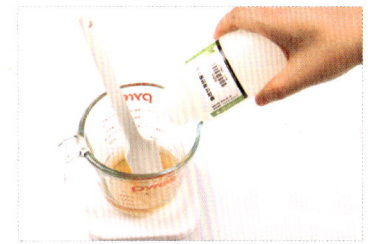

04 올리브 계면활성제를 넣고 천천
히 저어요. **tip_**빠른 속도로 젓거나 블렌더
를 이용하면 거품이 많이 생길 수 있으니 주의하
세요.

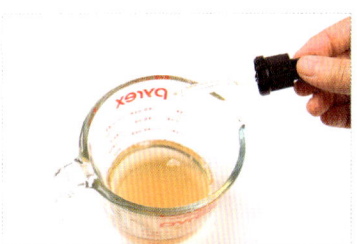

05 에센셜오일을 넣고 가볍게 섞
어요. 거품 용기에 담아 바로 사용할
수 있어요.

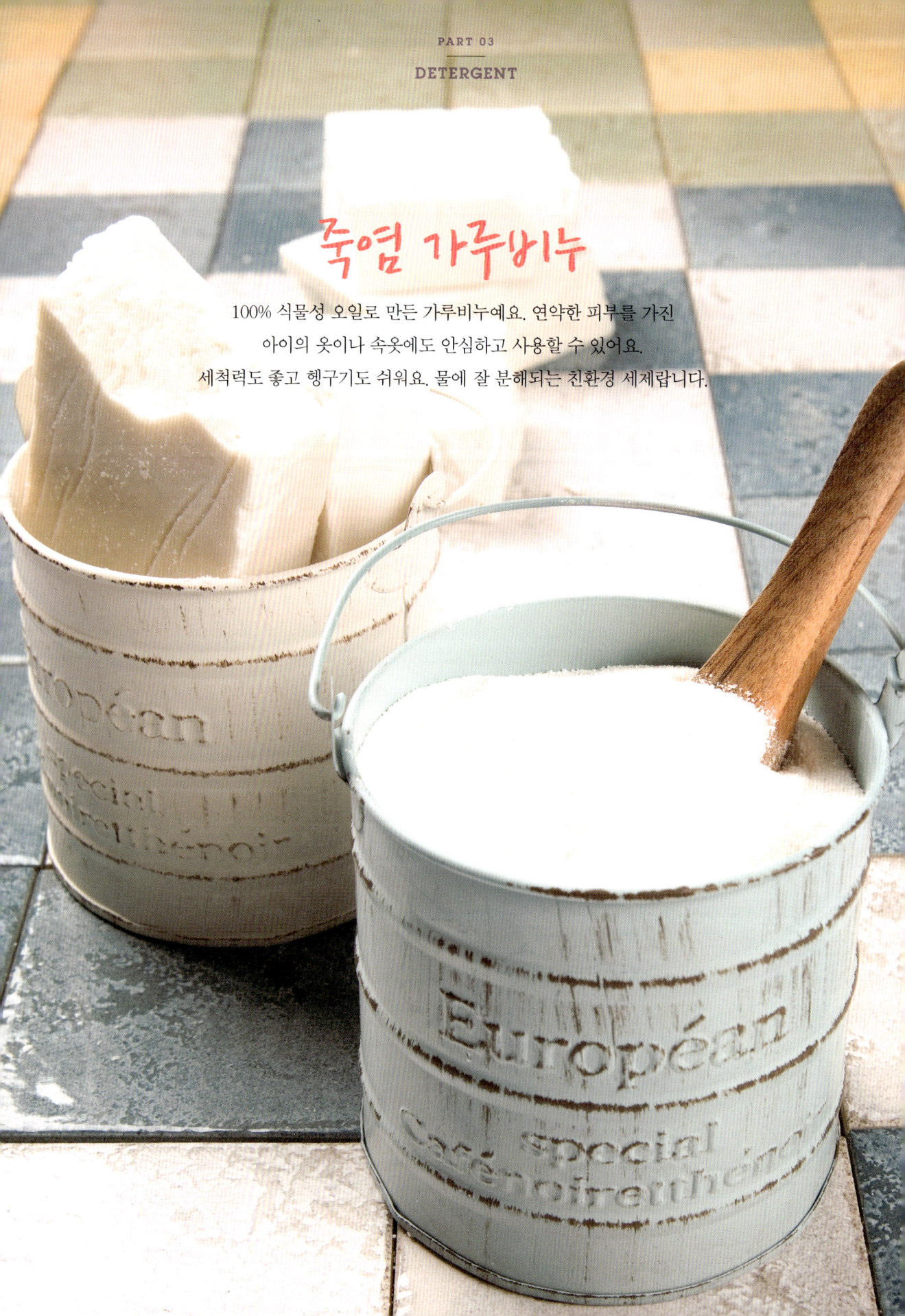

죽염 가루비누

100% 식물성 오일로 만든 가루비누예요. 연약한 피부를 가진
아이의 옷이나 속옷에도 안심하고 사용할 수 있어요.
세척력도 좋고 헹구기도 쉬워요. 물에 잘 분해되는 친환경 세제랍니다.

CP

난이도 ★★★☆
거품 ★★★★
보습력 ★☆☆☆

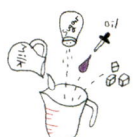

재료 _ 1kg
오일류 _ 코코넛오일 150g,
팜유 150g, 콩유 300g, 라드 100g
가성소다 수용액 _
가성소다(0% 디스카운트) 103g,
정제수(워터 30%) 210g
첨가물 _ 죽염 100g
에센셜오일 _ 레몬 20ml

KEY POINT

세탁 유형별 죽염 가루비누 사용량
❶ 일반세탁기
고 20~50g, 중 15~20g, 저 15~20g
❷ 드럼세탁기
고 30~50g, 중 30g, 저 15g
❸ 손세탁 시 5~15g 사용

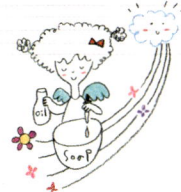

**Bamboo salt soap
how to make**

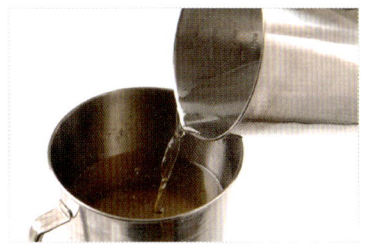

01 오일류를 40~50도로 가열하고, 가성소다를 정제수에 녹여 온도를 40~50도로 맞춘 후 오일류에 넣어주어요.

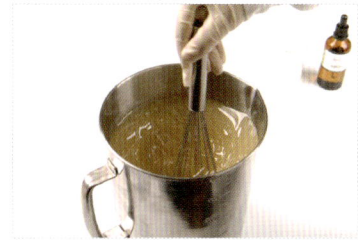

02 거품기로 골고루 섞어요.

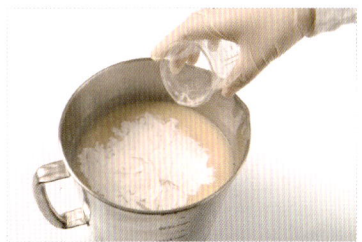

03 죽염을 넣고 가볍게 저어요.

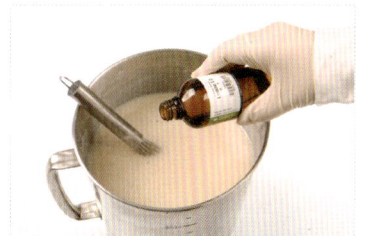

04 레몬 에센셜오일을 넣은 후 블렌더와 거품기를 번갈아가며 사용해서 트레이스를 내요.

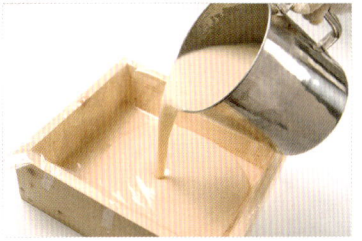

05 비누액을 몰드에 붓고 랩으로 씌운 후 하루 정도 실온에 두어요.
tip_실내온도가 낮은 겨울철에는 담요 등을 덮어서 보온하는 것이 좋아요.

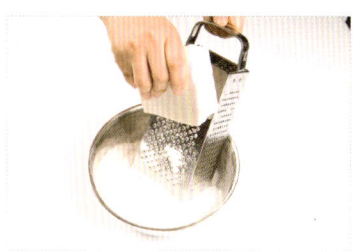

06 굳고 나면 적당한 크기로 자른 후 신문지 위에 넣어 햇빛에 건조시켜요. 겉면이 푸석푸석하게 마르면 강판에 갈아 곱게 가루를 내서 2~4주 숙성시켜요.

코코넛 세탁용 물비누

세정력이 우수한 코코넛오일 100%로 만든 세탁용 물비누예요.
물에 잘 풀어지고 찌꺼기가 남지 않아 위생적이며 방부제나 합성계면활성제
성분이 들어있지 않기 때문에 안심하고 사용할 수 있답니다.

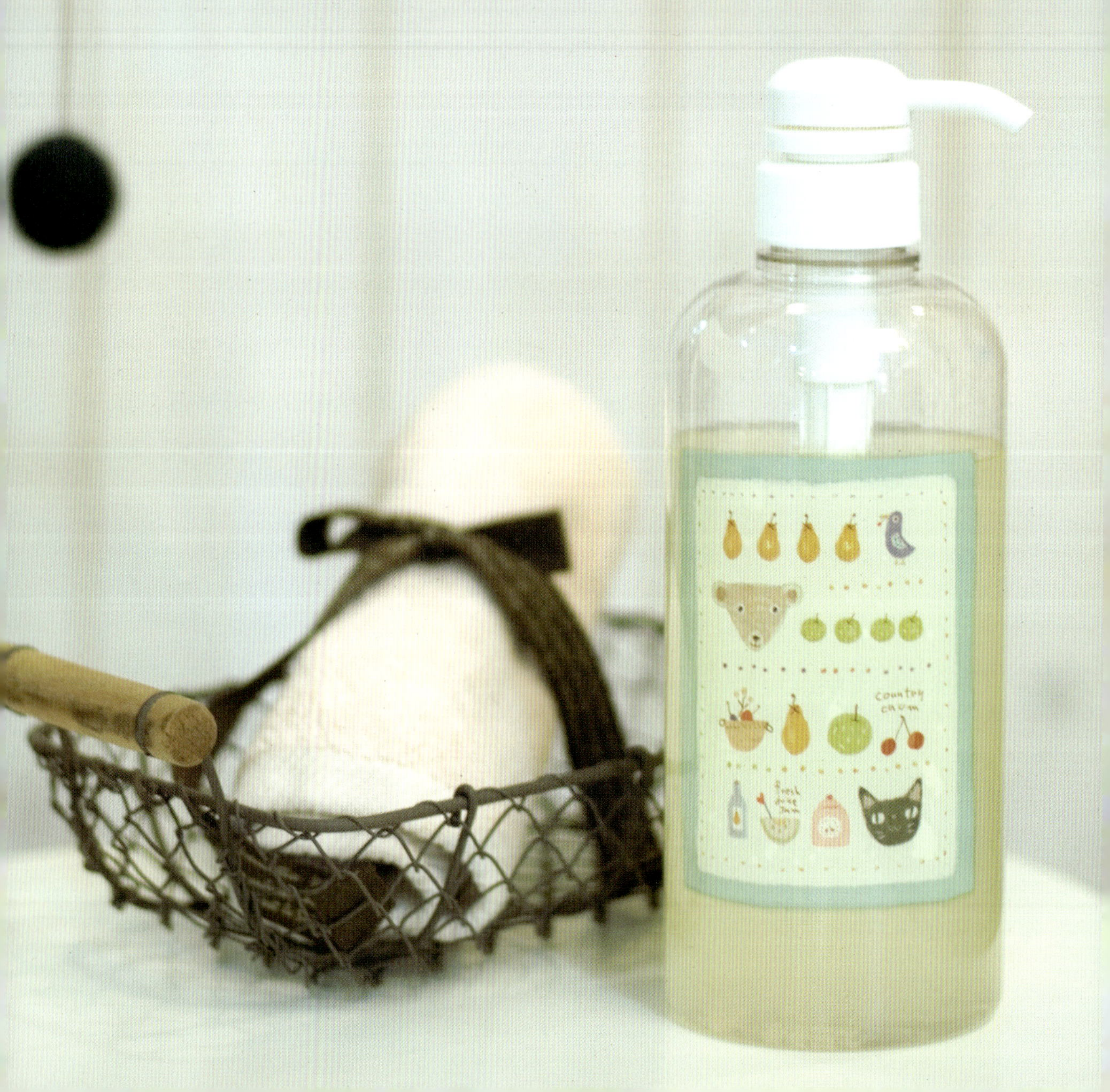

난이도 ★★★☆
거품 ★★★★
보습력 ★☆☆☆

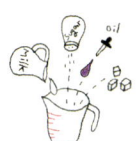

재료
페이스트 만들기 _ 900g
오일류 _ 코코넛오일 400g
가성가리 수용액 _
가성가리(10% 오버카운트) 117g,
정제수(오일량의 1/2) 200g
에탄올 _ 에탄올 90g,
추가용 에탄올 90g
물비누 만들기 _ 400g
페이스트 200g,
희석용 정제수 180g, EM발효액 20g
에센셜오일 _ 라벤더 4ml

KEY POINT

에탄올의 종류
❶ 무수에탄올 순도가 99.9%로 가장 높기 때문에
투명 비누에 넣으면 투명도를 높여주어요.
MP 비누 만들기에서 거품을 없애거나 두 층의
비누가 잘 붙게 하는 접착제의 역할도 해요.
❷ 식물성 에탄올 순도가 95%로 식물의 당분이나
전분을 이용하여 만드는 에탄올이에요. 무수에탄올에
비해 자극이 덜해 몸에 뿌리는 향수나 샤워코롱
등에 주로 사용하고 무수에탄올 대용으로도 쓰여요.
❸ 소독용 에탄올 순도가 70~80%로 살균력이
가장 높아 비누, 화장품 만들기 전 도구나 용기 소독에
주로 사용해요. 약국에서 구입하셔도 되고
무수에탄올(또는 식물성 에탄올):정제수=7:3으로
직접 만드셔도 된답니다.

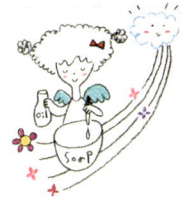

coconut liquid soap
how to make

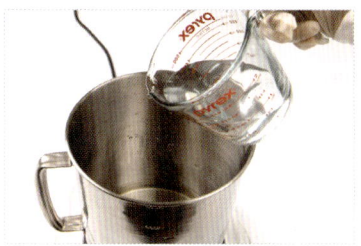

01 오일류를 70~80도로 가열하고, 정제수에 가성가리를 녹여 70~80도로 맞춘 후에 오일류와 섞어요.

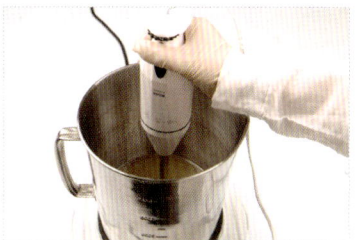

02 핫플레이트에 올려 가장 약한 불로 가열하면서 거품기와 블렌더를 번갈아 써서 트레이스를 내요.

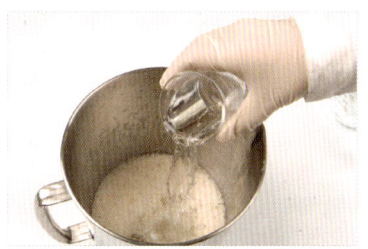

03 85도 정도가 되면 핫플레이트에서 내린 후 에탄올 90g을 넣어요.
tip_ 에탄올은 무수에탄올이나 식물성 에탄올 어떤 것을 사용해도 무방해요.

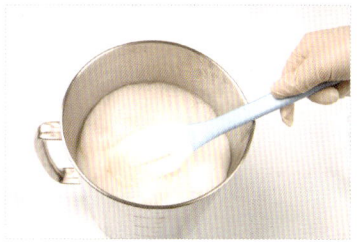

04 비누액이 끓어오르면 살짝 저어주고, 맥주 거품 같은 흰색 거품이 생기면 주걱으로 거품을 꾹꾹 눌러요. tip_ 비누액을 깊이 저으면 거품이 더 크게 일어나 넘칠 수 있어요.

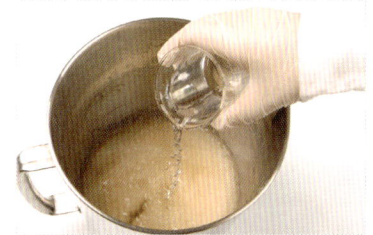

05 끓어오르는 반응이 가라앉은 후 추가용 에탄올 90g을 넣어 잘 섞으면 페이스트 상태가 돼요. 페이스트는 지퍼백이나 밀폐용기에 담아 하루 정도 보온하세요. tip_ 추가용 에탄올은 페이스트가 단단해지지 않게 해요.

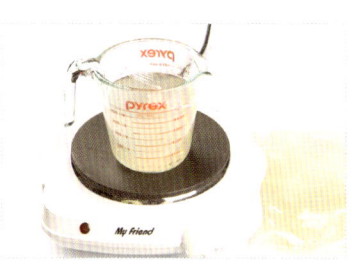

06 보온이 끝난 페이스트를 정제수에 녹여요. 페이스트가 완전히 녹으면 EM발효액과 에센셜오일을 첨가해주세요. pH테스트 후 pH값이 7~9이면 용기에 담아 사용해요.

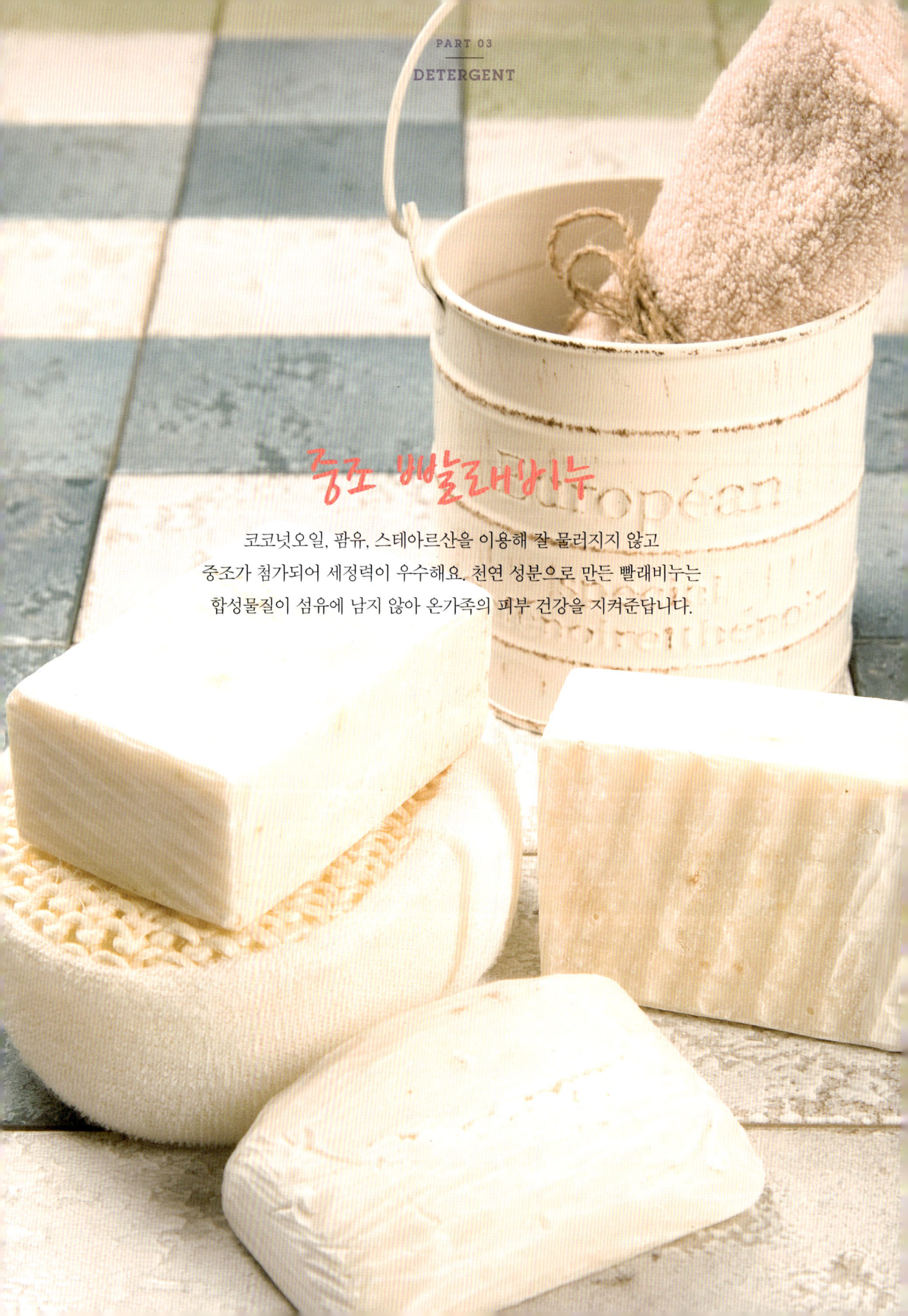

중조 빨래비누

코코넛오일, 팜유, 스테아르산을 이용해 잘 물러지지 않고
중조가 첨가되어 세정력이 우수해요. 천연 성분으로 만든 빨래비누는
합성물질이 섬유에 남지 않아 온가족의 피부 건강을 지켜준답니다.

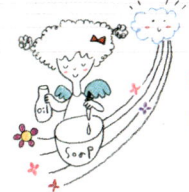

Laundry soap
how to make

난이도 ★★☆☆
거품 ★★★★
보습력 ★☆☆☆

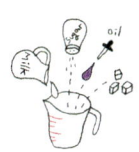

재료 _ 3.5kg
오일류 _ 코코넛오일 1.8kg,
팜유 400g, 스테아르산 30g
가성소다 수용액 _
가성소다(0% 디스카운트) 402g,
정제수(워터 32%) 713g
첨가물 _ 중조(베이킹 소다) 100g
에센셜오일 _ 그레이프프루트 20ml,
유칼립투스 30ml

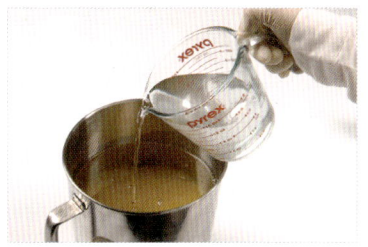

01 오일류를 40~50도로 가열하고, 다른 용기에는 가성소다를 정제수에 녹여 온도를 40~50도로 맞춘 후에 오일류에 넣어요. **tip_**오일류를 가열할 때 온도가 너무 높이 올라가면 스테아르산 입자가 튈 수 있으니 약한 불로 가열해요.

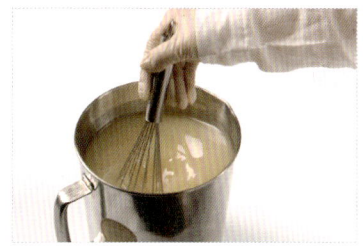

02 거품기와 블렌더를 번갈아 사용하면서 트레이스를 내요.

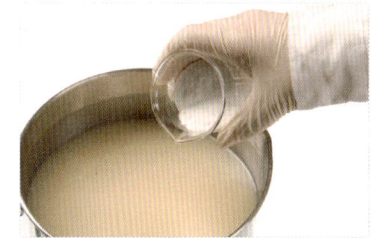

03 중조를 넣어서 비누액에 골고루 섞이도록 저어요.

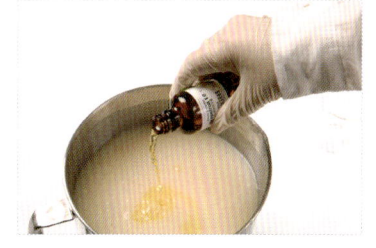

04 에센셜오일을 넣은 후에 거품기로 가볍게 저어요.

plus recipe

기름때 제거용 페이스트

일반 CP 비누에 중조를 첨가해 싱크대나 가스레인지 주변의 기름때를 지우는 페이스트를 만들 수 있어요. 칫솔이나 수세미에 묻혀 사용하면 된답니다.

재료 _ 105g
CP 비누 30g, 정제수 50g, 중조 25g,
레몬그라스 10방울

적당한 용기에 잘게 자른 CP 비누를 넣고 끓는 물을 부어 20분 정도 녹여요. 중조와 에센셜오일을 넣어 잘 섞이도록 반죽하면 완성이에요.

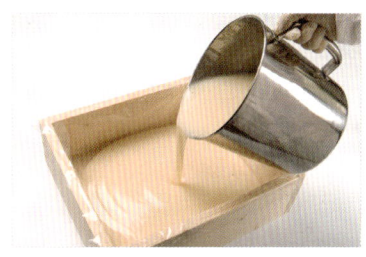

05 비누액을 몰드에 부어 하루 정도 보온하고 적당한 크기로 잘라요. 4~6주 정도 숙성 후 pH값이 7~9 사이면 사용할 수 있어요.

포인트 세제

와이셔츠 깃이나 얼룩 부분을 세탁하는 스틱형 얼룩제거제예요. 시판되는 산소계 표백제의
주성분인 과탄산나트륨(과탄산소다)을 사용했지만 형광증백제나 다른 화학물질이
들어가지 않아 피부나 의류에 안전하게 쓸 수 있어요. 스틱형이라 사용하기도 편리하답니다.

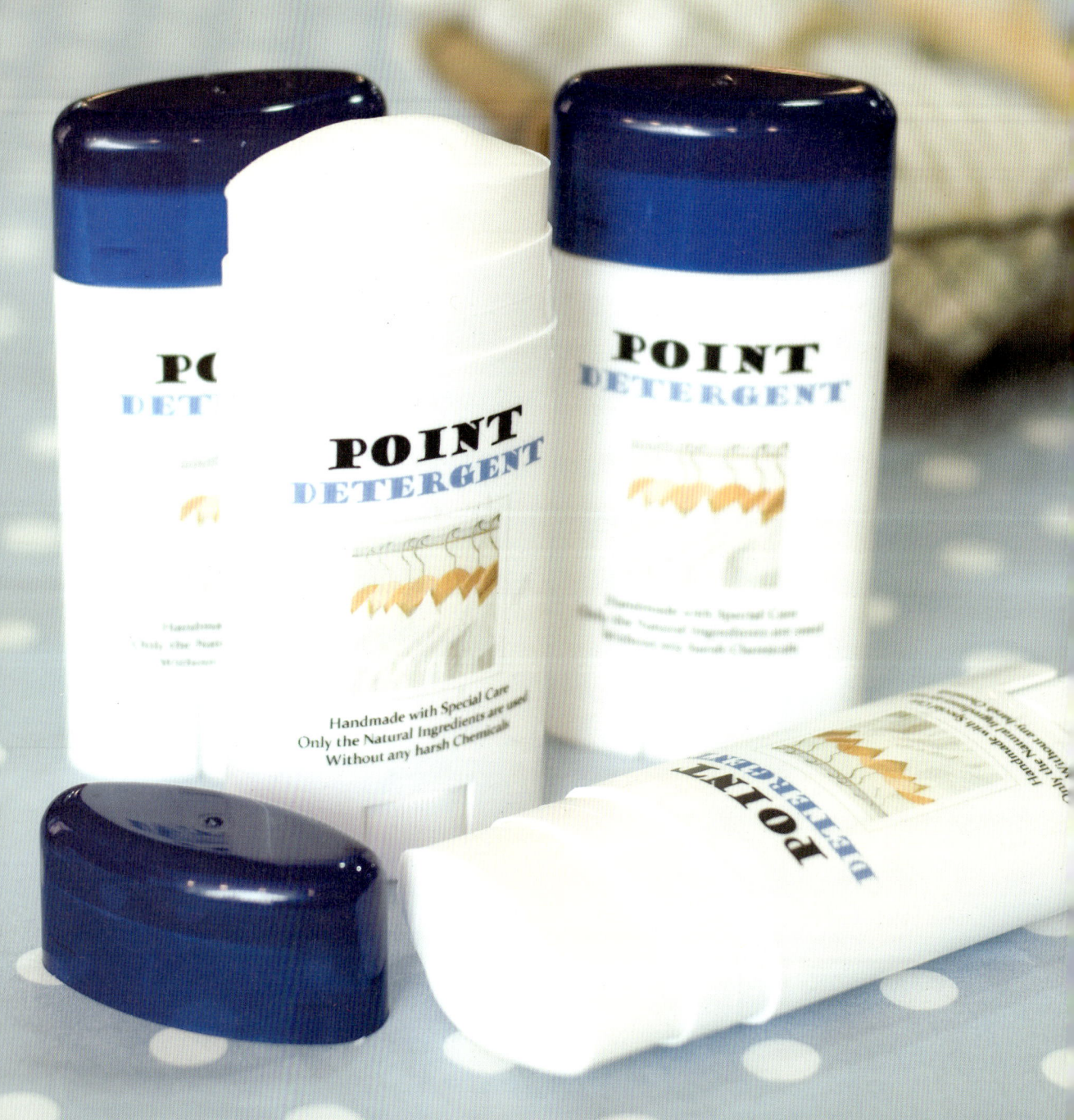

난이도 ★★☆☆
거품 ★★★★
보습력 ★☆☆☆

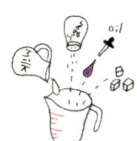

재료 _ 470g
오일류 _ 코코넛오일 150g, 라드 150g
가성소다 수용액 _
가성소다(0% 디스카운트) 49g,
정제수(워터 33%) 99g
첨가물 _ 과탄산나트륨 20g
에센셜오일 _ 레몬 8ml

KEY POINT

비누를 만든 후 용기 세척하는 법

MP 비누는 만든 후 물을 붓고 한두 시간 지나면
비누가 불어서 흐물흐물해져요. 그 상태에서
씻어주면 저절로 비누가 떨어져 나간답니다.
가성소다나 가성가리를 이용한 비누는 하루 정도
공기 중에 방치해두었다가 미지근한 물로 씻어내면
돼요. 방치하는 과정에서 비누화 반응이
더 진행되어 따로 세제를 쓰지 않아도 깨끗하게
잘 씻겨요. 바로 씻어낼 경우 오일이 남아 있어 깨끗이
세척이 되지 않고 미반응한 가성소다나 가성가리로
인해 자극이 있을 수 있으니, 식초나 구연산 녹인 물을
스프레이 용기에 담아 뿌려준 후 신문지나
키친타올로 닦아내고 다시 물로 헹궈주세요.

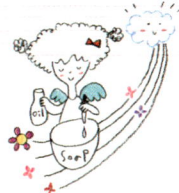

Point detergent how to make

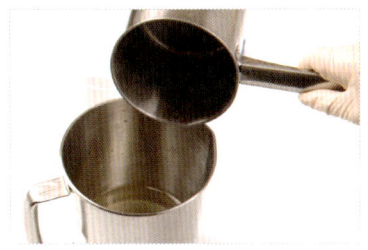

01 오일류를 40~50도로 가열하
고, 가성소다를 정제수에 녹여 온도
를 40~50도로 맞춘 후 오일류에 넣
어주어요.

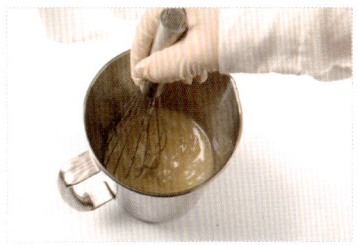

02 거품기로 골고루 섞어요.

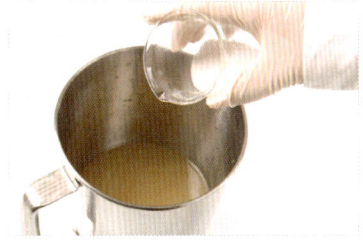

03 과탄산나트륨을 넣고 섞어요.

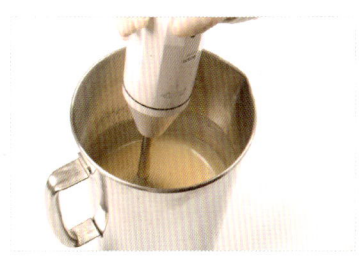

04 거품기와 블렌더를 사용해서 트
레이스를 내요.

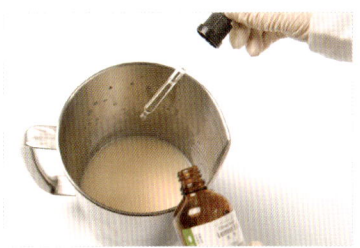

05 에센셜오일을 넣고 가볍게 섞어
주어요.

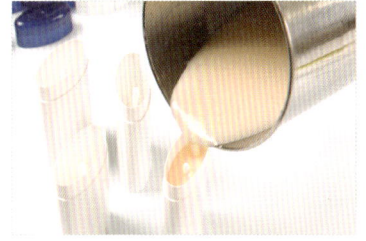

06 스틱형 용기에 담고 뚜껑을 열
어 상온에서 굳힌 후 뚜껑을 닫고
하루 정도 보온해요. 보온 후에는 다
시 뚜껑을 열어 4주 정도 숙성시켜
서 사용해요. **tip_** 보온 과정에서 반응이 활
발하게 일어나 위쪽으로 볼록하게 부풀어 오를
수 있어요. 정상적인 반응이니 놀라지 마세요.

섬유유연제

섬유유연제에 사용한 구연산은 알카리성인 세제를 중화시켜주고 균의 번식을
억제해주는 역할을 해요. 섬유의 부드러움을 유지하고 정전기 방지 효과도 뛰어나구요.
천연 재료로 만들어 피부에도 좋고 항균 효과도 우수해요.

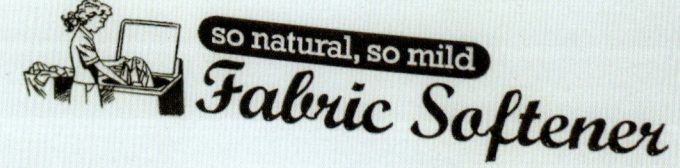

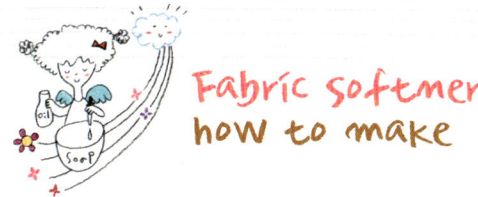

Fabric softner how to make

난이도 ★☆☆☆
거품 ★☆☆☆
보습력 ★☆☆☆

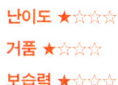

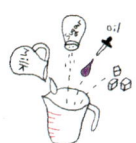

재료 _ 1kg
정제수(또는 정수기물) 950g,
구연산 100g,
폴리쿼터 3g,
솔루빌라이져 20g,
만다린 에센셜오일 10ml,
사과 프래그런스오일 20방울

KEY POINT

완성된 섬유유연제는 헹굼물의 양에 따라
50~100g 정도로 조절하여 사용하세요.
드럼세탁기의 경우에는 양을 반 정도 줄여 넣으면
돼요. 흔히 섬유유연제는 뚜껑에 부어서 사용하는데,
대부분의 제품은 뚜껑 한 컵이 50g이에요.
에센셜오일은 항균과 방부 작용을 하므로
섬유유연제 첨가물로 최적의 재료예요. 향긋한
향은 덤이구요. 기호에 따라 다른 에센셜오일을
첨가해도 괜찮아요. 향이 오래 남게 하려면
프래그런스오일을 살짝 넣어주세요. 베이비용으로
만들 때는 프래그런스오일을 빼는 것이 좋아요.

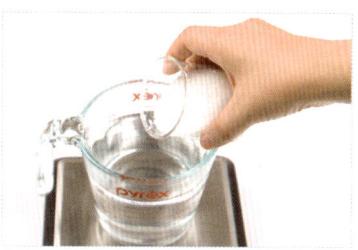

01 정제수를 50~60도 정도로 가열
후 구연산을 넣고 완전히 녹여요. 정
제수 대신 정수기물이나 생수를 써
도 괜찮아요.

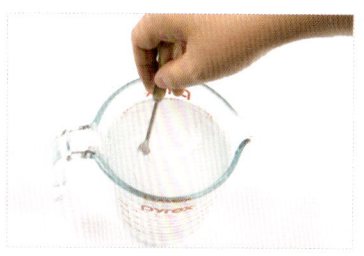

02 폴리쿼터를 넣고 녹여요. 폴리
쿼터의 작은 입자들이 녹으면 점점
투명해지면서 점도가 높아진답니다.
tip_ 폴리쿼터는 빨리 젓지 않으면 덩어리져서
잘 풀어지지 않아요. 첨가 후 빠르게 저으세요.

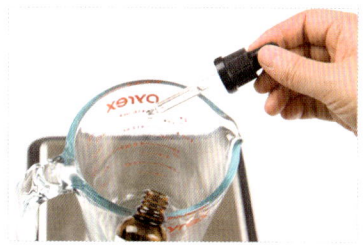

03 다른 용기를 준비해서 만다린
에센셜오일과 사과 프래그런스오일
을 넣어요.

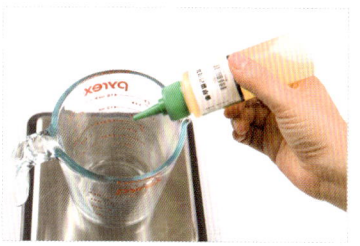

04 물과 에센셜오일이 분리되지 않
도록 유화제인 솔루빌라이져를 넣
고 섞어요.

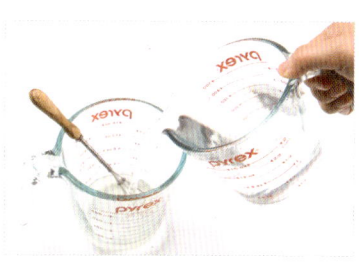

05 ②와 ④를 섞어 가볍게 저어주
면 완성이에요.

레몬 주방용 세제

합성계면활성제가 들어 있지 않고 식물성 오일로 만들어 안심할 수 있는 주방세제예요.
레몬 에센셜오일을 사용하여 항균 효과가 우수하고 음식물 냄새 제거에도 효과적이지요.
주방에서 마를 날 없는 주부의 소중한 손을 위해 한번 만들어보세요.

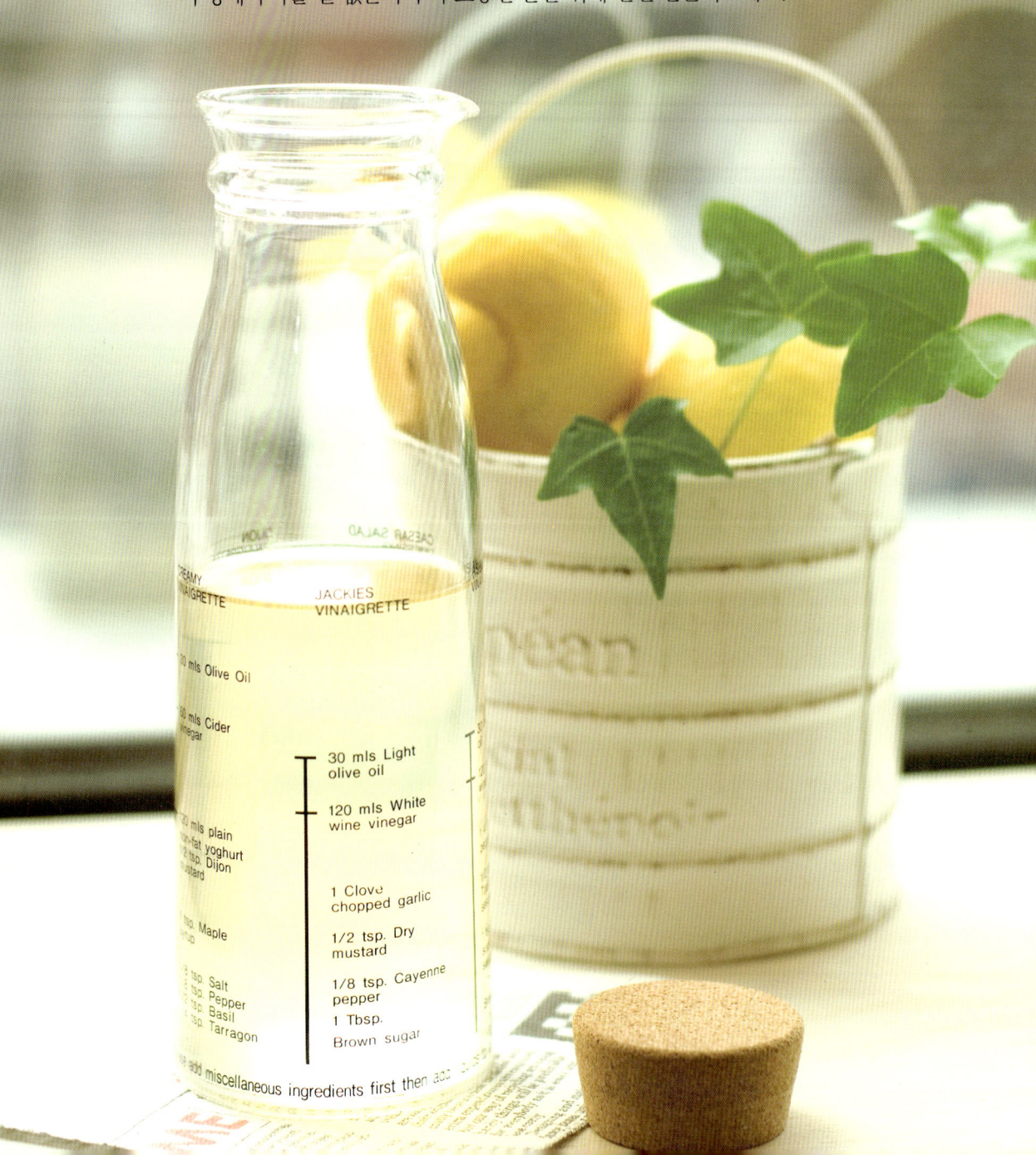

난이도 ★★★☆
거품 ★★★★
보습력 ★☆☆☆

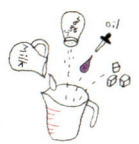

재료
페이스트 만들기 _ 850g
오일류 _ 코코넛오일 200g,
올리브오일 200g
가성가리 수용액 _
가성가리(10% 오버카운트) 99g,
정제수(오일량의 1/2) 200g
에탄올 _ 에탄올 90g,
추가용 에탄올 45g
물비누 만들기 _ 400g
페이스트 200g,
희석용 정제수 200g
에센셜오일 _ 레몬 3ml, 버가못 2ml

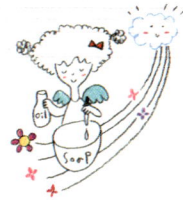

Lemon detergent how to make

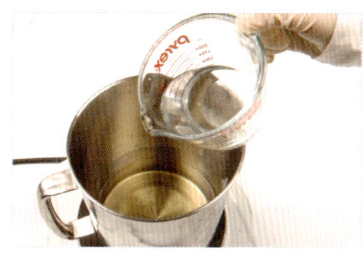

01 오일류를 70도 정도로 가열하고, 정제수에 가성가리를 녹여 70도 정도로 맞춘 후 오일류에 섞어요.

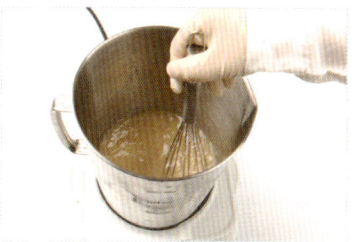

02 핫플레이트에 올려 가장 약한 불로 가열하면서 거품기와 블렌더를 번갈아 써서 트레이스를 내요.

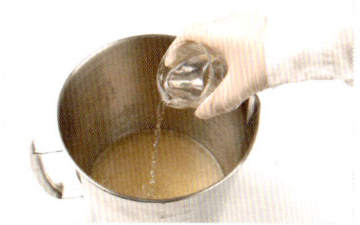

03 온도가 85도 정도 되면 핫플레이트에서 내린 후 에탄올 90g을 첨가해요.

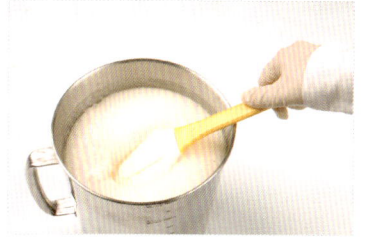

04 비누액이 끓어오르면 살짝 저어주고, 맥주처럼 흰색 거품이 생기면 주걱으로 꾹 눌러요. **tip_**비누액을 깊이 저으면 거품이 더 크게 일어나 넘칠 수 있으니 주의하세요.

plus recipe

간단 주방세제
물비누페이스트를 이용한 주방세제 만들기가 힘들다면 식물성 계면활성제를 이용해 간단하게 주방세제를 만들 수 있어요.

재료 _ 300g
정제수 200g, LES 50g, 코코베타인 25g, 중조 6g, 폴리쿼터 1g, 글리세린 5g, 레몬 에센셜오일 10방울

먼저 정제수를 50도 정도로 가열 후 폴리쿼터를 첨가해 녹인 다음 나머지 재료를 모두 넣고 섞으면 완성이랍니다.

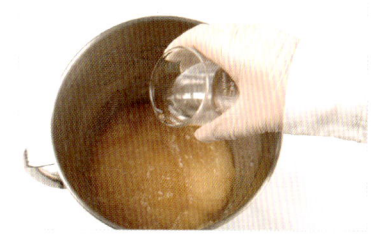

05 끓어오르는 반응이 어느 정도 가라앉은 후 추가용 에탄올 45g을 잘 섞어주면 페이스트 상태가 돼요. 완성된 페이스트는 지퍼백이나 밀폐용기에 옮겨 담아 하루 정도 보온해요.

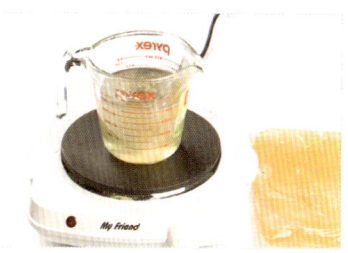

06 보온이 끝난 페이스트를 덜어내어 정제수에 녹여요. 페이스트가 완전히 녹으면 에센셜오일을 첨가해요. pH테스트 후 pH값이 7~9이면 용기에 담아 사용해요.

주방용 고체비누

원두커피 우린 물이 들어가 냄새 제거에 좋고 음식물 기름기 없애는 데도 좋은
고체형 주방비누예요. 개수대 근처에 두고 비누 위에 수세미를 얹어 설거지할 때 사용하세요.
보습력도 좋아 설거지 후에도 손이 거칠어지지 않아요.

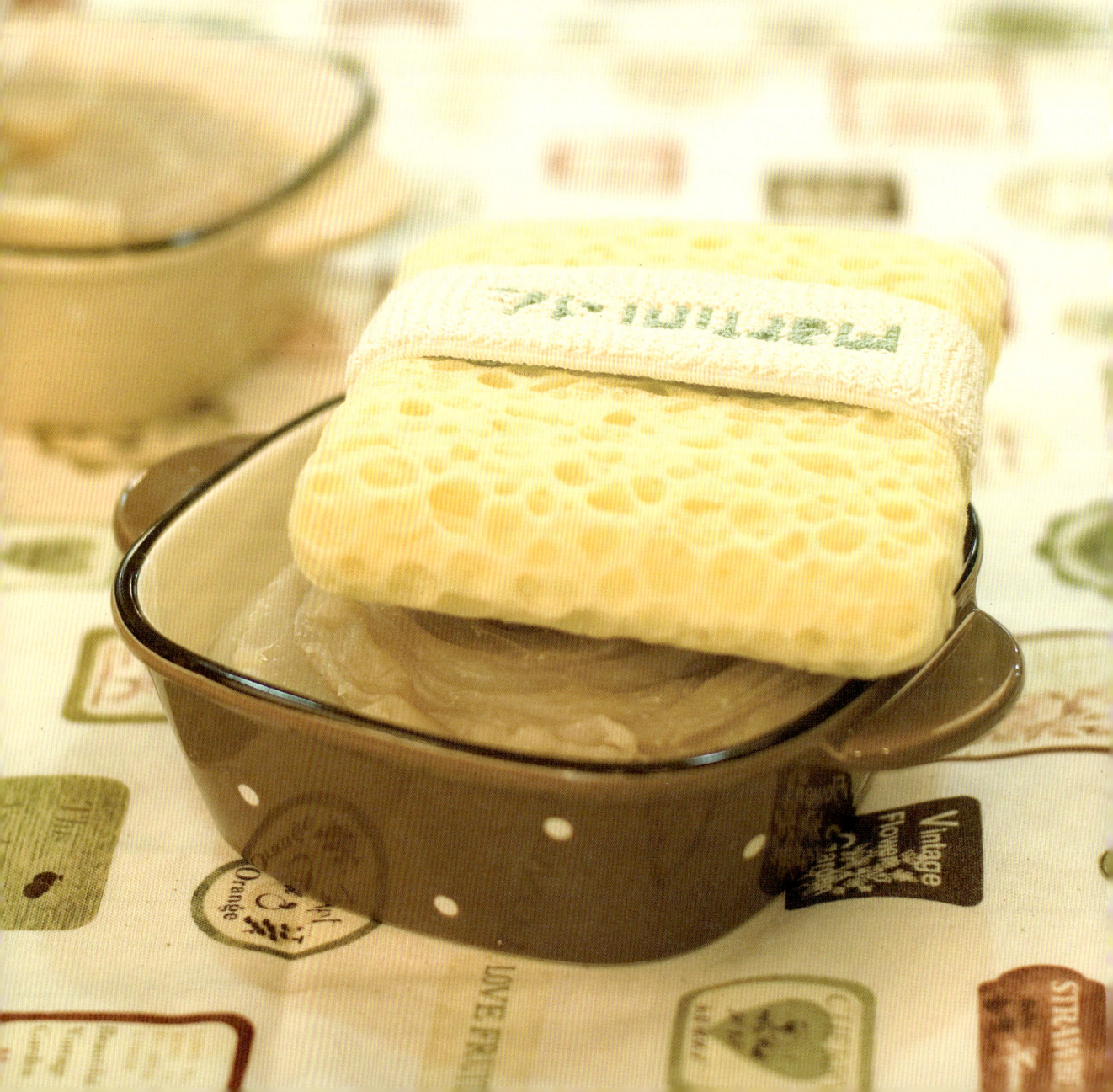

난이도 ★★☆☆
거품 ★★★★
보습력 ★☆☆☆

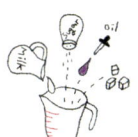

재료 _ 1kg
오일류 _ 코코넛오일 300g,
팜유 200g, 콩유 200g
가성소다 수용액 _
가성소다(0% 디스카운트) 112g,
원두커피 우린 물(워터 30%) 210g
에센셜오일 _ 메이창 8ml, 파인 2ml

KEY POINT
―――――

가성소다를 녹이는 물은 정제수, 증류수 등과
같이 순수한 상태의 물이 좋아요. 식염수는
정제수나 증류수와는 다르게 염도가 높고 중성이
아니기 때문에 적절하지 않아요. 수돗물도
염소의 함량이 높으니 사용하지 않는 것이 좋아요.
효과를 높이기 위해 허브를 우려낼 때에도
정제수나 증류수를 사용하면 비누의 품질을
높일 수 있답니다.

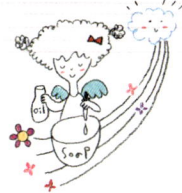

Kitchem solid soap how to make

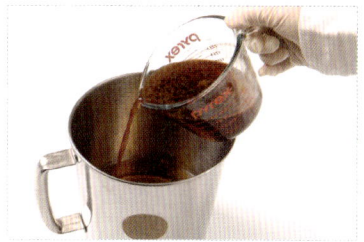

01 오일류를 40~50도로 가열하고, 가성소다를 원두커피 우린 물에 녹여 온도를 40~50도로 맞춘 후 오일류에 넣어요. **tip**_원두커피 우린 물 대신 EM발효액이나 녹차 우린 물, 진피 우린 물을 사용해도 효과적이에요.

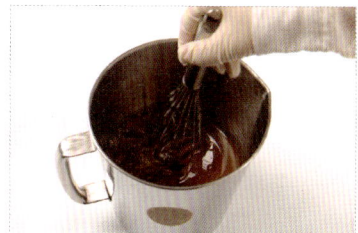

02 거품기와 블렌더를 번갈아 사용하면서 트레이스를 내요.

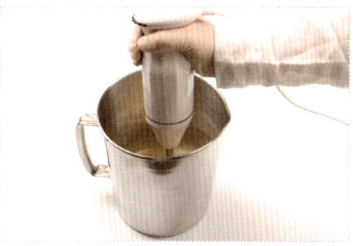

03 트레이스가 빠른 시간에 나기 때문에 블렌더는 짧은 시간만 사용해요.

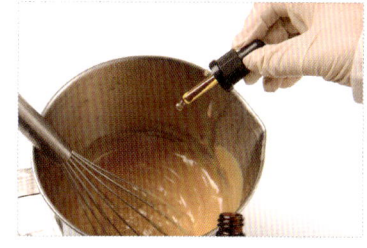

04 에센셜오일을 첨가한 후에 거품기로 가볍게 저어요.

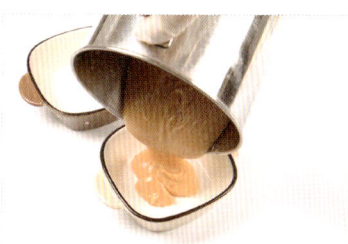

05 준비한 용기에 부어 그대로 굳혀요. 4~6주 숙성 후 pH값이 7~9 사이면 사용할 수 있어요.

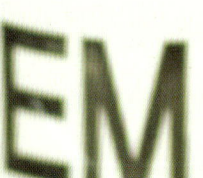

EM발효액

EM은 'Effective Micro-organisms'의 약자로 유용 미생물군이란 뜻이에요. EM을 구성하는 미생물로는
효모, 유산균, 누룩균, 광합성 세균, 방선균 등 80여 종이 있는데 인류가 오래 전부터
식품의 발효 등에 이용해왔던 것들이랍니다. 화장품이나 비누를 만들 때 사용해도 좋고 세제를 만들 때
첨가하면 세정력도 높여주고 환경도 지켜줘요. EM발효액 그대로 사용하셔도 요모조모 쓰임새가 많답니다.

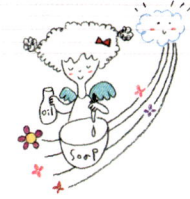

EM fermented broth how to make

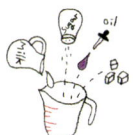

재료 _ 1.5ℓ
EM원액 15~20g,
흑설탕 15~20g,
쌀뜨물 1.5ℓ, 페트병

KEY POINT

EM원액의 보관 만약 악취가 난다면 잘못
만들어진 거예요. 완성된 발효액은 되도록
빠른 시일 내에 사용하는 것이 좋아요.
EM원액은 상온에서 6개월 정도 보관이 가능해요.
뚜껑을 단단히 닫아서 보관하셔야 해요.
뚜껑을 자주 열고 닫으면 보관기간이
짧아질 수 있어요. 상온 보관(15~40℃)이
원칙이에요. 냉장 보관 시에는 활성이 감소하여
효과가 떨어질 수 있거든요.

EM발효액의 활용
❶ 아토피 피부의 목욕 시 항산화 작용이 뛰어난
EM발효액을 목욕물에 1000배 정도 희석하여
사용하세요. 샴푸 후 린스 대용으로 10배 희석액을
사용할 수도 있어요.
❷ 설거지할 때 세제와 함께 그릇의 기름때가
잘 빠지고 수질 오염도 막을 수 있어요. 도마나 행주를
세척할 때에도 100~500배로 희석하여 사용하세요.
❸ 세탁할 때 헹굼물에 100~200ml 정도 첨가하면
세척력도 높이고 정전기 발생도 막을 수 있어요.
빨래를 널 때 가볍게 뿌려주어도 좋아요.
❹ 음식물 쓰레기에 음식물 쓰레기에 뿌려주면
냄새도 없어지고 거름으로도 사용할 수 있어요.
여름철에 하수구에 부으면 냄새가 제거돼요.
❺ 카페트나 침구류에 스프레이 용기에 담아
페브리즈처럼 뿌리거나 청소할 때 사용하세요.
❻ 그 밖의 용도 걸레 헹굴 때 10~100배, 가구를
닦을 때 100배, 화초나 옷장에 뿌릴 때 500~1000배
희석해서 사용하세요.

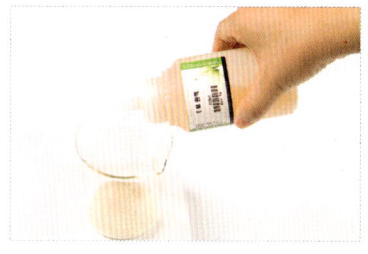

01 흑설탕, EM원액을 비커에 넣어
요. EM원액을 조금 더 넣어도 되고
흑설탕 대신 백설탕, 올리고당, 당
밀, 시럽을 사용해도 돼요. **tip_**향이나
질을 높이기 위해 녹차나 인삼, 허브류를, 병충해
방지를 위해 술이나 식초, 마늘 등을 조금 넣어도
돼요.

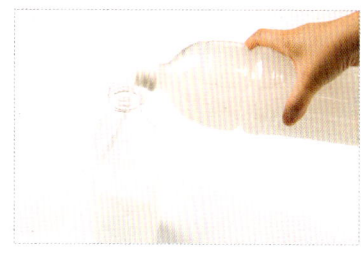

02 신선한 쌀뜨물을 세척된 페트병
에 담아요. **tip_**수돗물 대신 염소가 저하된
정수기물로 쌀을 씻으면 발효가 더 잘 돼요.

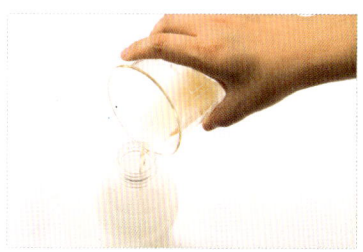

03 흑설탕과 EM원액을 섞은 것도
페트병에 넣은 후 뚜껑을 닫고 흔들
어 잘 섞어요. **tip_** 페트병을 완전히 밀봉
하고 직사광선을 피해 따뜻한(20~40℃) 곳에
서 보관하세요. 여름에는 일주일, 겨울에는 10
일 정도가 적당해요. 중간에 1~2회 정도 뚜껑을
열어 발효로 인해 발생한 가스를 빼주어야 해요.
7~10일 보관 후 개봉했을 때, 시큼하고 향긋한
막걸리와 비슷한 냄새가 나면 완성된 것입니다.

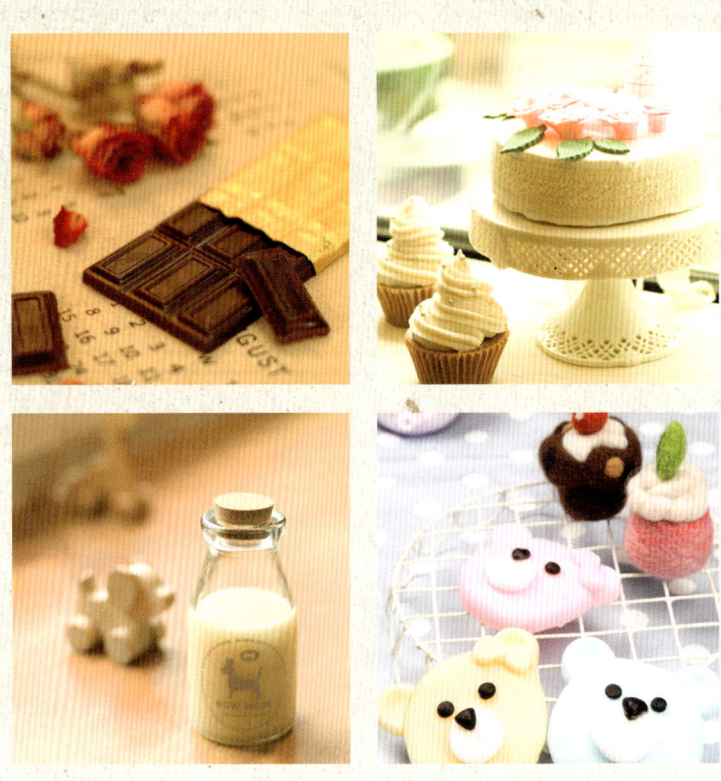

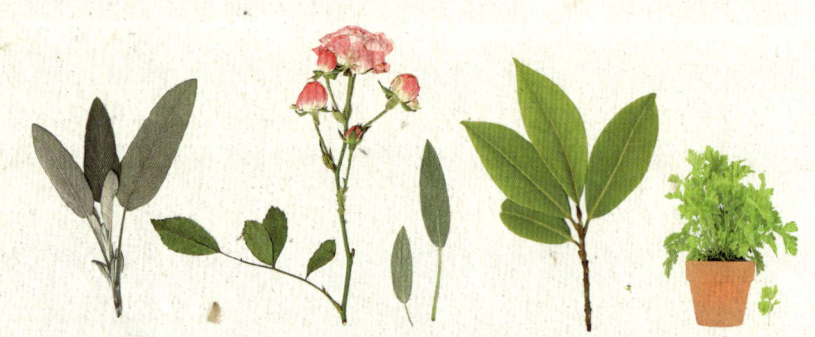

GIFT SOAP

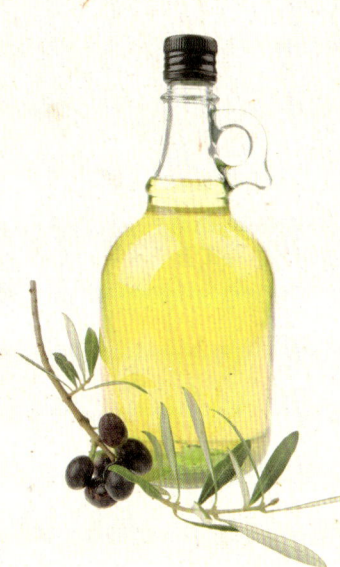

세상에 단 하나뿐인
선물하기 좋은 천연비누

발렌타인데이, 크리스마스, 돌잔치, 결혼식 또는 생일에도 정성껏 만든 천연비누는 훌륭한 선물이
될 수 있어요. 이 파트에서는 선물용 비누들과 반려견을 위한 천연비누 그리고 비누를 재미있게
만들 수 있는 몇 가지 방법들을 소개해뒀어요. 내가 가진 귀여운 소품을 이용해서 직접 실리콘 몰
드를 제작하는 것도 즐거운 작업이 될 거예요.

발렌타인 비누

발렌타인데이에 먹는 초콜렛 대신 피부까지 생각한 초코렛 비누로 사랑을 전해보세요.
사용할 때마다 달콤한 초코향과 함께 선물한 이의 마음을
느낄 수 있겠지요. 비누 포장지에 '절대 먹지 마세요!'라는 주의 문구를 꼭 쓰세요.

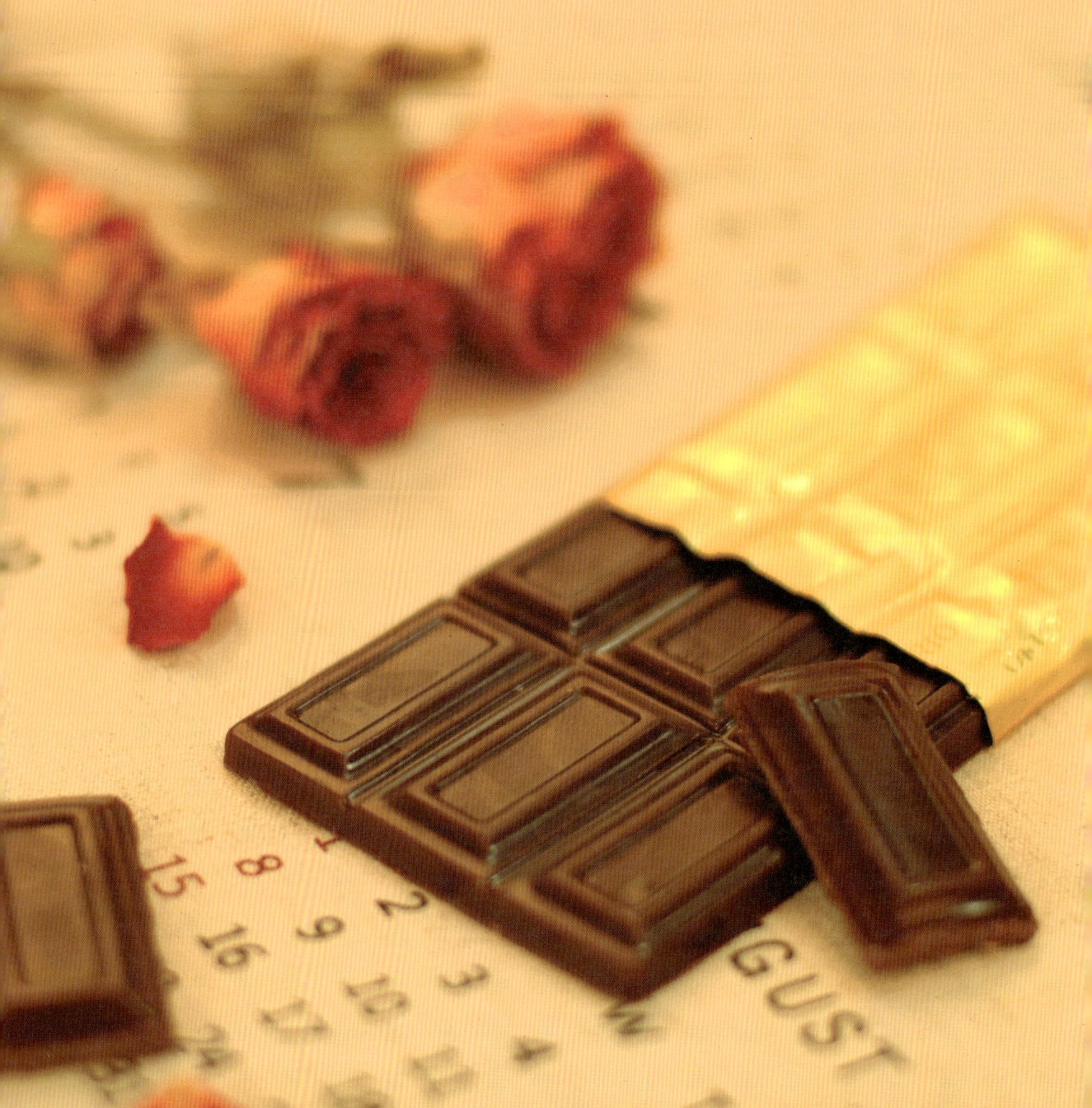

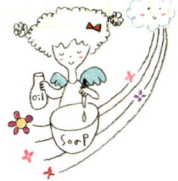

Valemtime soap how to make

난이도 ★☆☆☆
거품 ★★☆☆
보습력 ★★★☆

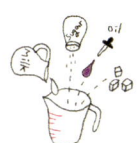

재료 _ 200g

투명 비누베이스 200g,
코코아 분말 5g, 꿀 1g,
글리세린 3g,
초코플레이버오일 10방울
(취향에 따라 조절 가능)

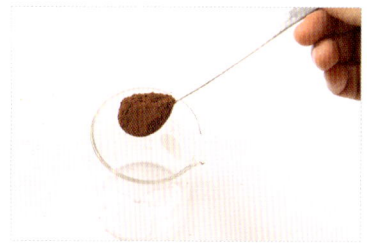

01 코코아 분말을 꿀과 글리세린에 섞어놓아요.

02 투명 비누베이스를 적당한 크기로 잘라요.

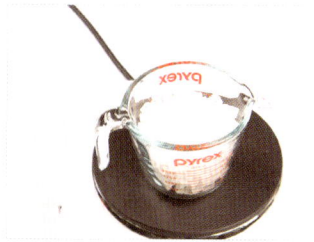

03 핫플레이트에 올려 중간불로 천천히 가열해서 녹여요.

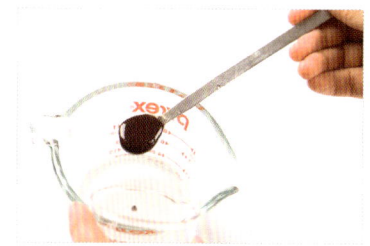

04 비누베이스가 완전히 녹으면 꿀과 글리세린에 섞어 놓은 코코아 분말을 넣어요.

plus recipe

퍼플 비누

향기가 강한 비누는 방향제로 사용할 수 있어요. 단, 에센셜오일의 함량이 높아 세안용으로 사용하면 피부에 자극이 될 수 있으니 주의하세요.

재료 _ 100g
비누베이스 85g, 싸이클로메치콘 3g,
일본입욕제 2g, 레몬그라스 6ml, 사이
프러스 3ml, 제라늄 1ml

비누베이스를 녹인 후 나머지 첨가물을 넣고 몰드나 유리용기에 담아 굳혀주세요. 향이 약해지면 다시 비누베이스를 녹여 에센셜오일을 첨가하면 돼요.

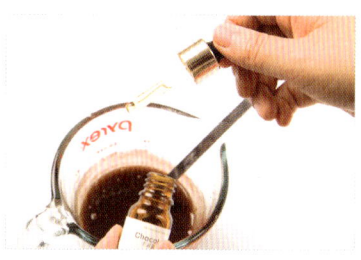

05 초코플레이버오일을 넣고 골고루 섞어요.

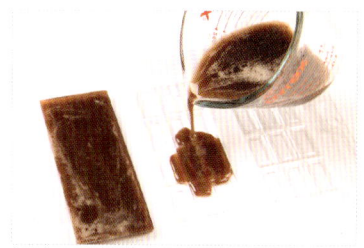

06 몰드에 부어 굳혀요. 굳으면 몰드에서 꺼내어 랩에 싸주는 것이 좋아요.

크리스마스 비누

초록색과 빨간색이 잘 어우러진 비누에 'Merry Christmas'라고 새겨
사랑하는 사람들에게 보내보세요. 세상에 하나뿐인 멋진 크리스마스카드가 될 거예요.
향기로운 비누가 크리스마스를 더 행복하게 해줄 것 같아요.

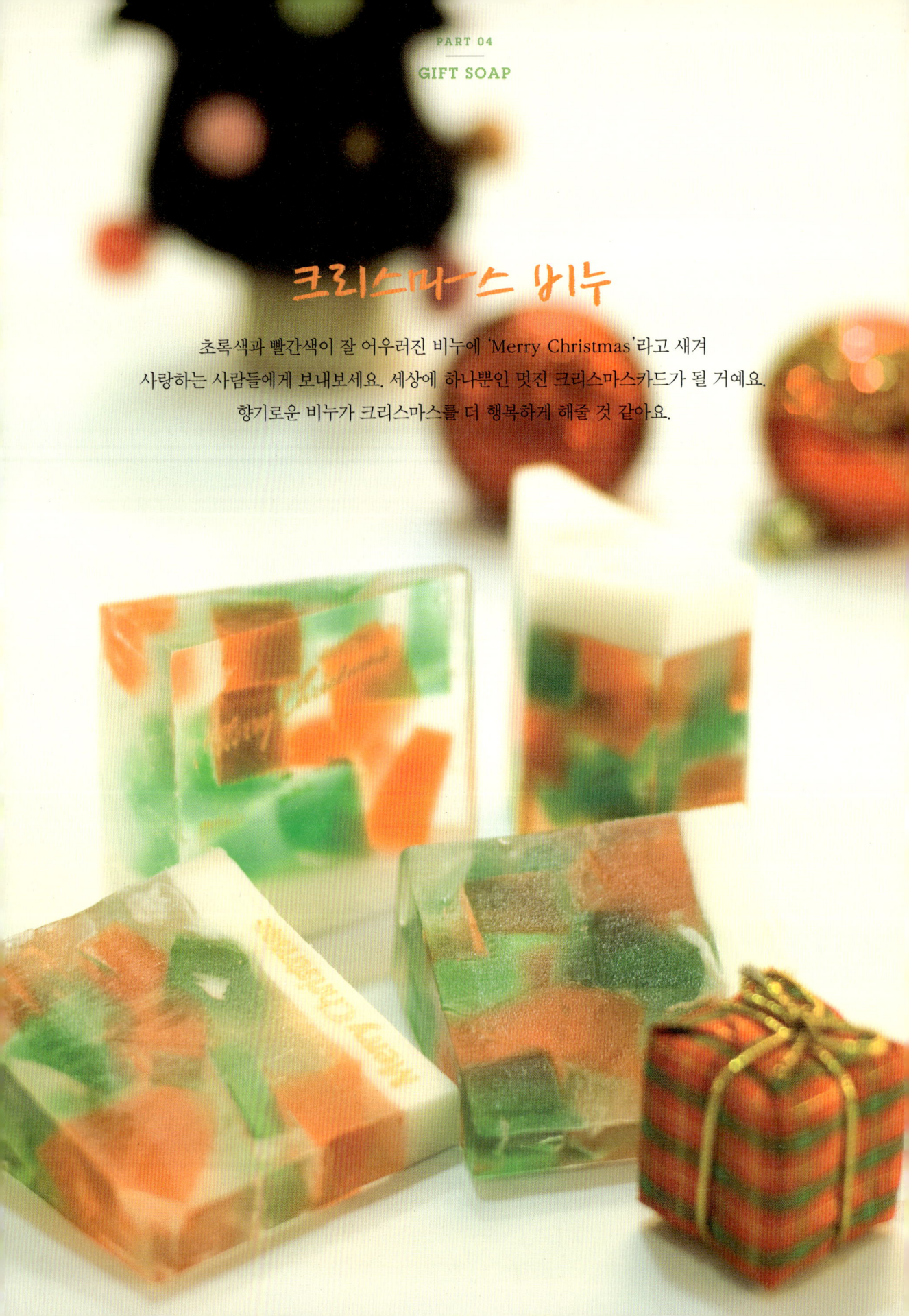

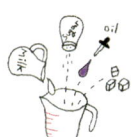

재료 _ 600g

화이트 비누베이스 100g,
투명 비누베이스 500g,
일본입욕제 장미 2g,
일본입욕제 솔 2g, 글리세린 5g,
에버레스팅 에센셜오일 20방울,
에탄올 소량

KEY POINT

④에서 투명 비누베이스액의 온도에 따라
다른 분위기를 연출할 수 있어요.
온도가 높으면 먼저 넣어둔 조각 비누의
일부가 녹아서 부드러운 모양이 되고 온도가
낮으면 속비누가 녹지 않고 그대로 남아
선명하게 보인답니다.

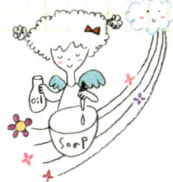

Christmas soap
how to make

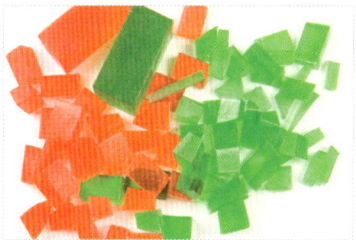

01 투명 비누베이스를 150g 정도
녹인 후, 반씩 나누어 담아요. 각각
일본입욕제 장미와 솔을 넣어 굳혀
요. 다 굳으면 작은 조각들로 잘라둡
니다.

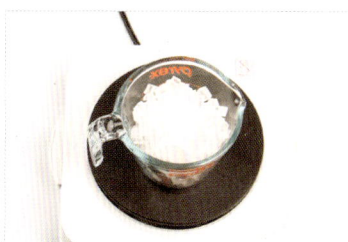

02 남은 투명 비누베이스도 잘라서
천천히 녹인 뒤 에버레스팅 에센셜
오일을 넣어요. **tip_** 돌 전의 아기용 비누
에는 에버레스팅 대신 라벤더나 만다린 에센셜오
일을 넣어요.

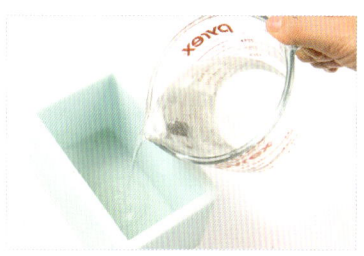

03 녹인 비누베이스액을 몰드에 조
금씩 부어 반쯤 채워요.

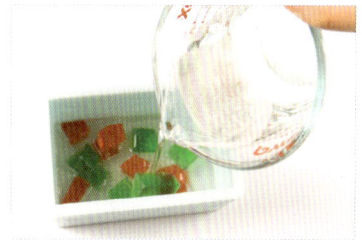

04 일본입욕제가 든 초록색과 빨간
색 비누 조각을 넣고 투명 비누베이
스액을 마저 부어요.

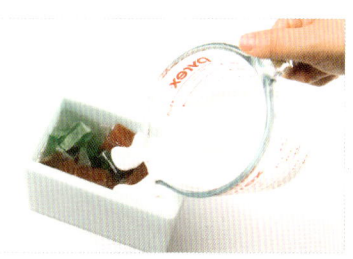

05 투명 비누베이스액이 굳으면 에
탄올을 뿌린 후 화이트 비누베이스
액을 부어 굳혀서 원하는 모양으로
잘라요.

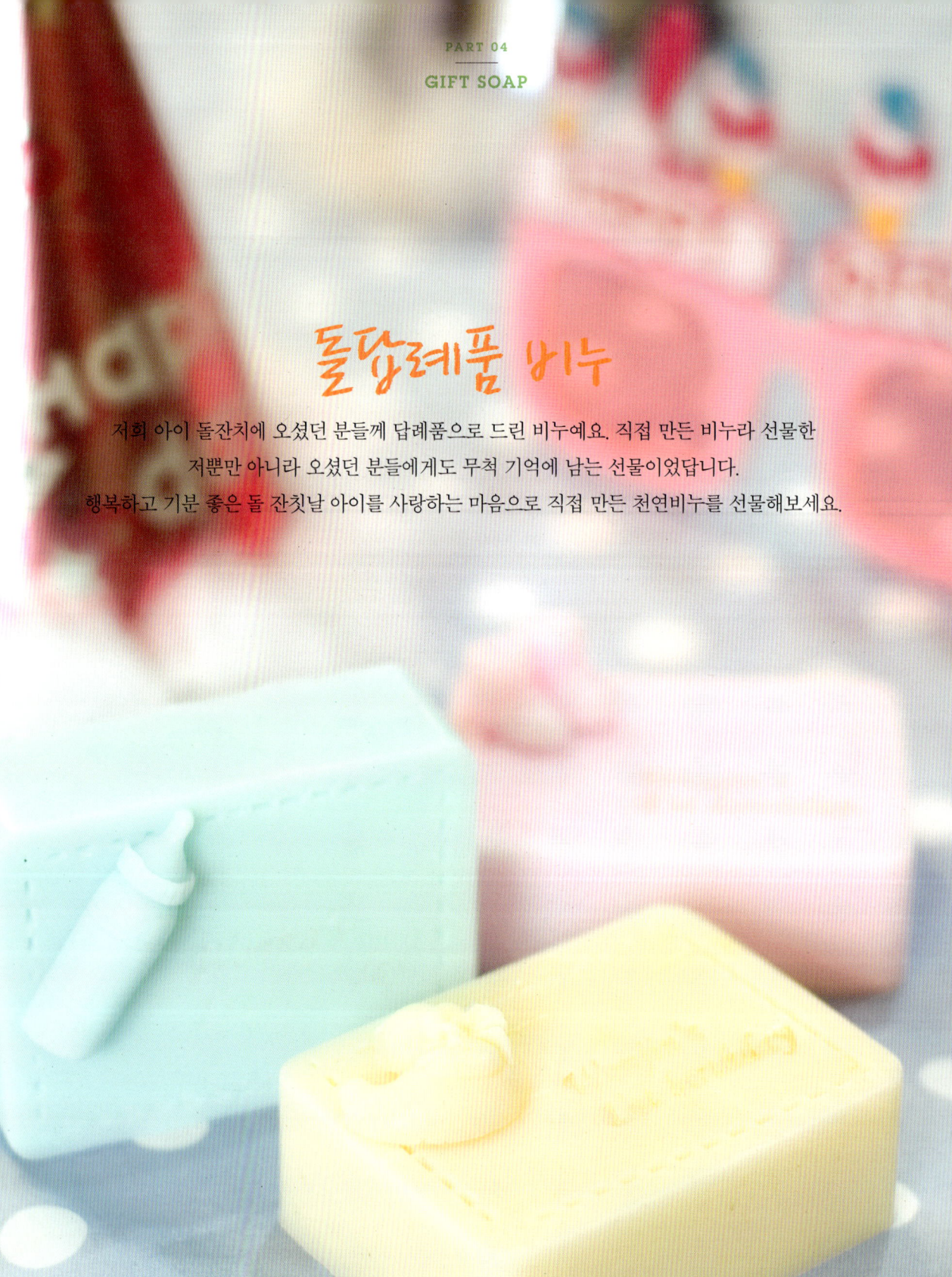

돌답례품 비누

저희 아이 돌잔치에 오셨던 분들께 답례품으로 드린 비누예요. 직접 만든 비누라 선물한
저뿐만 아니라 오셨던 분들에게도 무척 기억에 남는 선물이었답니다.
행복하고 기분 좋은 돌 잔칫날 아이를 사랑하는 마음으로 직접 만든 천연비누를 선물해보세요.

난이도 ★☆☆☆
거품 ★★☆☆
보습력 ★★☆☆

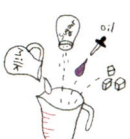

재료 _ 100g

화이트 비누베이스 100g,
일본입욕제 1g, 글리세린 2g,
라벤더 에센셜오일 10방울,
데코글루 소량

KEY POINT

데코글루는 양초공예에 사용하는
무독성의 접착제에요. 데코글루 대신 녹인
비누베이스액을 사용해도 돼요.

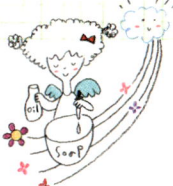

First birthday soap
how to make

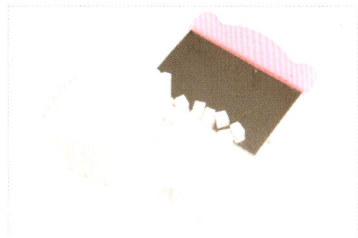

01 화이트 비누베이스를 깍둑썰기
해요.

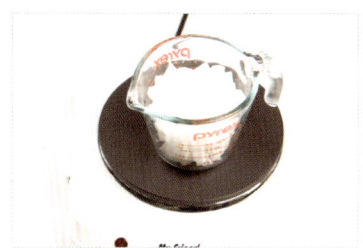

02 핫플레이트에서 천천히 녹여요.

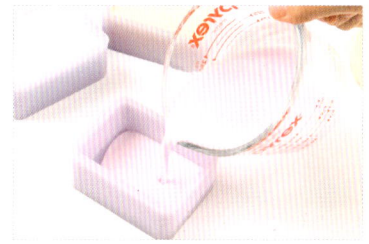

03 일본입욕제와 글리세린, 에센셜
오일을 넣고 몰드에 부어요.

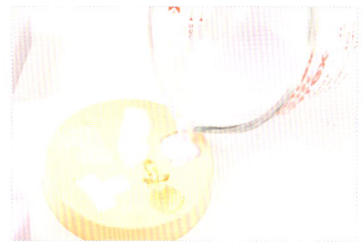

04 작은 데코용 몰드에도 비누베이
스액을 부어 굳혀요.

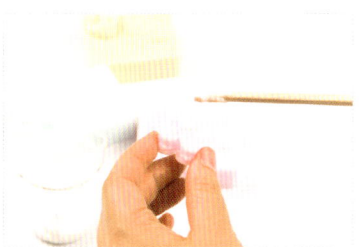

05 비누베이스액이 굳으면 몰드에
서 꺼내고, 따로 굳힌 데코용 비누
뒷면에 데코글루를 발라요.

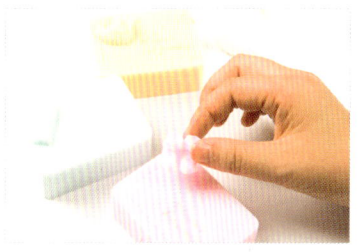

06 뾰족한 도구를 이용해 비누 가
장자리에 네모난 점선 테두리를 그
린 후 데코용 비누를 붙여요. 비누
도장에 비누용 펄을 묻힌 후 원하는
위치에 찍어주면 더 예뻐요.

웨딩 축하 비누

아름다운 신부를 축하하는 마음으로 만든 웨딩 축하용 비누예요.
우아한 드레스의 레이스 모양으로 비누를 장식했어요.
로맨틱한 신혼 첫날밤에 가장 잘 어울리는 일랑일랑 에센셜오일을 첨가했답니다.

난이도 ★★★★
거품 ★★★☆
보습력 ★★★☆

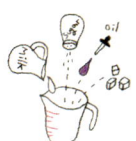

재료 _ 1kg
오일류 _ 코코넛오일 200g,
팜유 200g, 올리브오일 300g
가성소다 수용액 _
가성소다(5% 디스카운트) 101g,
정제수(워터 33%) 231g
에센셜오일 _ 일랑일랑 8ml

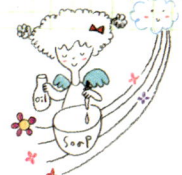

Wedding soap
how to make

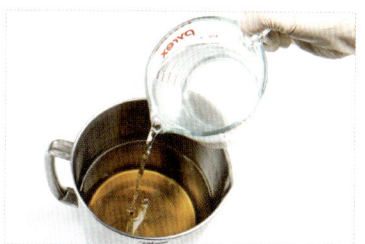

01 오일류를 40~50도로 가열하고, 가성소다를 정제수에 녹여 40~50도로 식힌 후 오일류에 부어요.

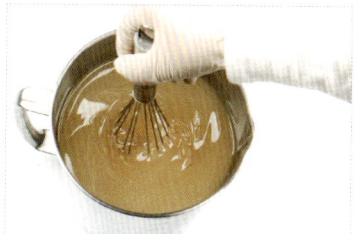

02 거품기로 가볍게 섞고 에센셜오일을 첨가해요. **tip_**이 과정에서는 트레이스가 많이 진행되면 안 되니 블렌더는 사용하지 마세요.

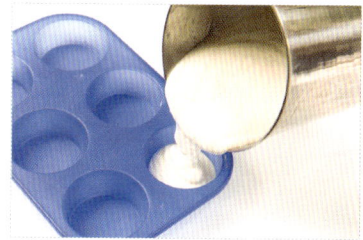

03 받침대 역할을 하는 원형 비누를 만들기 위해 비누액의 2/3를 덜어내어 트레이스를 낸 후 원형 몰드에 부어 굳혀요.

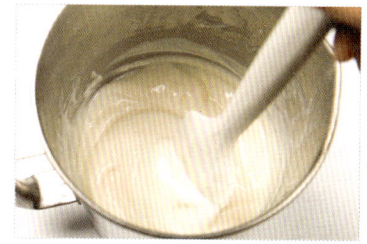

04 남은 1/3의 비누액은 묽은 트레이스를 낸 후 S자형 짤팁을 꽂은 짤주머니에 담아요. **tip_**트레이스가 많이 나거나 온도가 낮아지면 짤주머니에서 비누액이 짜지지 않는답니다. 이 과정에서는 서두르세요.

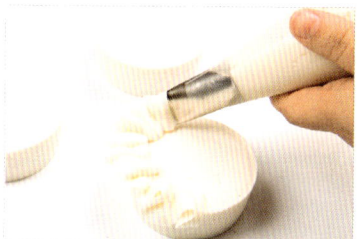

05 미리 준비한 원형 비누의 테두리를 따라 원형을 그려가면서 비누액을 짜주어요.

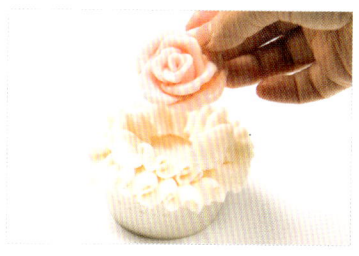

06 비누 한가운데에 장미 비누(p.84 코엔자임Q10 비누 참고) 등의 원하는 장식을 하면 돼요. 스티로폼 박스에 하루 정도 보온 후 꺼내서 4~6주간 숙성시켜주세요.

생일케이크 비누

케이크 비누에 촛불을 켜고 축하하면 좀 더 특별한 생일파티가 될 것 같아요.
케이크시트를 만들고 장미 모양 비누로 장식했어요.
장미 비누로는 꽃다발을 만들 수도, 다른 비누 장식용으로 사용할 수도 있어요.

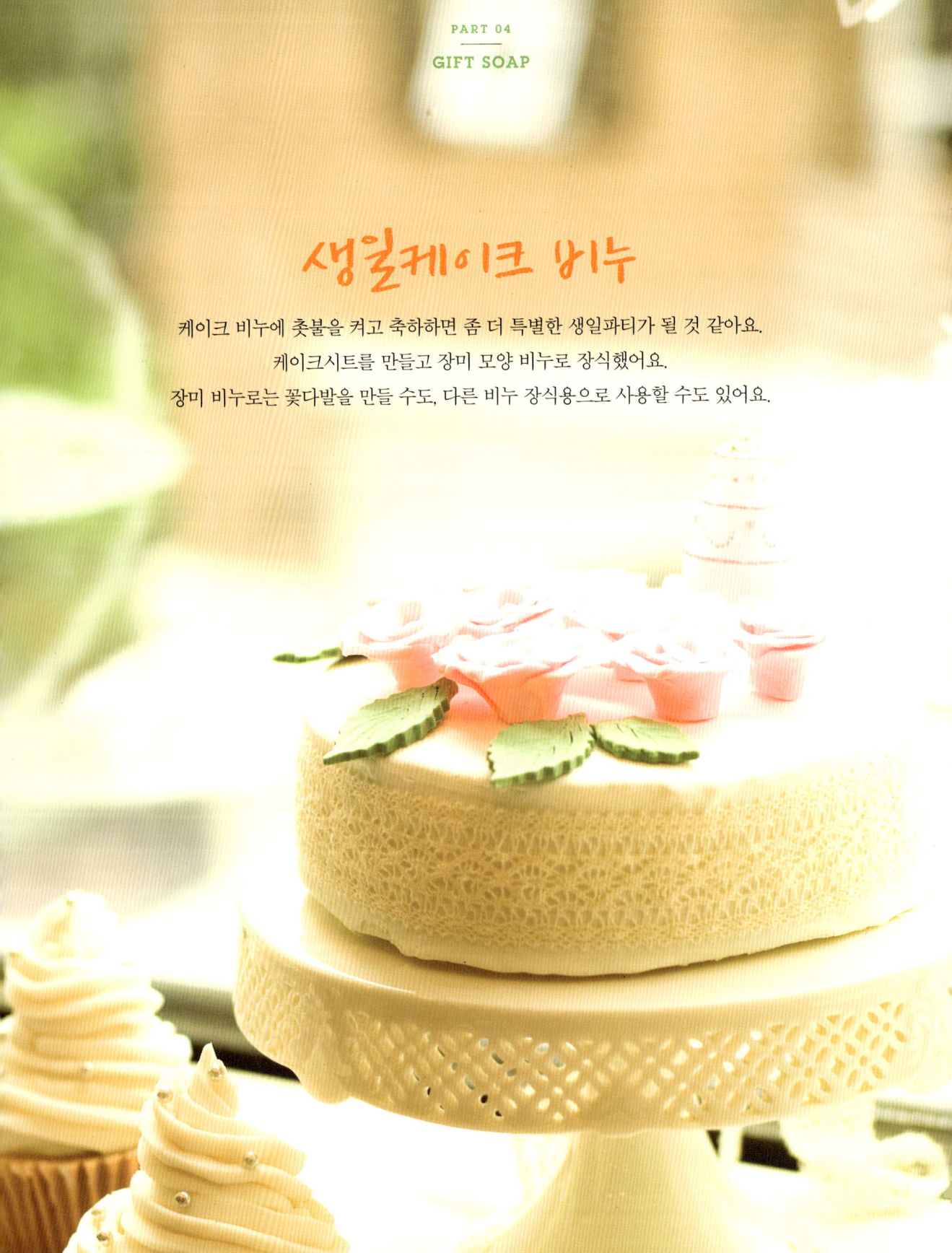

CP

난이도 ★★★★
거품 ★★★☆
보습력 ★★★☆

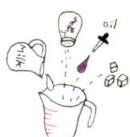

재료 _ 1kg

오일류 _ 코코넛오일 200g,
팜오일 200g, 시어버터 100g,
올리브오일 100g, 포도씨오일 50g
가성소다 수용액 _
가성소다(5% 디스카운트) 93g,
정제수(워터 33%) 214g
첨가물 _ 티타늄디옥사이드(분말) 1g,
일본입욕제(라벤더) 소량
에센셜오일 _ 로즈제라늄 5ml

KEY POINT

'장식용 꽃 만들기'에서 CP 비누 대신 솝파우더로
반죽을 만들 수 있어요. 솝파우더 200g에 정제수
100g을 여러 번 나누어 반죽해주세요.
처음에는 가루가 날리니 지퍼백에 넣고 주물러
반죽하시면 됩니다. 어느 정도 점도가 났을 때 색깔을
내기 위한 일본입욕제를 소량 넣고 에센셜오일을
20방울 첨가하면 반죽이 완성됩니다.

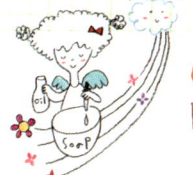

Cake soap how to make

CAKE 케이크 만들기

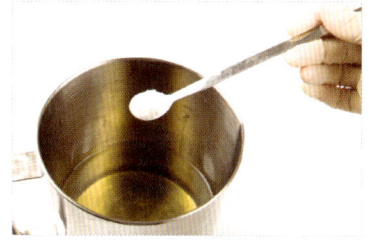

01 오일류에 티타늄디옥사이드를
넣은 후 40~50도로 가열해요.

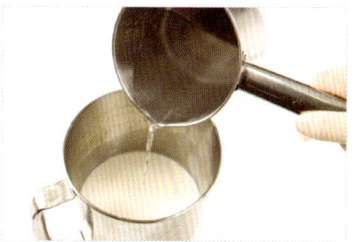

02 가성소다를 정제수에 녹인 후
40~50도로 식혀서 오일류에 부어요.

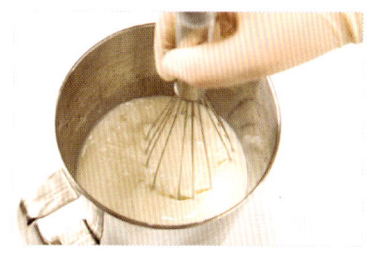

03 거품기와 블렌더로 트레이스를
내요.

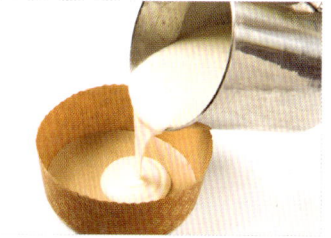

04 크림스프 정도의 점도가 나면
에센셜오일을 넣은 후 비누액을 조
금 남겨두고 나머지는 큰 원형 몰드
에 부어요. **tip_**동그란 밀폐용기에 유산지
나 비닐을 깔고 부어도 돼요.

FLOWER 꽃 만들기

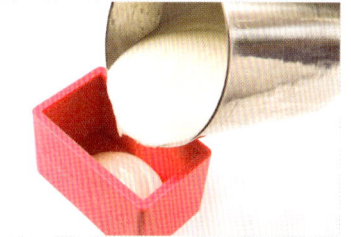

01 남겨둔 소량의 비누액을 사각
몰드에 부어서 하루 동안 보온한 후
몰드에서 꺼내요.

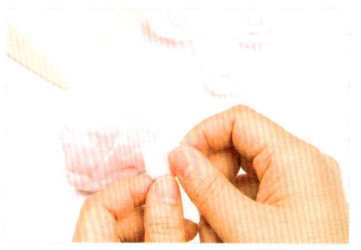

02 적당한 크기로 떼어내어 일본입
욕제(라벤더)를 소량 첨가한 후 손
으로 조물조물 만져줘요. **tip_**숙성이
덜 끝난 비누이기 때문에 장갑을 끼고 작업하는
게 좋아요.

203
Hand Made Natural Soap

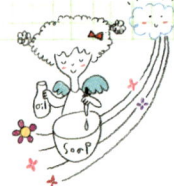

Cake Soap
how to make

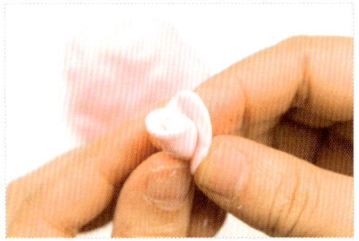

03 조금씩 떼어내어 납작하게 만든 후 살짝 말아 꽃잎을 접어요.

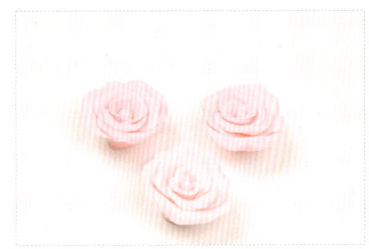

04 장미꽃잎을 바깥쪽에서 한 겹씩 서로 겹치도록 포개가면서 붙여 장미 비누를 완성해요.

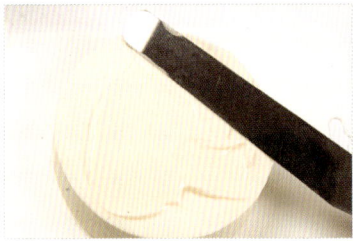

05 미리 만들어 둔 원형 비누 윗면에 비누액을 발라요. 장미 비누를 고정할 접착제 역할을 한답니다. **tip_**화이트 비누베이스를 녹여 붓거나 CP 비누를 트레이스 내어 발라주시면 돼요.

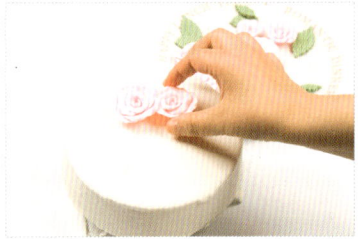

06 장미 비누와 초를 얹고, 리본 등의 장식품으로 마무리해요.

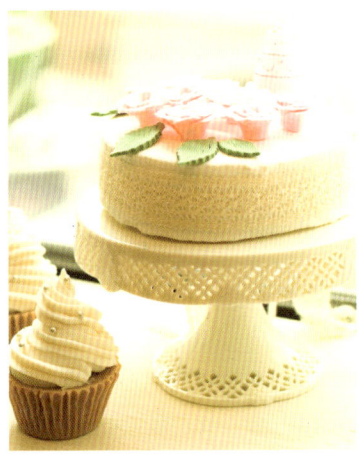

슬로우쿠커 비누

보통 4~6주 정도 숙성시켜야 하는 CP 비누와 달리 슬로우쿠커에
구워서 만드는 비누는 숙성기간이 짧다는 장점이 있어요.
또한 적은 양의 에센셜오일을 첨가해도 향을 강하게 느낄 수 있어요.

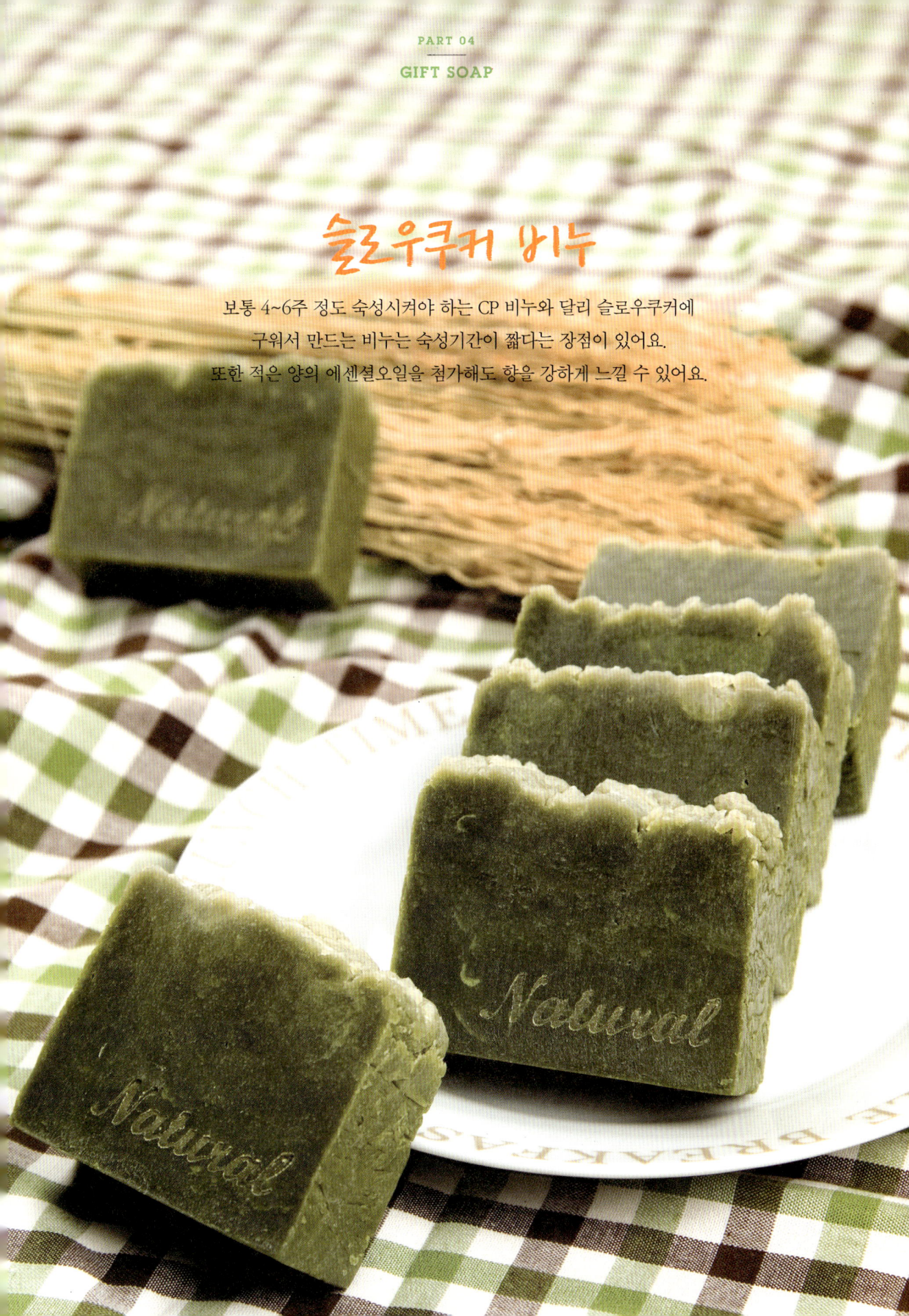

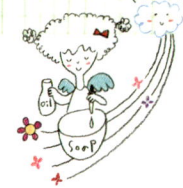

Slow cooker soap
how to make

난이도 ★★★☆
거품 ★★★☆
보습력 ★★★☆

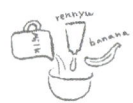

재료 _ 1kg
오일류 _ 코코넛오일 200g,
팜유 200g, 미강유 100g,
피마자유 50g, 시어버터 100g,
윗점오일 50g, 콩유 50g
가성소다 수용액 _
가성소다(5% 디스카운트) 106g
정제수(워터 35%) 262g
첨가물 _ 클로렐라 분말 15g
에센셜오일 _ 라벤더 5ml, 스윗오렌지 5ml

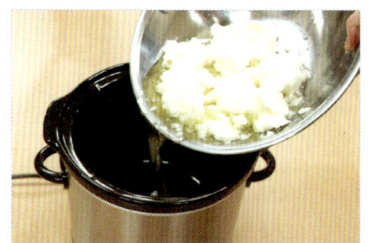

01 오일류를 슬로우쿠커에 넣고 가열해주어요. **tip_**슬로우쿠커는 중간 온도로 맞춰요.

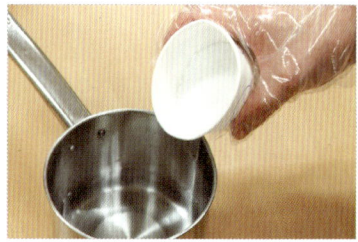

02 오일류가 가열되는 동안 가성소다를 정제수에 조금씩 넣으면서 녹여요. **tip_**정제수의 양을 오일류의 35~40% 정도로, 일반 CP 비누보다 조금 더 많이 사용하는 것이 좋아요. 만드는 과정에서 높은 열로 인해 증발되는 수분의 양이 많답니다.

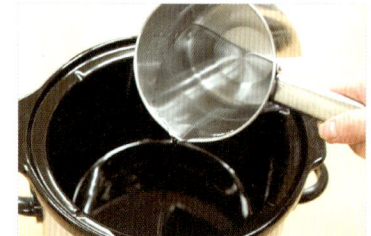

03 오일류가 모두 녹으면 투명해진 가성소다액을 섞어요. **tip_**나중에 구울 거니까 반응 온도는 별로 중요하지 않아요.

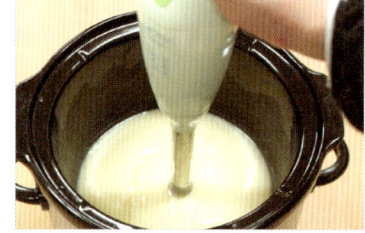

04 주걱과 블렌더를 번갈아 이용해서 트레이스를 진행시켜요. 어느 정도 진행이 되면 첨가물로 준비한 분말 재료를 넣고 잘 섞어요. **tip_**분말은 나중에 9번 과정에 넣으셔도 돼요.

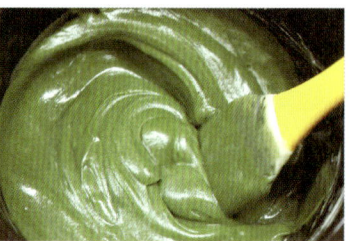

05 슬로우쿠커를 이용해서 비누를 구울 때는 일반 CP 비누보다 트레이스를 조금 더 진행시키는 것이 좋아요. 사진에서 보이는 정도로요.

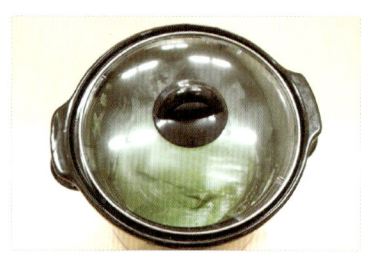

06 슬로우쿠커의 뚜껑을 닫고 중간 온도로 가열해요.

KEY POINT

오븐을 이용해 만들기

❶ 코코넛오일,팜유,버터류 등을 먼저 계량해 핫플레이트에 가열해요. 핫플레이트 대신에 전자레인지에 녹이셔도 돼요. 이때는 오일이 끓어 넘치지 않도록 30초 간격으로 끊어서 가열해요.

❷ 다 녹으면 액상오일들을 계량해 섞어요.

❸ 가성소다를 계량 후 정제수에 조금씩 넣으면서 녹여요.

❹ 오일에 투명해진 가성소다액을 부은 후 트레이스를 내요.(나중에 높은 온도에서 굽기 때문에 비누화 반응 온도는 별로 중요하지 않아요)

❺ 트레이스가 나면 미리 예열한 오븐에 넣고 구워요. 예열 온도는 70~80도 정도면 적당해요.

❻ 10분에 한 번 정도 비누 상태를 체크하고 섞어요.

❼ 30~40분 정도 지나 젤화가 일어나면 오븐에서 꺼내요.

❽ 에센셜오일을 첨가해 고루 섞어요.

❾ 준비한 몰드에 부어 굳혀요.

❿ pH테스트를 해서 7~9 사이면 바로 사용이 가능해요. 1~2주 숙성한 후에 사용하면 더 부드럽답니다.

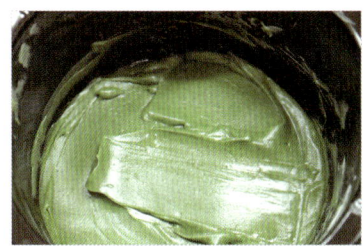

07 10분에 한 번씩 뚜껑을 열고 골고루 구워지도록 잘 섞어요. **tip_**급격한 비누화 반응으로 갑자기 부풀어오르는 경우도 있는데, 주걱으로 섞어주면 금방 가라앉는답니다. 표면에 보이는 물기는 글리세린이에요.

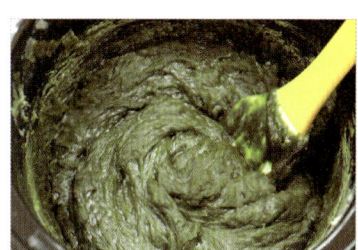

08 40~50분 구운 후에 슬로우쿠커의 전원을 끄고 잠시 식혀요.

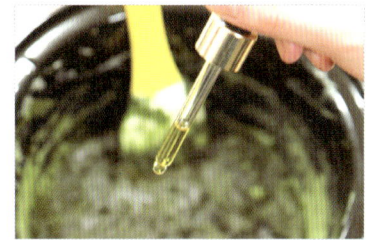

09 마지막으로 에센셜오일을 첨가하고 잘 섞어요.

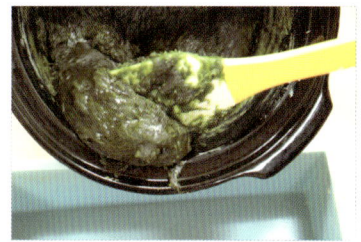

10 실리콘 몰드에 부은 후 실온에서 굳혀요. 높은 온도에서 반응을 시켰기 때문에 보온하지 않고 그대로 굳히셔도 된답니다. **tip_**몰드에 굳히지 않고 원하는 모양을 손으로 만드셔도 돼요.

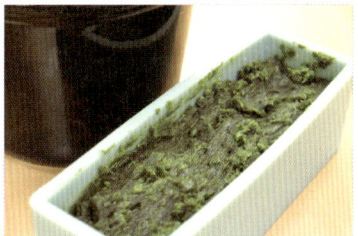

11 비누가 단단히 굳었으면 pH테스트 후 바로 사용하셔도 돼요. 1~2주 숙성한 후에 사용하면 더 부드러워져요.

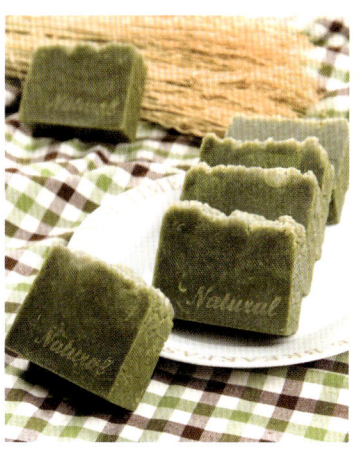

반려견 샴푸

소중한 반려견을 위한 전용 샴푸를 만들어 보세요. 도기버블 샴푸는
보습력이 있는 오일들을 써서 털이 뭉치는 것을 막고 윤기있게 해주며 에센셜오일을
첨가해 악취를 제거하고 해충을 퇴치하여 피부병을 예방하는 역할을 한답니다.

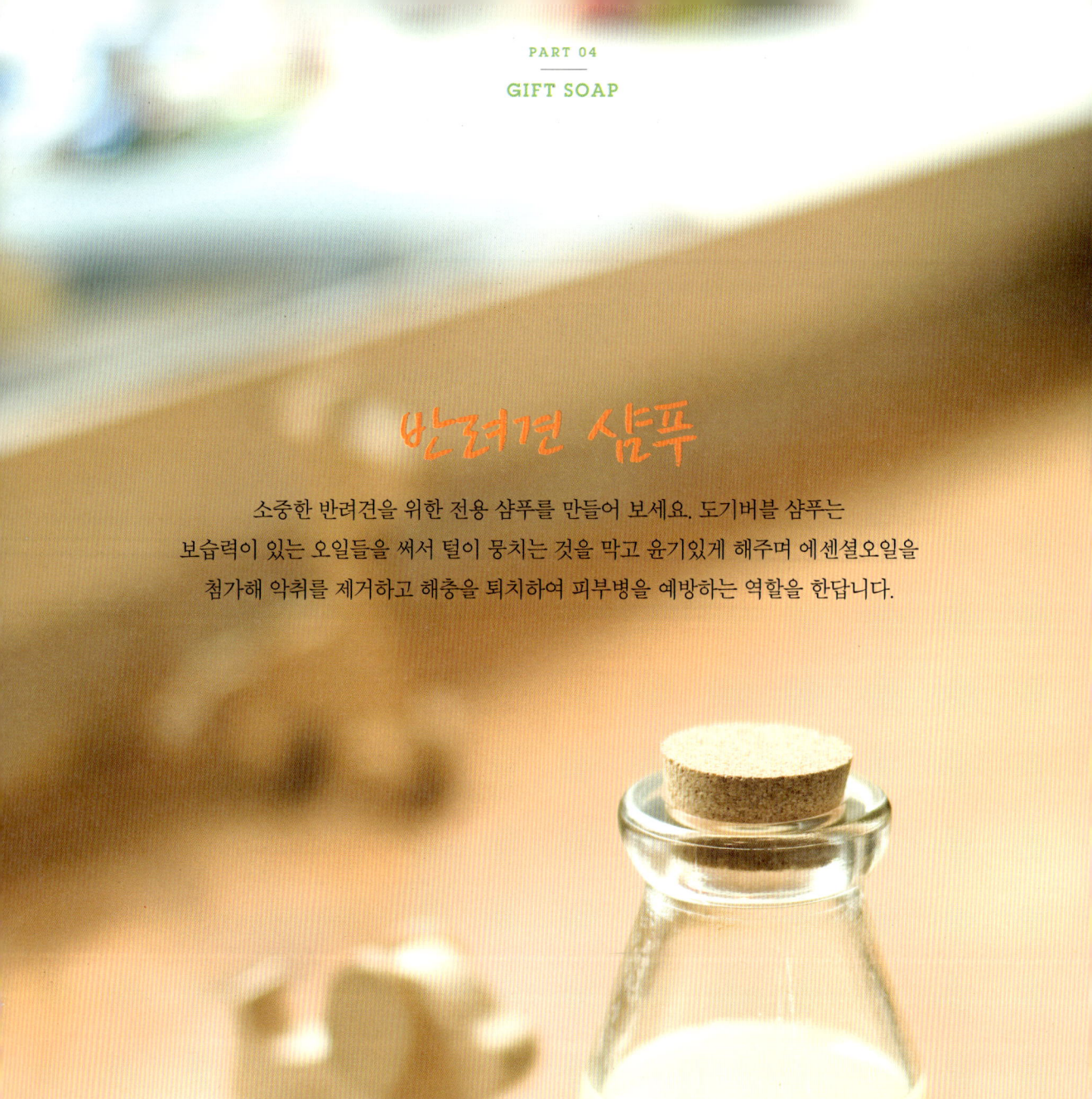

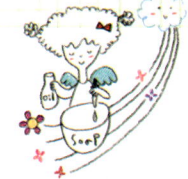

Dog shampoo how to make

난이도 ★★★☆
거품 ★★★☆
보습력 ★☆☆☆

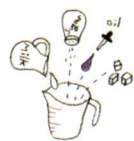

재료

페이스트 만들기 _ 1kg
오일류 _ 코코넛오일 300g,
올리브오일 120g, 라놀린 80g
가성가리 수용액 _
가성가리(5% 오버카운트) 116g,
정제수(가성가리량과 동일) 116g
설탕 용액 _ 설탕(오일량의 9%) 45g,
설탕 희석용 정제수(설탕량의 6배) 270g
물비누 만들기 _ 200g
페이스트 100g, 희석용 정제수 80g
첨가물 _ 글리세린 10g, 내추럴베타인 3g,
판테놀 2g, 실크아미노산 3g
에센셜오일 _ 페퍼민트 6방울, 티트리 2방울

plus recipe

반려견용 스프레이
다음의 재료를 넣고 섞으면 반려견용
스프레이를 만들 수 있어요.

재료 _ 100ml
무수에탄올 또는 식물성 에탄올 60ml,
정제수 20ml, 글리세린 20ml, 에센셜
오일 블렌딩(원하는 용도에 따라)

01 악취 제거와 공기 정화
레몬 5방울, 라벤더 2방울, 유칼립투스
2방울(동물의 몸이나 집 주위에 뿌림)
02 해충이나 진드기 퇴치
유칼립투스 5방울, 티트리 2방울, 시트
로넬라 1방울(눈 주위를 피해 동물의
몸 부위에 뿌림)
03 흥분 상태이거나 과잉행동 진정
라벤더 6방울, 스윗오렌지 4방울(눈 주
위를 피해 동물의 몸 부위에 뿌림)

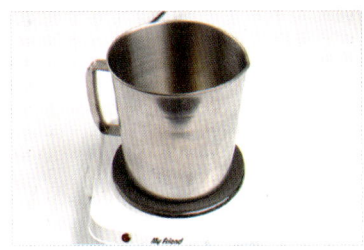

01 오일류를 용기에 넣고 70~80도
로 가열해요.

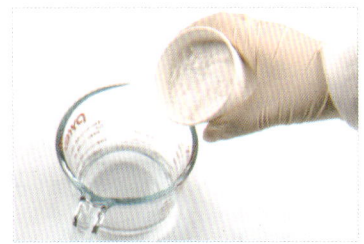

02 정제수에 가성가리를 녹여 70~
80도로 맞춰요.

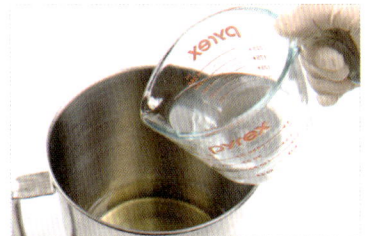

03 오일류에 가성가리 수용액을 섞
어요.

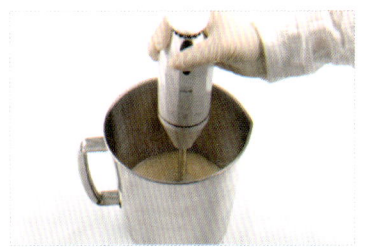

04 거품기와 블렌더를 번갈아 사용
하여 과트레이스를 내요.

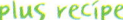

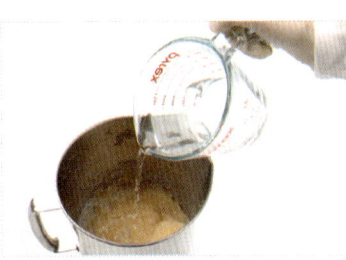

05 정제수에 설탕을 넣고 70~80도
로 가열한 후 과트레이스가 난 비누
액에 부어요. 페이스트 상태가 되면
지퍼백에 담아 2주간 숙성해요.

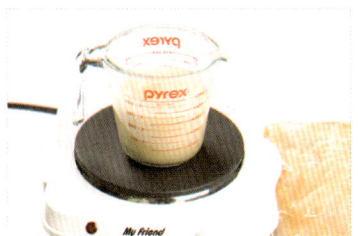

06 희석할 때는 페이스트를 계량하
여 정제수를 넣고 약한 불로 가열해
요. 완전히 희석되면 첨가물과 에센
셜오일을 넣고 섞어요. **tip_**반려견의
피부는 인간의 피부와 달리 중성에 가까운 약알
칼리성이므로 pH 7~8 정도 샴푸를 사용하는 게
좋아요.

데쿠파쥬 비누

데쿠파쥬(Decoupage)는 오려낸 종이 조각을 붙이는 그림 기법으로
'오려내기'라는 불어에서 유래된 말이에요. 그림 솜씨가 없더라도
예쁜 그림이 들어간 비누를 만들 수 있어요. 선물용이나 장식용으로 좋아요.

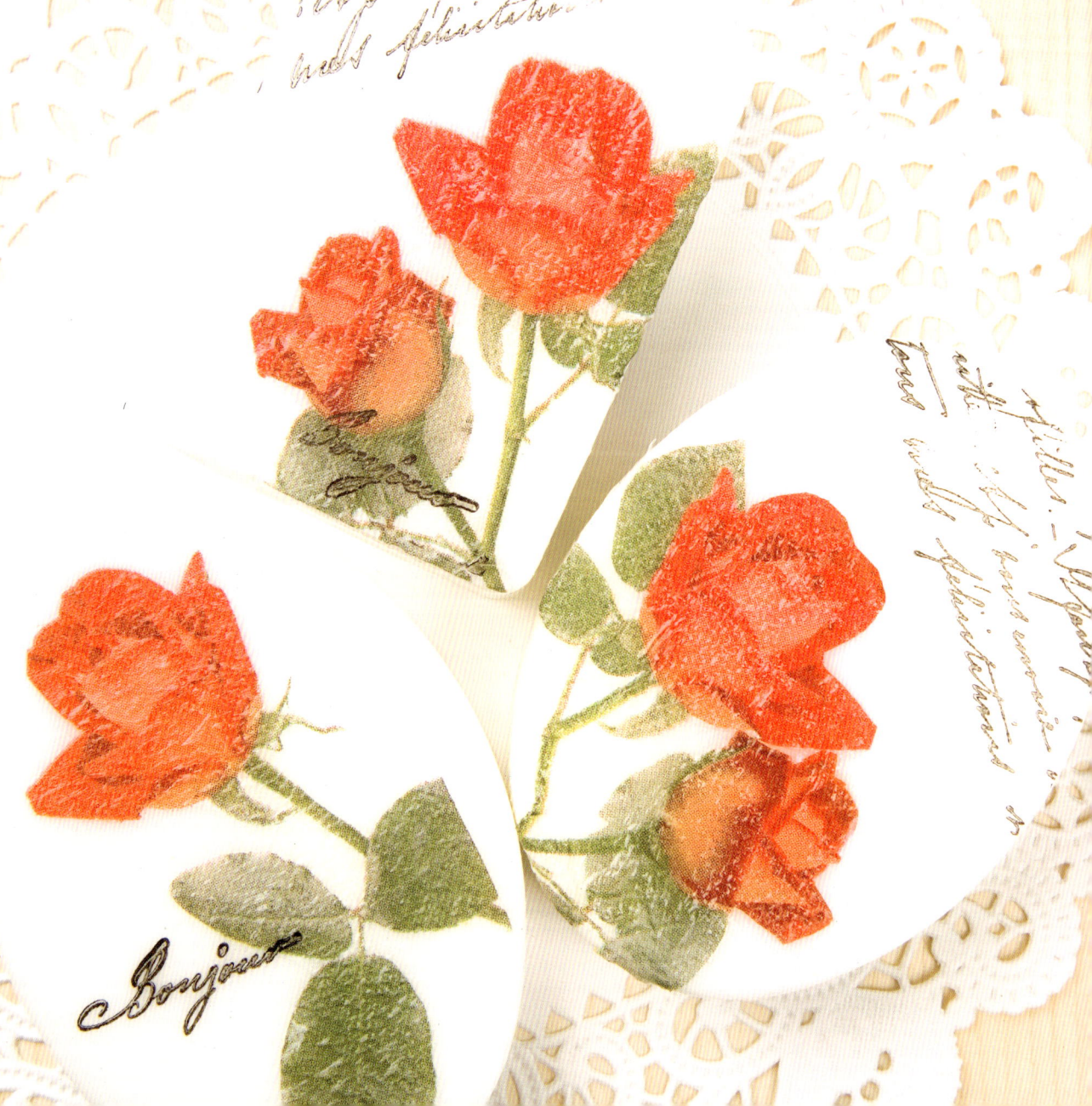

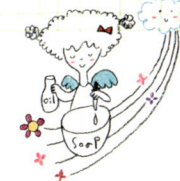

Decoupage soap how to make

난이도 ★★☆☆
거품 ★★☆☆
보습력 ★☆☆☆

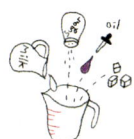

재료

화이트 비누베이스 100g,
로즈제라늄 10방울, 냅킨,
데코글루 소량, 바니쉬 소량

KEY POINT

냅킨을 붙인 쪽은 방수 처리가 되어
있어서 나머지 부분을 다 사용할 때까지
그림이 그대로 유지된답니다.

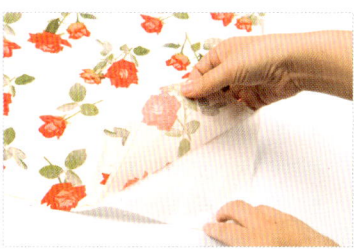

01 화이트 비누베이스로 미리 비누
를 만든 후, 그림이 프린트된 냅킨의
앞면을 준비해요. tip_일반적으로 냅킨
은 세 겹으로 되어 있는데 그중 가장 앞면을 사용
하세요.

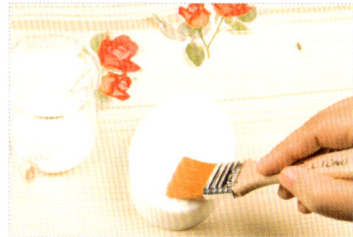

02 비누 크기에 맞는 그림을 선택
하여 오려두고, 비누 표면에 데코글
루를 발라요. tip_데코글루는 인체에 무해
한 접착제로 방수 기능이 있어요.

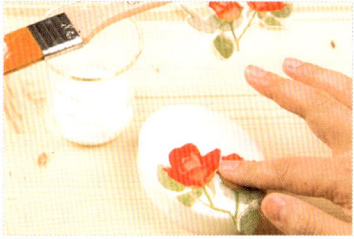

03 데코글루를 바른 비누 표면에
오려둔 냅킨을 붙여요.

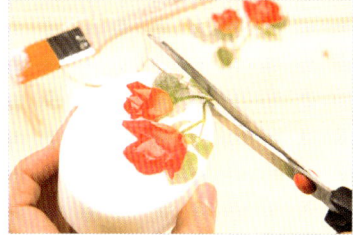

04 냅킨의 남는 부분은 가위로 정
리해요.

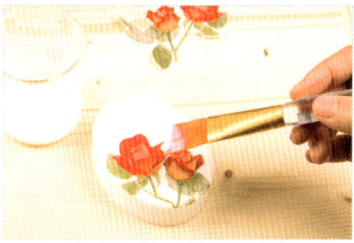

05 데코글루가 마르면 그 위에 바
니쉬를 발라요. 바니쉬는 한 번만 발
라도 되고, 마르고 난 후 여러 번 덧
발라도 돼요. tip_데코글루가 덜 말랐을 때
바니쉬를 바르면 냅킨이 움직이면서 찢어질 수
있으니 주의하세요.

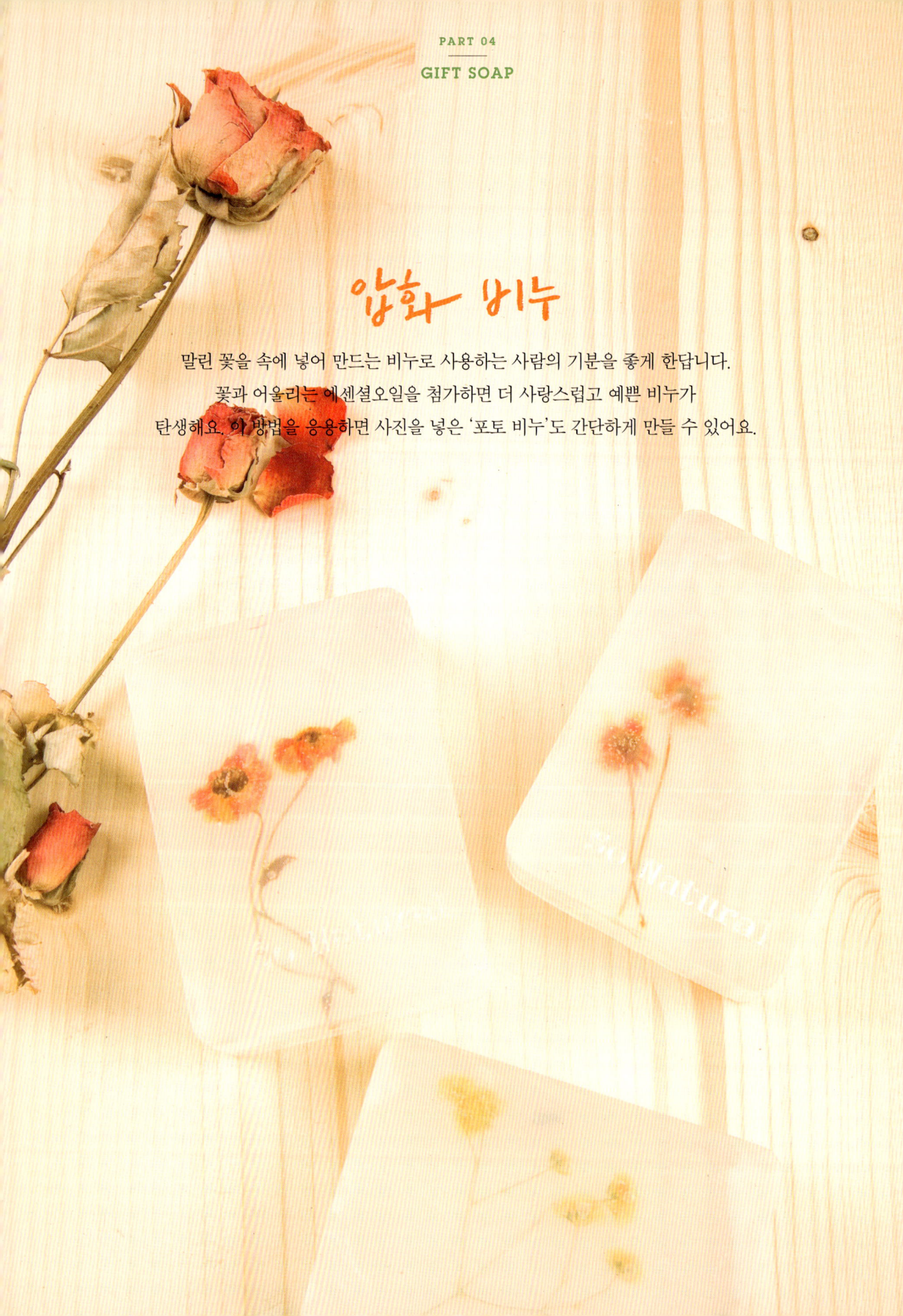

압화 비누

말린 꽃을 속에 넣어 만드는 비누로 사용하는 사람의 기분을 좋게 한답니다.
꽃과 어울리는 에센셜오일을 첨가하면 더 사랑스럽고 예쁜 비누가
탄생해요. 이 방법을 응용하면 사진을 넣은 '포토 비누'도 간단하게 만들 수 있어요.

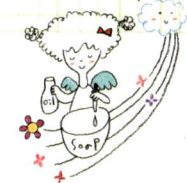

Press flower soap how to make

난이도 ★★☆☆
거품 ★★☆☆
보습력 ★☆☆☆

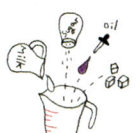

재료 _ 100g
투명 비누베이스 100g,
글리세린 2g, 에센셜오일 5방울,
말린 꽃, 에탄올 소량

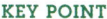

KEY POINT

말린 꽃을 그대로 비누 속에 넣으면 천연색소가
우러나 비누에 색이 번지거나 변할 수 있어요.
자연스러운 것을 좋아한다면 그대로 넣어도 좋아요.
선명한 색상을 유지하려면 말린 꽃을 코팅하여
비누에 넣으면 돼요. 포토 비누를 만들 때도
사진을 코팅해서 넣어야 변질을 막을 수 있어요.

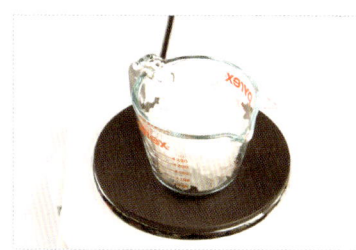

01 투명 비누베이스를 잘라 녹인
후 글리세린과 에센셜오일을 넣고
섞어요.

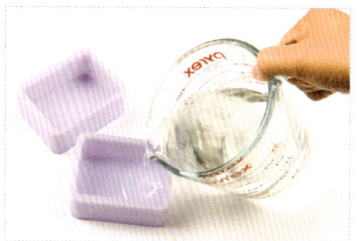

02 준비한 틀에 녹인 비누베이스를
1/3 정도 부어 굳혀요. **tip_** 비누베이스
를 부은 후 에탄올을 뿌려 표면의 기포를 제거하
면 말린 꽃이 더 선명하게 보인답니다.

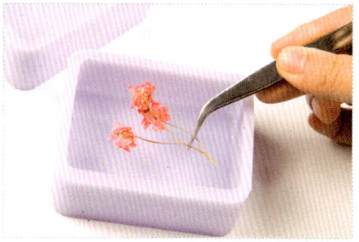

03 손으로 살짝 눌러보고 표면이
어느 정도 굳었으면 말린 꽃을 올린
후 에탄올을 뿌려요.

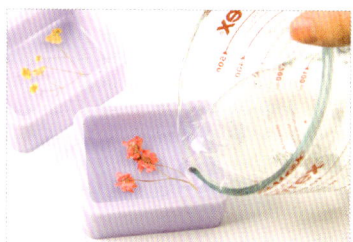

04 꽃잎이 잠기도록 녹인 비누베
이스를 천천히 부은 후에 굳혀요. 냉
동실에 넣는 것보다 실온에서 천천
히 굳히는 게 투명도가 더 높답니다.
tip_ 비누베이스의 온도가 너무 높으면 꽃잎이
변색될 수 있으니 조금 식힌 후에 부어주세요.

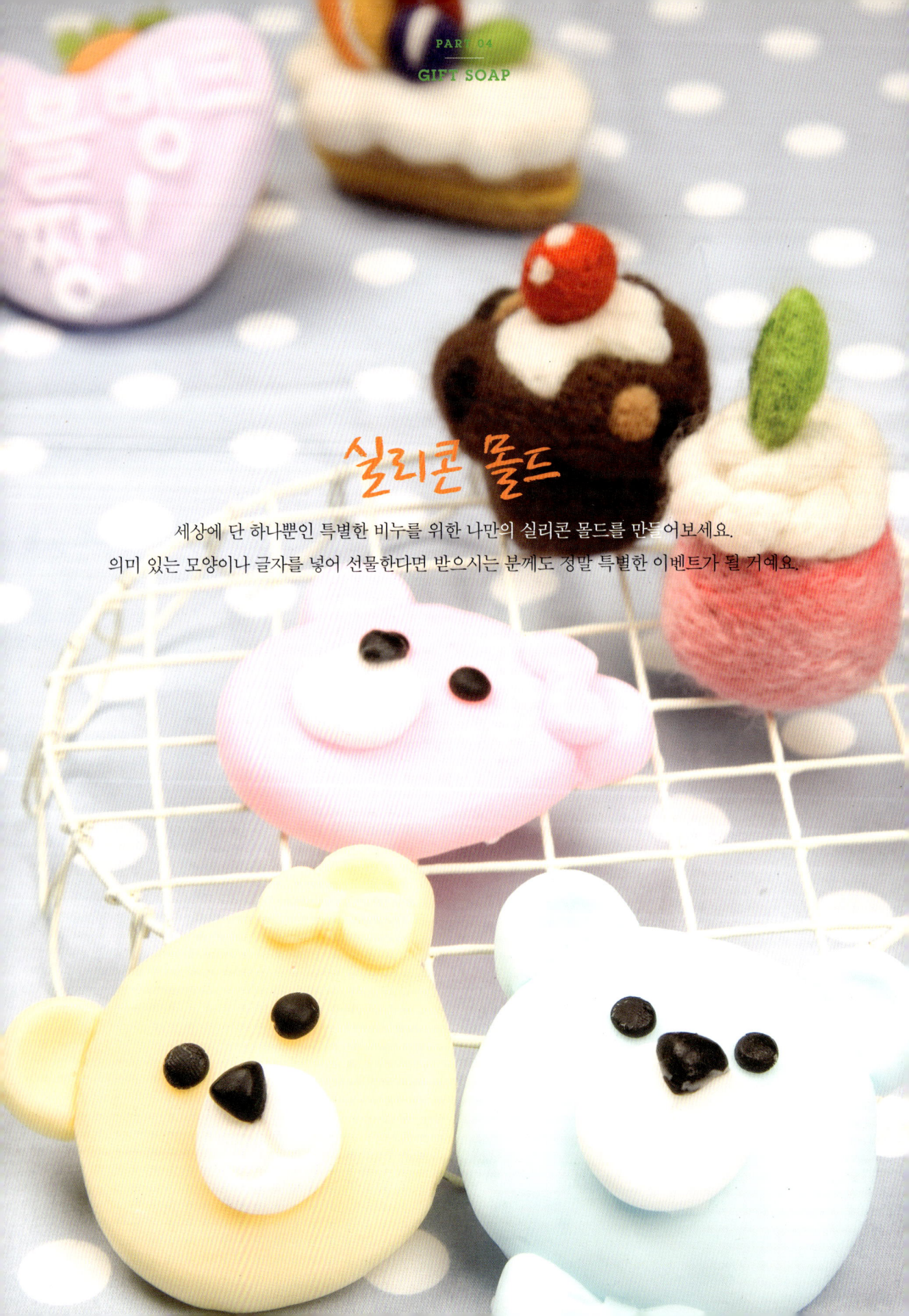

실리콘 몰드

세상에 단 하나뿐인 특별한 비누를 위한 나만의 실리콘 몰드를 만들어보세요.
의미 있는 모양이나 글자를 넣어 선물한다면 받으시는 분께도 정말 특별한 이벤트가 될 거예요.

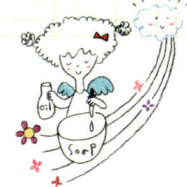

Slicom mold
how to make

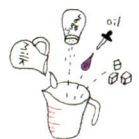

재료

유토 150g, 실리콘 100g,
경화제 5g, 하드보드지 8절 한 장

KEY POINT

가벼운 모형을 이용해서 만들면
실리콘을 부을 때 모형이 뜰 수 있으니,
미리 글루건 등으로 바닥에 단단히
고정시키세요. 저작권이 있는
캐릭터 인형이나 이미 상품화된 몰드를
불법복제하시면 안 되는 거 아시죠?

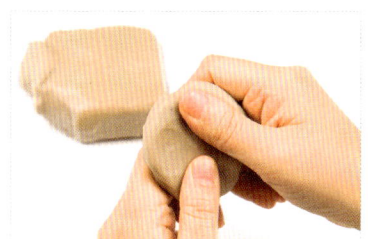

01 유토를 이용해 원하는 모양을
만들어요. 유토는 기름이 섞인 찰흙
인데 잘 굳지 않고 누구나 손쉽게
원하는 모양을 만들 수 있답니다. 유
토 대신 비누로 모양을 조각하거나
인형 등을 모형으로 사용해도 돼요.

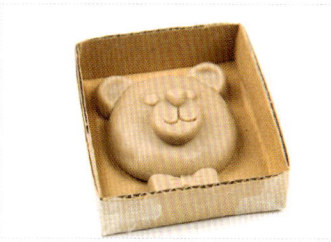

02 모형이 준비되면 하드보드지로
실리콘을 부을 틀을 만들어요. 빈 우
유갑이나 얇은 박스를 잘라 만들어
도 좋아요. **tip**_모형에 비해 틀이 너무 작으
면 완성된 몰드에 구멍이 뚫릴 수 있고, 너무 크
면 실리콘을 낭비하게 돼요.

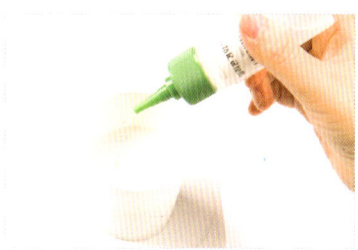

03 종이컵에 실리콘액 100g과 경
화제 5g을 계량해 섞어요. **tip**_실리콘
액과 경화제의 비율은 제조사마다 달라요. 혼합
비율을 미리 확인하세요.

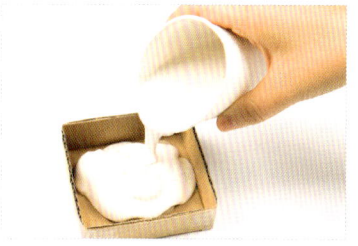

04 틀의 가운데에 모형을 놓고 실
리콘액을 천천히 부어요. **tip**_위쪽으
로 기포가 올라오면 나무막대 등을 이용해 지그
재그 모양으로 그어 기포를 제거해요.

05 실리콘이 굳으면 틀에서 조심스
레 빼내요. 모서리와 지저분한 부분
은 칼로 정리해주세요. **tip**_실리콘은
보통 하루 정도 지나면 완전히 굳어요.

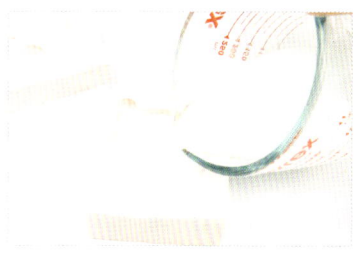

06 완성된 실리콘 몰드를 이용해서
세상에서 하나뿐인 비누를 만들어
보아요.

EPILOGUE

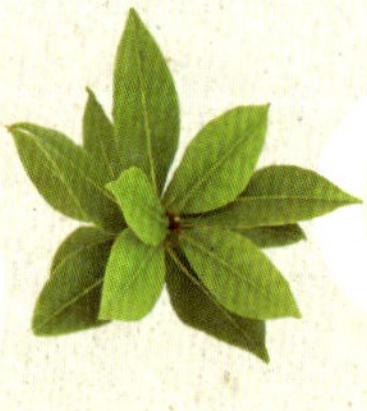

내가 사용하는 에센셜오일은 어떤 효능이 있을까? 직접 레시피를 구성하려는데 식물성 오일들은 제각기 어떤 특성이 있을까? 이런 정보들을 보기 쉽도록 간략하게 정리해뒀어요. 블로그나 이메일을 통해 많은 분들이 질문하셨던 내용들도 함께 실었어요. 비누를 만들면서 궁금한 점이 있을 때 펼쳐보면 쉬운 해결책을 찾으실 수 있을 거예요.

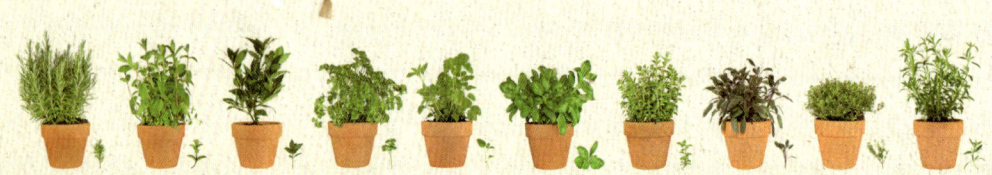

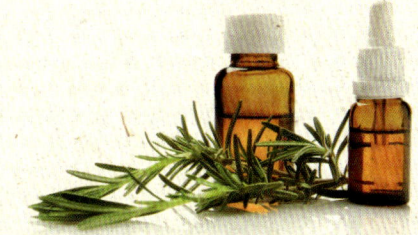

01

오일의 종류와 효능

어떤 베이스오일을 사용하느냐에 따라 다양한 기능의 비누가 만들어져요.

+ 녹차씨오일
Green Tea Seed Oil

세포막의 산화를 막는 토코페롤과 아미노산을 다량 함유하고 있어
피부의 노화를 늦추고 보습 효과를 가져다주어요.

+ 달맞이꽃 종자유
Evening Primrose Oil

감마리놀렌산(GLA)이 풍부해 가려움증이나 발진을 가라앉히고,
보습력이 뛰어나 건조한 피부나 아토피 피부에 효과적이에요.

+ 동백오일
Camellia Oil

보습 효과가 매우 뛰어나 아토피 치료에 도움이 되고,
탁월한 컨디셔닝 효과가 있어서 예로부터 머리카락과 피부를 가꾸는 데 쓰였답니다.

+ 라놀린
Lanolin(Wool Fat)

자연 그대로의 양털(울)로부터 추출한 천연 오일로서
피부에 수분을 주고 윤활제 역할을 해요.

+ 로즈힙오일
Rosehip Seed Oil

피부의 노화를 억제하고, 상처 치료에 효과가 있어요.
특히 아이크림이나 건성 피부용 화장품을 만들 때 많이 쓰인답니다.

+ 마카다미아넛오일
Macadamia Nut Oil

사람의 피지와 비슷해 피부를 유연하게 하는 성질이 있어요.
호호바오일과 성분이 매우 유사해 대용으로도 많이 쓰여요.

+ 밍크오일
Mink Oil

피부에 빨리 흡수되며 보습 작용, 주름 방지, 미백 효과, 아토피 치료 등에 좋아요.
피부 재생 효과가 뛰어나 튼살, 화상, 흉터 등을 없애는 데 쓰여요.

+ 보리지오일
Borage Oil

피부 보습과 재생 효과가 뛰어나며 습진, 피부염 등에 좋아요.
특히 아토피 피부에 효과가 탁월한 것으로 알려져 있어요.

+ 살구씨오일
Apricot Kernel Oil

비타민 A, 토코페롤, 미네랄이 풍부해서 주름살과 염증을 방지하고 유연성을 높이는 효과가 있어요.
건조하거나 노화한 피부, 또는 민감한 피부에 적합하며, 입술 향유와 크림, 비누 등에 사용돼요.

+ 스윗아몬드오일
Sweet Almond Oil

다량의 단백질, 비타민 A, 비타민 B2, 비타민 E가 포함되어 피부 가려움증을 억제하고, 피로한 피부를 회복시켜요.
지친 피부와 건성 피부, 모발 관리에 효과적이며, 피부 연화 작용과 보습 작용이 좋고 흡수력이 뛰어나답니다.

+ 아르간오일
Argan Oil

모로코 지역에서만 생산되는 귀한 오일로, 피부 흡수가 빠르고
아토피와 트러블성 피부에 탁월한 효과를 보여요. 피부 노화 방지에도 좋답니다.

+ 아보카도오일
Avocado Oil

지방의 함유량이 풍부해 숲의 버터로 불려요. 침투성이 좋아 각질을 제거하고
피부를 매끄럽게 하는 효과를 발휘해요. 또한 건조한 피부와 노화된 피부의 케어용으로 인기가 높답니다.

+ 에뮤오일
Emu Oil

타조과 희귀 조류의 가슴 부근에서 추출한 100% 천연 오일로 높은 피부 친화력을 가지고 있어요.
우리 피부의 지질막까지 침투해 수분 손실을 막아준답니다. 아토피, 습진, 건선, 튼살 예방 등에 효과가 있어요.

+ 연꽃오일
Lotus Flower Oil

여드름, 습진, 종기 등의 트러블 및 각종 독성 물질에 대한 중화 작용 등을 한다고 알려져 있어요.
함유된 캄페롤 성분이 항산화 작용을 해 피부 노화의 원인인 유해 활성산소를 감소시켜줘요.
또한 피부를 건강하고 촉촉하게 가꿔준답니다.

+ 엑스트라버진 올리브오일
Extra Virgin Olive Oil

올리브 열매에서 채취하는 오일로 올레산이 많이 들어 있어 보습 효과가 뛰어나요.
또한 항알레르기 작용이 우수하고 피부 친화력이 높습니다.
더불어 면역력과 자생력을 높여주며 보습 효과와 살균력이 뛰어나 거칠어진 피부를 진정시켜줘요.

+ 윗점오일
Wheat Germ

천연 항산화제인 비타민 E의 함량이 매우 높아 비누, 마사지오일, 크림 등의 화장품 보존제로 쓰입니다.
다른 오일에 5~10% 더해 블렌딩한 오일의 보존기간을 늘일 수 있어요.
수분 손실 방지, 보습 작용, 노화 방지 등을 하며 햇볕에 손상된 피부 진정, 임신선 흉터 감소, 피부 탄력에도 좋습니다.

+ 카렌듈라오일
Calendula Infused Oil

유기농 카렌듈라 꽃잎을 식물성 오일에 인퓨즈드한 오일로 손상 피부 회복,
상처 치유, 보습 작용, 다양한 피부 질환 완화 등의 효과가 있어요.

+ 타마누오일
Tamanu Oil

타마누오일은 진통 효과가 있으며 항염 작용과 상처를 아물게 하는 효과가 탁월해요.
특히 아토피 피부를 치료하는 데 뛰어난 효과를 보이는 것으로 알려져 있어요.

+ 포도씨오일
Grape Seed Oil

가볍고 피부에 잘 흡수돼요. 고농도의 리놀레인산을 함유하고 있어 피부에 영양을 더해주며
유분이 적어 여드름이 많은 지성 피부에 좋아요. 또한 다른 오일과 섞었을 때 항산화 작용을 해요.

+ 푸에라리아오일
Pueraria Mirfica Oil

호르몬 기능 촉진과 노화 억제 작용을 해서 피부 탄력을 복원시켜주고 미백을 도와요.
또한 가슴이나 힙 등 세부적인 부위에 마사지해주면 매끄럽고 탄력이 좋아져요.

+ 하이퍼리쿰오일
Hypericum Oil

세인트존스워터(St. Johns Wort)오일이라고도 하며, 신경계 감염에 탁월한 효능이 있어요.
신경통이나 화상, 정맥류 등에 카렌듈라오일과 함께 사용하면 치료 효과가 배가돼요.

+ 해바라기씨오일
Sunflower Oil

모든 타입의 피부에 잘 맞아요.
적당량의 필수지방산과 풍부한 비타민 E를 포함하며 진정 효과를 발휘해요.

+ 햄프씨드오일
Hemp Seed Oil

대마씨오일이라고도 하며, 건조하고 상처 난 피부의 보습력을 증가시켜
노화를 예방하고 피부를 부드럽게 가꿔준답니다.

+ 헤이즐넛오일
Hazelnut Oil

피부에 촉촉하게 스며드는 보습 효과가 뛰어나요. 비누, 화장품, 마사지용 등으로 폭넓게 쓰인답니다.
특히 지성이나 여드름 피부에 적합한 오일이에요.

+ 호호바오일
Jojoba Oil

피부 피지와 지방산의 조성이 유사해서 피부 친화성과 침투성이 좋아요.
모공 속의 노폐물을 잘 용해해 지성 피부에 효과적이며 끈적이지 않아 마사지용으로도 많이 쓰여요.
모든 피부에 잘 맞으며 보호 작용, 보습 효과가 뛰어나고 소염, 살균, 자외선 방지 작용도 한답니다.

+ 라놀린버터
Lanolin Butter

양털(울)로부터 추출한 천연 왁스로서 피부를 부드럽게 하고 수분을 주며, 윤활제 역할을 해요.
립밤이나 힐밤 등에 사용하면 보습력이 향상됩니다.

+ 시어버터
Shea Butter

아프리카에서 수백 년 전부터 마법의 나무 또는 영생의 나무라고 불리는 카리테나무 열매로부터 추출했어요.
천연 자외선 차단 효과가 있으며 단백질이 풍부하여 피부 보습 및 유연 효과가 아주 뛰어나요.

+ 커피버터
Coffee Butter

카페인 성분 함유로 지방의 연소를 돕는 역할을 해 셀룰라이트 제거 화장품이나 뱃살크림 등에 주로 쓰여요.
밀크커피 같은 옅은 갈색에 달콤한 커피향이 나서 립밤에 사용하면 좋답니다.

+ 코코아버터
Cocoa Butter

코코아 원두를 압착해 얻는 것으로 피부에 막을 형성하여 수분 증발을 막아요.
보습 효과가 뛰어나고 피부를 부드럽고 촉촉하게 하는 데 도움을 줘요.
하지만 단독으로 사용할 시에는 피부에 잘 흡수되지 않는 경향이 있으니 호호바오일과 섞어서 쓰는 게 좋아요.

+ 호호바버터
Jojoba Butter

스킨과 모발에 호호바오일이 가진 영양을 그대로 전달해주며 보습력이 뛰어나요.
립케어와 같이 단단한 스틱형에 적합하고 비누에 넣으면 더욱 단단해져요.

02

에센셜오일의 종류와 효능

허브에서 추출한 천연오일로 식물의 유효 성분이 농축되어 향기뿐만 아니라 비누의 효과를 상승시켜줘요.

+ 그레이프프루트　부종을 제거하고 지방을 분해하는 효과가 뛰어나요. 항우울, 이뇨, 살균 작용을 해요.

+ 네롤리　노화된 피부나 건성 피부에 효과적이며 세포를 재생하고 긴장을 완화시키는 효과가 있으니
집중을 요할 때는 주의해서 사용하셔야 해요.

+ 라벤더　진정, 피부 재생, 중화 작용을 하며 여드름이나 상처, 발진, 피부 감염 등에 효과적이에요.

+ 레몬　지성 피부에 좋으며 각질 제거, 세정 효과가 뛰어나고 회복, 진정 효과가 있어요. 감광성이 있으니 민감성 피부는 주의하세요.

+ 레몬그라스　살균, 방취, 모공 축소 및 여드름에 효과적이에요. 피부 자극 성분이 있어 얼굴에는 소량만 사용하는 것이 좋아요.

+ 로즈　모든 피부에 사용 가능해요. 복합성 피부를 진정시키며 여성과 관련된 대부분의 질환에 효과가 뛰어나답니다.

+ 로즈마리　피부 청결을 유지하고 강력한 수렴 효과를 발휘해요. 특히 부기를 가라앉히는 데 효과가 있어요.
고혈압이나 간질 환자는 사용을 피하는 것이 좋아요.

+ 로즈우드　진정, 세포 재생 작용을 하며 상처 치료에 좋고 주름 완화 효과가 탁월해요.

+ 로즈제라늄　림프계를 자극하여 부종에 효능을 발휘해 비만, 셀룰라이트 제거 시 많이 사용해요.
또한 호르몬의 균형 유지, 수렴, 균형 작용을 해서 피지 분비를 조절해요.

+ 마조람　안정과 진정 작용이 뛰어나며 타박상, 화상, 염증에 효과적이에요. 많은 양을 사용할 경우 졸음을 유발할 수도 있어요.

+ 만다린　흥분이나 자극을 진정시키는 작용을 해요. 불면증, 우울증에 효과적이랍니다.
또한 살균 및 강장 작용, 혈액순환을 촉진하는 효능이 있어요.

+ 버가못　지성 피부의 피지 조절 효과가 뛰어나고 습진이나 여드름에 효과적이에요. 감광성이 아주 크니 낮에는 사용을 피하세요.

+ 사이프러스　혈액 순환을 촉진하고 정맥류나 치질에 사용해요. 지성 피부에 효과적이며 지방 분해 및 땀 분비 감소에 효과를 발휘해요.

+ 스윗오렌지　피부 재생 효과가 뛰어나 피부 관리 시 필수적으로 사용되며 기미 완화, 어린이 수면, 진정 효과가 있어요.

+ 시트로넬라　살균, 피부 청결 유지에 좋고 지성 피부에 적합해요. 곤충기피제에도 많이 쓰여요. 피부를 자극할 수 있으니 소량만 사용하세요.

+ 유칼립투스　광범위한 항박테리아, 항바이러스, 항통증 효과가 있으며 해열, 코충혈 완화(비염 관련), 정신 집중 등에도 뛰어난 역할을 해요.

+ 일랑일랑　피지 분비를 조절해 건성과 지성 피부에 모두 효과를 발휘해요. 두피에 자극을 줘 발모를 촉진해요.
또한 긴장을 완화하고 최음 효과가 있답니다.

+ 재스민　모든 피부 타입에 맞아요. 피부 탄력을 강화하고 정서적 안정을 준답니다. 자궁 수축 효과가 있으니 임신 중에는 사용하지 마세요.

+ 제라늄　림프계를 자극하여 부종에 효과적입니다. 또한 호르몬의 균형을 유지하고 피지 분비를 조절하는 데 좋아요.

+ 쥬니퍼베리　해독, 이뇨 작용을 하기에 셀룰라이트 제거나 다이어트에 많이 사용된답니다.
살균 작용과 생리통 완화하는 데도 효과를 나타내요. 신장 질환에는 사용을 피하세요.

+ 카모마일로만　진정 작용이 뛰어나 불안과 긴장, 스트레스의 완화에 도움을 주며 불면증 완화에 주로 사용돼요.

+ 카모마일저먼　항염증(특히 소염 작용), 항알레르기 작용이 탁월하며 상처 치료 등 피부 질환에 효과적이에요.
아토피 피부용 화장품에 많이 이용된답니다.

+ 클라리세이지　건성 피부를 촉촉하게 하고 진정과 항염증 작용을 하므로 모든 종류의 피부 염증과 종기에 효과적이에요.
비듬이나 기름진 모발에도 좋답니다.

+ 티트리　강력한 방부와 항균 작용을 하므로 여드름이나 종기, 아토피, 상처 치료에 효과적이에요.

+ 팔마로사   건성 피부의 보습에 효과적이며 주름살이나 여드름 개선, 진정 작용, 재생 효과 등이 뛰어나요.

+ 패츌리   피부 질환 치료와 노화 방지에 효과적이며 피부 재생 효과가 좋아요. 또한 식욕 억제 작용을 해서 비만 치료에 효과적이랍니다.
         많은 양을 사용할 경우 최음 작용을 하니 주의하세요.

+ 페퍼민트   수렴 작용을 하고 가려움증이나 염증에 효과적이에요. 또한 지성 피부를 개선하는 데 도움을 준답니다.

+ 펜넬   이뇨와 식욕 억제 작용을 하므로 비만이나 셀룰라이트 제거에 많이 사용돼요.
       또한 모유 촉진, 자궁 수축 효과가 있어 출산 후에 사용하는 게 효과적이에요.

+ 프랑킨센스   주름을 제거하고 노화된 피부에 탄력을 가져다주며 종기, 궤양, 염증 등의 피부 트러블을 효과적으로 개선해줘요.

03

오일별 비누화값

비누화값이란 오일 1g을 비누화시키는 데 필요한 가성소다 또는 가성가리의 양을 g수로 표기한 것이에요.

Kind	NaOH(g)	KOH(g)	Kind	NaOH(g)	KOH(g)
님오일 Neem Oil	0.1387	0.1941	올리브포머스오일 Olive Pomace Oil	0.156	0.2184
달맞이꽃 종자유 Evening Primrose Oil	0.135	0.1900	윌넛오일 Walnut Oil	0.136	0.1894
동백오일 Camellia Oil	0.1362	0.191	윗점오일(밀배아유) Wheat Germ Oil	0.131	0.1834
라놀린 Lanolin-Wool Fat	0.0741	0.1037	참기름 Sesame Seed Oil	0.133	0.1862
로즈힙오일 RoseHip Seed Oil	0.1378	0.193	카놀라오일 Canola-Rape Seed Oil	0.1324	0.1856
마카다미아넛오일 Macadamia Nut Oil	0.139	0.1946	코코넛오일 Coconut Oil	0.19	0.2660
면실유 Cotton Seed Oil	0.1386	0.1940	코코아버터 Cocoa Butter	0.137	0.1918
미강유 Rice Bran Oil	0.128	0.1792	콩유 Soybean Oil	0.135	0.1890
밀랍 Bees Wax	0.069	0.0966	팜버터 Palm Butter	0.156	0.2184
밍크오일 Mink Oil	0.14	0.1960	팜유 Palm Oil	0.141	0.1974
보리지오일 Borage Oil	0.1357	0.1900	팜커넬오일 Palm Kernel Oil	0.156	0.2184
살구씨오일 Apricot Kernel Oil	0.135	0.1890	포도씨오일 Grape Seed Oil	0.126	0.1771
스위트아몬드오일 Sweet Almond Oil	0.136	0.1904	피넛오일 Peanut Oil	0.136	01904
스테아르산 Stearic Acid	0.148	0.2080	피마자오일 Castor Oil	0.1286	0.1800
시어버터 Shea Butter	0.128	0.1792	해바라기씨오일 Sunflower Seed Oil	0.134	0.1876
식물성 쇼트닝 Vegetable Shortening	0.136	0.1904	햄프씨드오일 Hemp Seed Oil	0.1345	0.1883
아마씨오일 Flax Seed Oil	0.135	0.1883	헤이즐넛오일 Hazelnut Oil	0.1356	0.1898
아보카도오일 Avocado Oil	0.133	0.1862	호박씨오일 Pumpkin Seed Oil	0.135	0.1890
에뮤오일 Emu	0.1359	0.196	호호바오일 Jojoba Oil	0.069	0.0966
옥수수유 Corn Oil	0.136	0.1904	홍화씨오일 Safflower Oil	0.136	0.1904
올리브오일 Olive Oil	0.134	0.1876			

오일별 지방산 구성비와 그에 따른 비누의 특징
오일에 포함된 지방산의 구성을 보면 그 오일의 특성을 짐작할 수 있어요.

04-1
오일별 지방산 구성비

지방산	라우르산 Lauric Acid	미리스트산 Myristic Acid	리놀레산 Linoleic Acid	올레산 Oleic Acid	팔미트산 Palmitic Acid	리시놀레산 Ricinoleic Acid	스테아르산 Stearic Acid
+ 아몬드오일 Almond Oil			8-28%	64-82%	6-8%		
+ 살구씨오일 Apricot Kernel Oil			20-34%	58-74%	4-7%		
+ 아르간오일 Argan Oil			32%	47%	14%		6%
+ 아보카도오일 Avocado Oil			6-18%	36-80%	7-32%		2%
+ 바바수오일 Babassu Oil	50%	20%		10%	11%		4%
+ 보리지오일 Borage Oil			30-40%	15-20%	9-12%		3-4%
+ 카놀라오일 Canola Oil			22%	60%	4%		2%
+ 피마자오일 Castor Oil			3-4%	3-4%		90%	
+ 코코아버터 Cocoa Butter			3%	34-36%	25-30%		31-35%
+ 코코넛오일 Coconut Oil	39-54%	15-23%	1-2%	4-11%	6-11%		1-4%
+ 에뮤오일 Emu Oil		0.4%	14%	50%	21%		9%
+ 달맞이꽃 종자유 Evening Primrose Oil			65-80%	6-11%	7%		2%
+ 포도씨오일 Grapeseed Oil			58-78%	12-28%	5-11%		3-6%
+ 헤이즐넛오일 Hazelnut Oil			7-11%	65-85%	4-6%		1-4%
+ 햄프씨드오일 Hempseed Oil			57%	12%	6%		2%
+ 호호바오일 Jojoba Oil				10-13%			
+ 쿠쿠이넛오일 Kukui Nut Oil			42%	20%	6%		
+ 라드 Lard		1%	6%	46%	28%		13%
+ 마카다미아넛오일 Macadamia Nut Oil			1-3%	54-63%	7-10%		2-6%
+ 님오일 Neem Oil			13%	50%	18%		15%
+ 올리브 오일 Olive Oil			5-15%	63-81%	7-14%		3-5%
+ 팜유 Palm Oil			9-11%	38-40%	43-45%		4-5%
+ 미강유 Rice Bran Oil			32-47%	32-38%	13-23%		2-3%
+ 참기름 Sesame Oil			39-47%	37-42%	8-11%		4-6%
+ 시어버터 Shea Butter			3-8%	40-55%	3-7%		36-45%
+ 콩유 Soybean Oil			46-53%	21-27%	9-12%		4-6%
+ 해바라기씨오일 Sunflower Seed Oil			70%	16%	7%		4%
+ 윗점오일 Wheat Germ Oil			55-60%	13-21%	13-20%		2%

04-2
지방산의 용도 및 특징

+ 라우르산 Lauric Acid
거품을 내는 성질이 있어 비누, 세제, 라우릴 알코올을 만드는 베이스로 널리 사용돼요.
코코넛 오일의 주성분으로 흔한 식물성 지질로 구성되어 있어요. 자극성은 있지만 알레르기 반응은 없어요.

+ 미리스트산 Myristic Acid
풍부한 거품을 내며 클렌징 효과가 뛰어나요. 보리지오일, 코코넛오일 등 대부분 동물성 지방에서 만들어져요.

+ 리놀레산 Linoleic Acid
비타민 F로 알려져 있는 지방산으로 피부가 거칠고 건조해지는 것을 막아 습진, 건선,
멜라닌 생성을 억제해요. 콩이나 해바라기씨 등 다양한 식물성 오일에 많이 함유되어 있어요.

+ 올레산 Oleic Acid
비누나 화장품에 함유되어 있는 영양 성분의 피부 침투력을 향상시켜요. 동식물성 지방에서 얻어진답니다.

+ 팔미트산 Palmitic Acid
비누의 안정적인 거품을 위해 사용해요.

+ 리시놀레산 Ricinoleic Acid
안정적이고 풍부한 거품을 원할 때 사용해요.

+ 스테아르산 Stearic Acid
유화제로 사용하며, 비누를 단단하게 만들어줘요. 동식물성 지방에서 얻을 수 있어요.

04-3
지방산 종류에 따른 비누의 특징

각 지방산이 가진 성질을 알면 구성비를 통해 오일의 특성을 유추할 수 있어요. 예를 들어, 라우르산이 많이 들어있는 코코넛오일을 이용하면
세정력이 높으며 거품이 풍부한 비누를 만들 수 있답니다.

Kind	단단함	부드러움	풍부한 거품	세정력	안정적인 거품
+ 라우르산 Lauric Acid	○		○	○	
+ 미리스트산 Myristic Acid	○		○	○	
+ 리놀레산 Linoleic Acid		○			
+ 올레산 Oleic Acid		○			
+ 팔미트산 Palmitic Acid	○				○
+ 리시놀레산 Ricinoleic Acid		○	○		○
+ 스테아르산 Stearic Acid	○				○

오일의 종류에 따른 비누의 특징

천연비누에 이용되는 오일들 각각의 특징을 이해하면 자신이 원하는 비누를 만들 수 있어요.

Kind	단단함	세정력	풍부한 거품	안정적인 거품	빠른 비누화
+ 님오일 Neem Oil				O	
+ 달맞이꽃 종자유 Evening Primrose Oil				O	
+ 땅콩오일 Peanut Oil				O	
+ 라놀린 Lanolin	O				O
+ 라드 Lard	O			O	O
+ 마카다미아넛오일 Macadamia Nut Oil				O	
+ 면실유 Cotton Seed Oil				O	
+ 바바수오일 Babassu Oil	O	O	O		O
+ 보리지오일 Borage Oil				O	
+ 스윗아몬드오일 Sweet Almond Oil				O	O
+ 시어버터 Shea Butter	O			O	O
+ 식물성 쇼트닝유 Vegetable Shortening				O	
+ 아프리코트커널오일 Apricot Kernel Oil				O	
+ 옥수수유 Corn Oil				O	
+ 올리브오일 Olive Oil				O	
+ 우지 Beef Tallow	O			O	O
+ 윗점오일 Wheat Germ Oil				O	
+ 참기름 Sesame Oil				O	
+ 카렌듈라오일 Calendula Oil				O	
+ 카놀라오일 Canola Oil				O	
+ 피마자오일 Castor Oil				O	O
+ 코코넛오일 Coconut Oil	O	O	O		O
+ 코코아버터 Cocoa Butter	O			O	O
+ 콩유 Soybean Oil				O	
+ 쿠쿠이넛오일 Kukui Nut Oil				O	
+ 팜유 Palm Oil	O			O	O
+ 팜커넬오일 Palm Kernel Oil	O	O	O		O
+ 해바라기씨오일 Sunflower Oil	O			O	
+ 햄프씨드오일 SHemp Seed Oil				O	
+ 헤이즐넛오일 Hazelnut Oil				O	
+ 호호바오일 Jojoba Oil				O	
+ 홍화씨오일 Safflower Oil				O	

06

요오드화값
오일의 요오드화값은 비누의 경도를 결정 짓는 요인으로 사용감과 관련이 있답니다.

오일 100g에 흡수하는 요오드의 그램(g)수로 오일의 불포화 정도를 나타내요. 요오드화값이 55 이하인 오일은 포화 지방산에 가까워 단단한 비누를 예상할 수 있고, 55 이상이면 오일의 포화도가 낮은 불포화지방산에 가까워 무른 비누가 만들어집니다. 비누의 경도는 요오드화값뿐만 아니라 가성소다 수용액에 따라서도 달라지는데, 이를 나타낸 것이 INS값입니다. INS값은 가성소다 수용액과 요오드화값의 상관관계를 수치화한 것으로 160 이상은 단단한 비누, 160 이하는 무른 비누가 만들어집니다.(경도와 상관없는 물비누를 만들 때는 적용하지 않습니다)

Kind	요오드화값	INS
+ 녹차씨오일 Green Tea Seed Oil	80~92	110
+ 님오일 Neem Oil	84~94	124
+ 달맞이꽃 종자유 Evening Primrose Oil	135~165	30
+ 대두유 Soybean Oil	124~132	61
+ 동백오일 Camellia Oil	79~90	110
+ 라드 Lard	43~57	139
+ 라놀린 Lanolin	18~36	83
+ 로즈힙오일 Rosehip Oil	180~195	10
+ 마카다미아넛오일 Macadamia Nut Oil	73~79	119
+ 망고버터 Mango Butter	47~65	146
+ 면실유 Cotton Seed Oil	103~116	89
+ 미강유 Rice Bran Oil	110~123	70
+ 미리스트산 Myristic Acid	1	246
+ 밀랍 Beeswax	10	84
+ 밍크오일 Mink Oil	50~69	141
+ 보리지오일 Borage Oil	130~143	55
+ 복숭아씨오일 Peach Kernel Oil	99~110	87
+ 살구씨오일 Apricot Kernel Oil	92~108	91
+ 스윗아몬드오일 Sweet Almond Oil	93~106	97
+ 시어버터 Shea Butter	55~71	116
+ 아르간오일 Argan Oil	90~99	95
+ 아마씨오일 Flax Seed Oil	105~115	6
+ 아보카도오일 Avocado Oil	80~95	99
+ 에뮤오일 Emu Oil	60~75	118
+ 옥수수오일 Corn Oil	103~130	69
+ 올리브오일 Olive Oil	79~95	109
+ 월넛오일 Walnut Oil	140~150	45
+ 윗점오일 Wheat Germ Oil	125~135	58
+ 참깨오일 Sesame Oil	105~115	81
+ 체리씨오일 Cherry Kernel Oil	120~135	62
+ 카놀라유 Canola Oil	105~120	56
+ 커피버터 Coffee Bean Butter	180~195	93

Kind	요오드화값	INS
+ **코코넛오일** Coconut Oil	10~	258
+ **코코아버터** Cocoa Butter	33~42	157
+ **쿠쿠이넛오일** Kukui nut Oil	155~175	24
+ **포도씨오일** Grape Seed Oil	125~142	66
+ **피넛오일** Peanut Oil	92~93	99
+ **피마자오일** Castor Oil	82~90	95
+ **해바라기씨오일** Sunflower Seed Oil	119~138	63
+ **햄프씨드오일** Hemp Seed Oil	165~166.5	39
+ **헤이즐넛오일** Hazel Nut Oil	90~103	94
+ **호호바오일** Jojoba Oil	80~85	11
+ **홍화씨오일** Safflower Oil	86~140	47

07

천연비누와 pH
pH는 용액의 산성도를 가늠하는 척도로서 수소이온농도의 역수에 상용로그를 취한 값이에요.

식으로 표시하면 $pH = \log_{10}(1/[H+]) = -\log_{10}[H+]$ 용액의 수소이온농도는 너무 작은 값이라 다루기가 불편해 pH라는 개념을 도입해 용액의 산성도를 표시한답니다. 0~14까지가 있으며 7이 중성이고 숫자가 낮아질수록 산성이 높아지고 숫자가 커질수록 염기성이 높아져요.

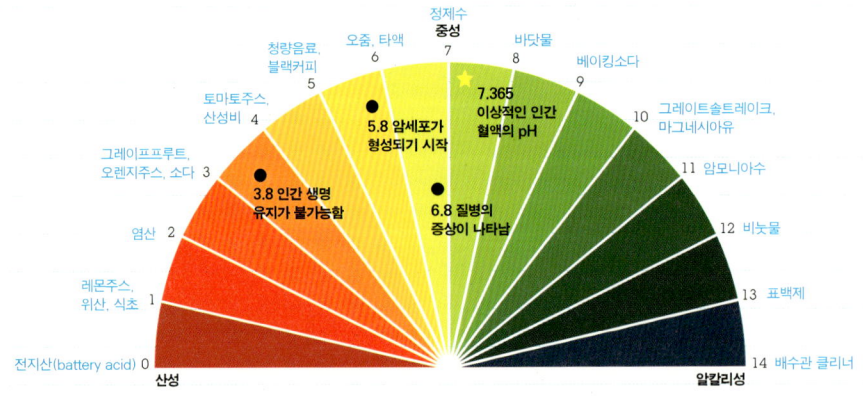

가성소다나 가성가리를 이용하여 비누를 만들었다면 사용하기 전에 pH페이퍼를 이용해 pH값을 측정해야 해요. pH값이 7인 중성을 기준으로 숫자가 작아질수록 산성이 되어 살균력이 커지고, 숫자가 커질수록 염기성이 되어 세정력이 커진답니다. 숙성이 끝난 비누의 pH값이 7~9일 때, 피부에 자극을 주지 않으면서 세정력도 좋아 사용하기에 적당하답니다. 고체 비누는 물을 묻혀 살짝 거품을 낸 후 pH페이퍼를 대어 측정하면 됩니다. 이때의 pH값이 9 이상이라면 숙성기간을 좀 더 늘려 pH값을 낮추거나 리배칭 비누를 만들 때 사용하는 게 좋아요. 물비누나 폼클렌저는 페이스트를 희석하여 첨가물을 모두 넣은 후 pH페이퍼를 살짝 담가 색상 변화를 살피면 돼요. pH값이 높으면 구연산을 녹인 용액이나 레몬즙을 조금씩 넣으면서 pH값을 조절해요. MP 비누의 경우, 사용하는 비누베이스가 적당한 pH값으로 제조되기 때문에 비누를 만든 후 별도의 pH테스트를 하지 않아도 돼요.

08

천연비누 포장법

천연비누를 선물할 때, 비누의 모양이나 상황에 맞게 정성을 다해 포장한다면 선물 받는 분의 감동이 더욱 클 거예요.

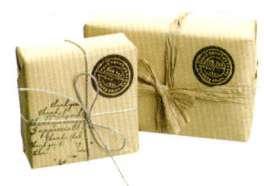

01
소포 포장

소포 포장용지로 비누를 포장한 후 빈티지 라벨이나 스탬프 등으로 장식하는 방법이에요.
지끈이나 마끈 등으로 묶으면 빈티지한 느낌을 살릴 수 있답니다. 네모난 모양의 비누는 그대로 포장하고,
모양이 제각각이라면 적당한 네모 박스에 넣거나 비닐 봉투에 담아 포장하시면 돼요.

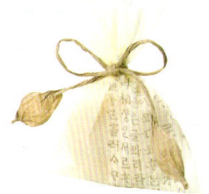

02
부직포 포장

하늘하늘한 부직포를 이용해 봉투를 만들기 때문에 내용물이 살짝 비치는 포장법이에요.
양면테이프를 이용해 직접 봉투를 만들기 때문에 비누의 모양이나 크기 또는 개수에 구애받지 않고
포장할 수 있답니다. 비누와 함께 천연화장품을 선물할 때 적당한 방법이에요.
부직포뿐만 아니라 한지나 유산지 등을 사용하셔도 좋아요.

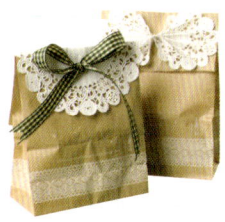

03
쿠킹 봉투 포장

가장 간단하면서 쉬운 포장법이에요. 쿠킹 봉투 안에 스타핑(쵸핑)을 깔고 비누를 여러 개 넣은 다음
도일리페이퍼로 윗면을 감싸주면 심플하면서도 예쁘게 포장할 수 있어요.
도일리페이퍼로 리본을 만들어 붙이거나 예쁜 집게로 윗면을 집어주는 방법도 있어요.

이 외에도 투명한 쿠킹 비닐에 비누를 한 개씩 넣어 각각의 스티커를 붙이거나 바구니에 여러 개의 비누를
담아 포장하는 방법이 있어요. 또한, 심플한 크래프트 상자에 비누를 담고 허브나 압화 등으로 천연 느낌을
내는 방법도 좋아요. 포장 재료를 굳이 구입하지 않더라도 주변을 살펴보면 비누 포장에 쓸 수 있는 재료들
이 많답니다. 여러 가지로 응용하면 다양하고 예쁜 나만의 포장법을 찾을 수 있을 거예요.

09

비누 만들기 자주 묻는 질문

01
갑자기 트레이스가 일어나 비누액이 굳어버린 경우

이유
❶ 밀랍이 많이 함유된 레시피일 때
❷ 미강유나 님오일이 많이 첨가되었을 때
❸ 가성소다를 녹이는 물의 종류가 맥주나 와인처럼 알코올 계통일 때
❹ 오일이 프로그랜스오일에 과잉 반응했을 때
❺ 포화지방산의 비율이 너무 높을 때

대책
❶ 조심스럽게, 그러나 재빠르게 틀에 부어요.
❷ 굳은 비누액을 국자로 떠내서 틀에 담아요.
❸ 첨가물이 모두 들어갔다면 큰 문제가 되지는 않으니
통상적으로 진행해요.
❹ 비누액이 굳은 후에 에센셜오일을 넣으면 섞이지 않을 수 있으니
그대로 굳힌 후 리배칭하면서 에센셜오일을 첨가해요.

02
트레이스가 나지 않는 경우

이유
❶ 가성소다가 부족할 때
❷ 물이 많이 들어갔을 때
❸ 온도가 맞지 않을 때
❹ 너무 천천히 저었을 때
❺ 불포화지방산이 많은 오일을 주로 사용했을 때

대책
❶ 레시피를 다시 확인해요.
❷ 가성소다가 부족한 경우에는 부족한 만큼 가성소다 수용액을
더 넣어줘요.
❸ 레시피 상 문제가 없는데 2시간 이상 오일과 물이
섞이지 않으면 포기하는 것이 나아요.
❹ 어느 정도 걸쭉해지기 시작하면 계속 젓고 틀에 부어
시간을 좀 더 오래두고 건조시켜요.

참고
불포화지방산의 함량이 높고 코코넛오일의 함량이
20% 이하인데다 팜유를 넣지 않고 디스카운트를 많이 하면서
손으로만 저을 경우 트레이스가 10시간 이상 걸릴 수도 있지만,
보통은 길어도 2시간 이내에 트레이스가 나요.

03
비누액에 얼룩 무늬 반점이 생긴 경우

이유
❶ 불규칙하게 저었을 때
❷ 오일 보관 중에 급격한 온도 변화에 노출되었을 때

대책
❶ 정상적으로 만들기를 진행해요.
❷ 미관상의 문제에 불과하므로 안심해도 돼요.

04
비누액이 진주색 자갈 모양으로 용기 바닥에 응고된 경우

이유
❶ 오일과 가성소다의 온도가 너무 높았을 때
❷ 불규칙하게 저었을 때
❸ 너무 천천히 저었을 때

대책
❶ 비누액이 일부 응고되었더라도 일단 트레이스가 났으면 틀에 부어요.
❷ 건조기간이 끝나고 완성되었다 해도 덩어리가 남아 있으면
고르게 비누화 반응을 하지 못한 것이니 사용하지 않는 것이 좋아요.

05
보온이 끝나고 3일 이상 지나도 비누가 굳지 않는 경우

이유
❶ 가성소다가 부족했을 때
❷ 보온 과정에서 온도가 너무 높았을 때
❸ 오일의 불포화지방산 비율이 너무 높을 때

대책
❶ 정상적인 건조기간보다 몇 주 더 굳혀요.
❷ 충분히 단단해질 때까지 사용하지 마세요.

06
원래 비누액의 색상과 숙성 후의 색상이 다른 경우

이유
❶ 보온할 때의 온도가 높아 반응열이 많이 발생했을 때
❷ 알칼리에 의해 색깔이 변하는 천연 분말을 사용했을 때

대책
❶ 사용하는 데는 지장이 없으니 정상적으로 숙성시킨 후 쓰세요.

07
비누를 만든 후 몰드 표면에 비누화되지 않은 오일층이 생긴 경우
이유

❶ 젓기가 불충분했을 때

❷ 가성소다와 오일의 비율이 잘못되었을 때

❸ 만드는 과정에서 온도가 너무 빨리 떨어졌을 때

❹ 틀에 너무 일찍 부었을 때

대책

❶ 소량의 오일이라면 잉여오일이 비누 표면에 뜬 것이기 때문에
그대로 숙성해서 사용하면 돼요.

❷ 오일이 많이 뜬다면 비누액에 부분적으로 가성소다가 남아
강알칼리성을 띠는 것이기 때문에 절대 사용하면 안 돼요.

08
보온 후 커팅 과정에서 비누가 부서지는 경우
이유

❶ 가성소다가 너무 많았을 때

❷ 물이 너무 적게 들었을 때

❸ 보온하는 과정에서 온도가 너무 낮았을 때

대책

❶ 가성소다가 많았다면 강알칼리 상태일 가능성이 높기 때문에
절대 사용하지 마세요.

❷ 물이 적게 들어간 경우에는 그대로 숙성시킨 후
pH테스트를 해서 값이 7~9 사이라면 사용해도 돼요.

❸ 보온 과정에서 문제가 생겼다면 다시 따뜻한 곳에 하루 정도
더 보온을 해서 비누화 반응을 좀 더 일으키면 돼요.

09
보온 후 비누가 몰드에서 빠지지 않는 경우
이유

❶ 불포화지방산이 많이 함유된 오일로 구성되었을 때

❷ 코코넛이나 팜오일이 적게 들어갔을 때

❸ 물이 많이 들어갔을 때

대책

❶ 비누가 너무 무르고 부드럽기 때문에 생기는 현상이에요.

❷ 냉동실에 넣어 굳히거나 일주일 이상 건조를 한 후에
몰드에서 꺼내요.

10
보온 후 비누 표면에 하얀 가루가 생긴 경우
이유

❶ 보온 시 밀봉이 제대로 되지 않아 비누 표면이 공기 중에
노출되어 소다회가 생겼을 때

❷ 가성소다가 너무 많이 들어갔을 때

대책

❶ 소다회가 생긴 경우라면 미관상의 문제이기 때문에
털어내거나 잘라내고 사용하면 돼요.

❷ 숙성 후에도 pH값이 9 이상이라면 가성소다가 너무 많이
들어갔을 가능성이 높으니 절대 사용하지 마세요.

참고

소다회란 가성소다와 수분, 공기 중의 이산화탄소가 결합하여
탄산나트륨(Na_2CO_3)를 형성한 것으로 하얀 분말 형태예요.

11
완성된 비누에 기포가 많은 경우
이유

❶ 너무 오래 저었을 때

❷ 너무 빠르게 젓거나 두드렸을 때

❸ 블렌더를 과다하게 사용했을 때

❹ 비누액을 너무 급하게 몰드에 부었을 때

대책

❶ 기포 속에 반짝거리는 하얀 가루가 있다면 가성소다이니
사용하지 말고 버리세요.

❷ 트레이스가 너무 많이 진행된 탓에 점도가 높아 생긴 기포라면
별문제 없으니 안심하고 사용하세요.(다음에 만들 때는 몰드에 부은
후 톡톡 두들겨서 비누액 안의 공기를 빼주면 기포가 생기지 않아요)

12
비누가 물렁하고 스폰지 같은 경우
이유

❶ 가성소다가 부족했을 때

❷ 물이 너무 많았을 때

대책

❶ 다른 비누보다 건조 숙성기간을 더 길게 잡아요.

13
비누가 단단하고 균열이 생겼을 경우
이유

❶ 가성소다가 너무 많았을 때

❷ 두드리거나 너무 심하게 저었을 때

❸ 비누 온도가 낮아 너무 빨리 굳었을 때

❹ 밀랍이 많이 함유된 레시피일 때

대책

❶ 비누 표면이 거칠면 가성소다가 너무 많은 것이므로
절대 사용하지 마세요.

❷ 표면이 거칠지 않고 단지 균열만 있다면 온도 때문이니
그대로 사용해도 돼요.

14
비누에 흰 줄로 마블링이 생긴 경우
이유

❶ 불규칙적으로 저어서 고르지 못하게 반응했을 때

❷ 오일과 가성소다 온도가 너무 낮을 때

❸ 프래그런스오일을 사용했을 때

❹ 향을 넣고 나서 너무 오래 저었을 때

대책

❶ 흰색 줄이나 소용돌이 무늬라면 프래그런스오일 때문에
생긴 것이므로 그냥 쓰면 돼요.

❷ 흰색의 반짝이는 조각이 생겼다면 가성소다 조각일 수 있으니
사용하지 마세요.

15
비누 표면에 약간의 결이 생긴 경우
이유

❶ 온도가 너무 높거나 낮을 때

❷ 힘차고 일관되게 젓지 못했을 때

❸ 몰드에 붓고 나서 이동을 했을 때

대책

❶ 미관상의 문제일 뿐이니 그냥 사용하세요.

01
기포가 많이 생긴 경우
이유

❶ 비누베이스를 녹이는 온도가 너무 높았을 때

❷ 비누베이스를 녹이면서 주걱이나 스푼으로 자주 저었을 때

대책

❶ 비누베이스를 너무 높은 온도에서 녹이면 글리세린이 휘발하고
비누의 질감이 떨어질 수 있어요. 중간 정도의 온도에서 서서히
녹여주는 것이 좋아요.

❷ 비누베이스가 70~80% 정도 녹았을 때 고르게 열이 전달되도록
살짝 저어주세요.

02
층 비누가 분리된 경우
이유

❶ 한 층을 붓고 시간이 너무 지체했을 때

❷ 비누액의 온도가 많이 떨어진 상태에서 작업했을 때

대책

❶ 한 층을 붓고 완전히 굳기 전에 에탄올을 뿌린 후 다음 층을 부어주세요.

❷ 비누 표면에 뾰족한 도구로 살짝 흠집을 내주세요.

03
비누에서 좋지 않은 냄새가 나는 경우
이유

❶ 여러 번 비누를 녹였다 굳혔다를 반복했을 때

❷ 높은 온도로 가열하여 비누액이 끓어 넘쳤을 때

대책

❶ 비누베이스는 한 번에 사용할 양만 잘라 녹이고 낮은 온도에서
서서히 녹여주세요.

04
비누가 투명하지 않고 뿌옇게 되는 경우

이유

❶ 뜨거운 비누액을 냉동실에 넣었을 때

❷ 베이스오일이 첨가물로 들어갔을 때

❸ 에센셜오일을 너무 많이 넣었을 때

❹ 너무 높은 온도에서 녹였을 때

대책

❶ 투명도를 높이려면 비누베이스를 낮은 온도에서 서서히 녹여주고 에센셜오일을 1% 이내로 첨가해주세요.

❷ 실온에서 서서히 굳혀주세요.

05
완성된 비누 표면에 물방울이 맺힌 경우

이유

❶ 글리세린이 많이 첨가되었을 때

❷ 냉동실에 넣어 굳혔을 때

❸ 만든 후 랩이나 지퍼백에 넣지 않고 그대로 실온에 방치했을 때

대책

❶ 글리세린을 넣지 않거나 소량 첨가하고 실온에서 서서히 굳혀주세요.

❷ 만약 냉동실에 넣는다면 5분 이내로 넣었다가 빼내요.

❸ 굳은 비누는 반드시 공기와 차단시켜 밀봉해주세요.

 투명 비누

01
시간이 지나면서 가운데가 움푹 들어가는 경우

이유

❶ 에탄올과 수분이 휘발되어 비누가 수축했을 때

대책

❶ 2주간의 건조 과정을 거친 후 랩으로 포장하여 더 이상 휘발되지 않도록 해요.

❷ 미리 커팅을 하지 말고 1~2주 정도 경과한 후 커팅을 해요.

02
처음에는 투명하다가 시간이 지날수록 점점 불투명해지는 경우

이유

❶ 비누화가 되기 전에 에탄올을 너무 빨리 넣었을 때

❷ 만드는 과정에서 에탄올이 많이 휘발했을 때

대책

❶ 충분히 비누화가 이루어져 비누액이 투명할 때 에탄올을 첨가해요. 이때는 휘발되지 않도록 재빨리 진행해야 해요.

 물비누

01
물비누의 표면이 굳는 경우

이유

❶ 물비누를 용기에 넣지 않고 공기 중에 노출했을 때

❷ 냉장고에 보관했을 때

대책

❶ 물비누는 뚜껑이 있는 용기에 담고 꼭 닫아 밀봉해요.

❷ 실온에 보관하면서 사용하세요.

02
물비누의 점도가 너무 낮은 경우

이유

❶ 희석하는 페이스트의 양이 상대적으로 너무 적을 때

대책

❶ 희석하는 물을 한꺼번에 넣지 말고 조금씩 넣으면서 원하는 점도를 만들어요. 꽃소금이나 붕사를 조금씩 첨가하면 점도를 높일 수 있어요.

in**dex**

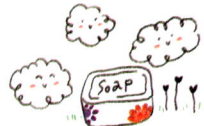

약사 버블워니가 만드는
천연비누

발행일 | 초판 1쇄 2011년 6월 2일
　　　　　13쇄 2023년 10월 16일

지은이 | 정선아(버블워니)

발행인 | 박장희
부문대표 | 정철근
제작총괄 | 이정아
편집장 | 조한별

교정·교열 | 안지용
디자인 | 이현미(VinylHouse)
사진 | 류정호
일러스트 | 최제희(titijehee@yahoo.co.kr)
소품 협찬 | 사토리스튜디오
인쇄 | 웰컴P&P

발행처 | 중앙일보에스(주)
주소 | (03909) 서울시 마포구 상암산로 48-6
등록 | 2008년 1월 25일 제2014-000178호
문의 | jbooks@joongang.co.kr
홈페이지 | jbooks.joins.com
네이버 포스트 | post.naver.com/joongangbooks
인스타그램 | @j_books

ⓒ정선아, 2011

ISBN | 978-89-278-0225-9　13590

• 이 책은 저작권법에 따라 보호받는 저작물이므로 무단 전재와 무단 복제를 금하며
　책 내용의 전부 또는 일부를 이용하려면 반드시 저작권자와 중앙일보에스(주)의 서면 동의를
　받아야 합니다.
• 책값은 뒤표지에 있습니다.
• 잘못된 책은 구입처에서 바꿔 드립니다.

중앙북스는 중앙일보에스(주)의 단행본 출판 브랜드입니다.

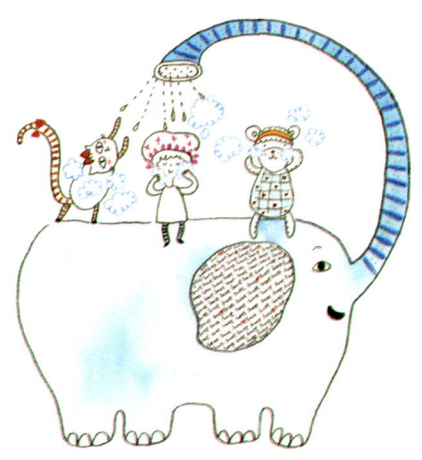

믿음직한 지식in. www.joongangbooks.co.kr   Tel. 1588-0950   Fax. 02-2000-6174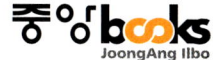

천연화장품의 교과서!
이것만 있으면 못 만들 화장품 없다

이제는 화장품도 내 피부에 꼭 맞는 천연재료를 골라 직접 만들어 쓰세요.

내 피부에 맞게 레시피를 짜고, 천연첨가물을 골라 넣고,

천연재료로 색깔과 향을 입혀 만드는 천연화장품!

얼굴에 보습과 탄력을 주는 기초화장품은 물론이고 여드름, 아토피 등

피부트러블을 호전시키는 화장품, 모기 퇴치용 스프레이까지

생활에 필요한 것이면 못 만들 게 없다는 걸 눈으로 피부로 확인하세요.

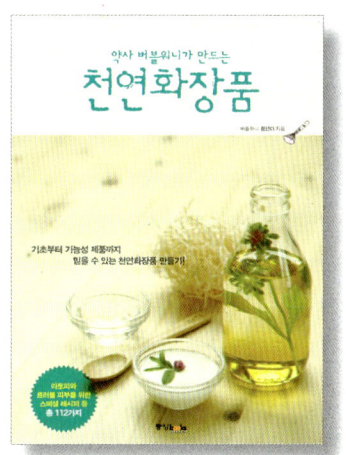

HOME-MADE
NATURAL COSMETICS

 버블워니 **정선아** 지음 | 280쪽 | 값 15,000원

Sunday.joins.com 구독문의:1588-3600

중앙SUNDAY

어! 신문크기가 달라졌네

내 몸에 맞췄습니다

깊이를 더했습니다

디자인을 입혔습니다

이제 편안하게 신문을 펼쳐 보세요

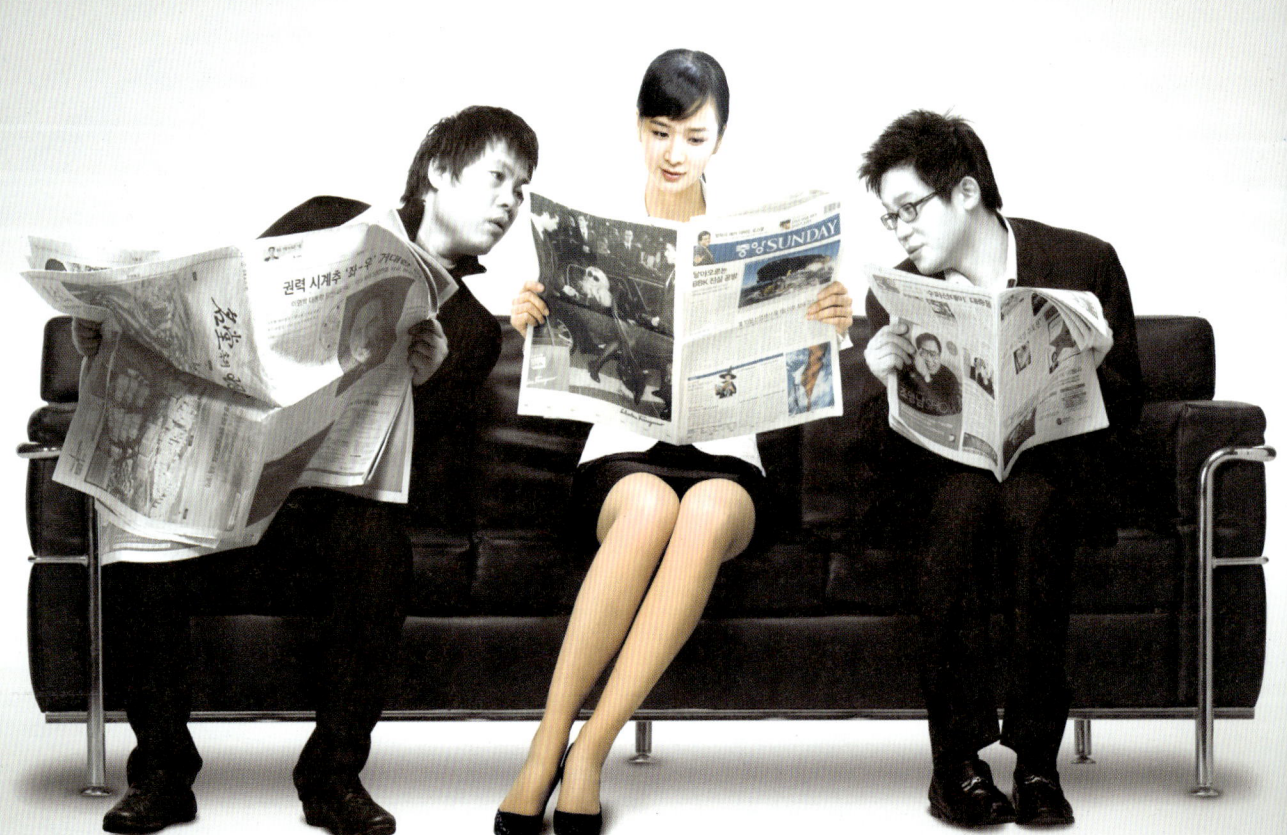